中国百年百名中医临床家丛书

张　琪

张佩青　朱永志　迟继铭
张少麟　张玉梅　王今朝　编著
王立范

张　琪　审定

全国百佳图书出版单位
中国中医药出版社
·北　京·

图书在版编目（CIP）数据

张琪 / 张佩青等编著. -- 北京：中国中医药出版社，2003.1（2025.8 重印）
（中国百年百名中医临床家丛书）
ISBN 978-7-80156-373-6

Ⅰ.①张… Ⅱ.①张… Ⅲ.①中医学临床－经验－中国－现代 Ⅳ.①R249.7

中国版本图书馆 CIP 数据核字（2002）第 080173 号

中国中医药出版社出版
北京经济技术开发区科创十三街 31 号院二区 8 号楼
邮政编码 100176
传真 010-64405721
廊坊市佳艺印务有限公司印刷
各地新华书店经销

开本 850×1168 1/32 印张 10.25 字数 238 千字
2003 年 1 月第 1 版 2025 年 8 月第 3 次印刷
书号 ISBN 978-7-80156-373-6

定价 39.00 元
网址 www.cptcm.com

服务热线 010-64405510
购书热线 010-89535836
维权打假 010-64405753

微信服务号 zgzyycbs
微商城网址 https://kdt.im/LIdUGr
官方微博 http://e.weibo.com/cptcm
天猫旗舰店网址 https://zgzyycbs.tmall.com

如有印装质量问题请与本社出版部联系（010-64405510）

出版者的话

祖国医学源远流长。昔岐黄、神农，医之源始；汉仲景、华佗，医之圣也。在祖国医学发展的长河中，临床名家辈出，促进了祖国医学的迅猛发展。中国中医药出版社为贯彻卫生部和国家中医药管理局关于继承发扬祖国医药学，继承不泥古、发扬不离宗的精神，在完成了《明清名医全书大成》出版的基础上，又策划了《中国百年百名中医临床家丛书》，以期反映近现代即20世纪，特别是新中国成立50年来中医药发展的历程。我们邀请卫生部张文康部长做本套丛书的主编，卫生部副部长兼国家中医药管理局局长佘靖同志、国家中医药管理局副局长李振吉同志任副主编，他们都欣然同意，并亲自组织几百名中医药专家进行整理。经过几年的艰苦努力，终于在21世纪初正式问世。

顾名思义，《中国百年百名中医临床家丛书》就是要总结在过去的100年历史中，为中医药事业做出过巨大贡献、受到广大群众爱戴的中医临床工作者的丰富经验，把他们的事业发扬光大，让他们优秀的医疗经验代代相传。百年轮回，世纪更替，今天，我们又一次站在世纪之巅，回顾历史，总结经验，为的是更好地发展，更快地创新，使中医药学这座伟大的宝库永远取之不尽、用之不竭，更好地服务于人类，服务于未来。

本套丛书第一批计划出版140种左右，所选医家均系在中医临床方面取得卓越成就，在全国享有崇高威望且具有较高学术造诣的中医临床大家，包括内、外、妇、儿、骨伤、针灸等各科的代表人物。

本套丛书以每位医家独立成册，每册按医家小传、专病论治、诊余漫话、年谱四部分进行编写。其中，医家小传简要介绍医家的生平及成才之路；专病论治意在以病统论、以论统案、以案统话，即将与某病相关的精彩医论、医案、医话加以系统整理，便于临床学习与借鉴；诊余漫话则系读书体会、札记，也可以是习医心得，等等；年谱部分则反映了名医一生中的重大事件或转折点。

本套丛书有两个特点是值得一提的：其一是文前部分，我们尽最大可能地收集了医家的照片，包括一些珍贵的生活照、诊疗照，以及医家手迹、名家题字等，这些材料具有极高的文献价值，是历史的真实反映；其二，本套丛书始终强调，必须把笔墨的重点放在医家最擅长治疗的病种上面，而且要大篇幅详细介绍，把医家在用药、用方上的特点予以详尽淋漓地展示，务求写出临床真正有效的内容，也就是说，不是医家擅长的病种大可不写，而且要写出“干货”来，不要让人感觉什么都能治，什么都治不好。

有了以上两大特点，我们相信，《中国百年百名中医临床家丛书》会受到广大中医工作者的青睐，更会对中医事业的发展起到巨大的推动作用。同时，通过对百余位中医临床医家经验的总结，也使近百年中医药学的发展历程清晰地展现在人们面前，因此，本套丛书不仅具有较高的临床参考价值和学术价值，同时还具有前所未有的文献价值，这也是我们组织编写这套丛书的初衷所在。

中国中医药出版社

2000年10月28日

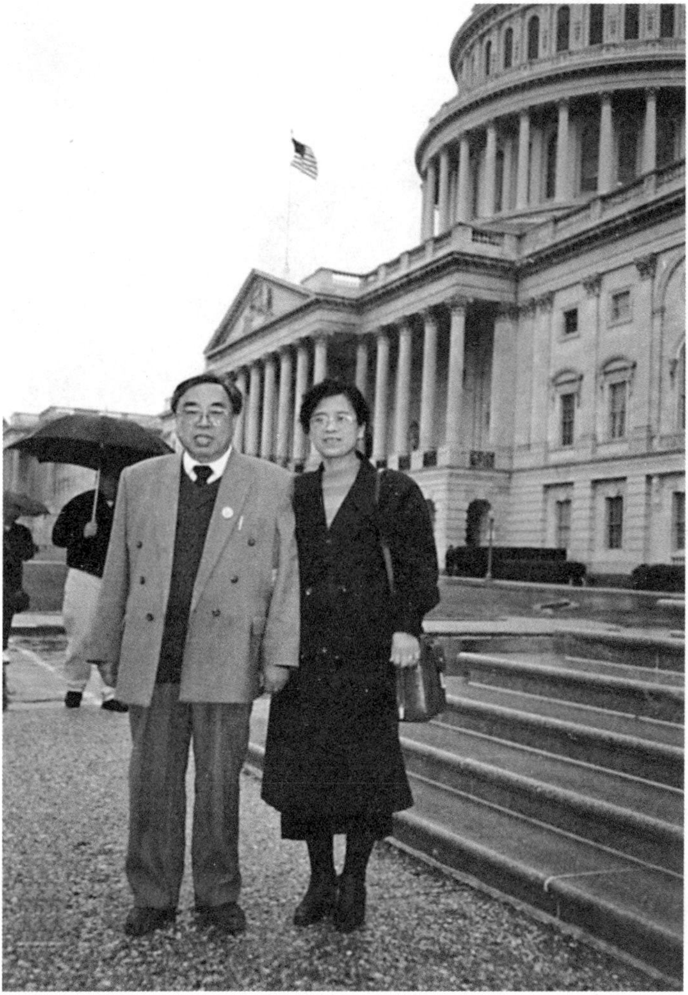

张琪教授与本书编著者张佩青访美时合影

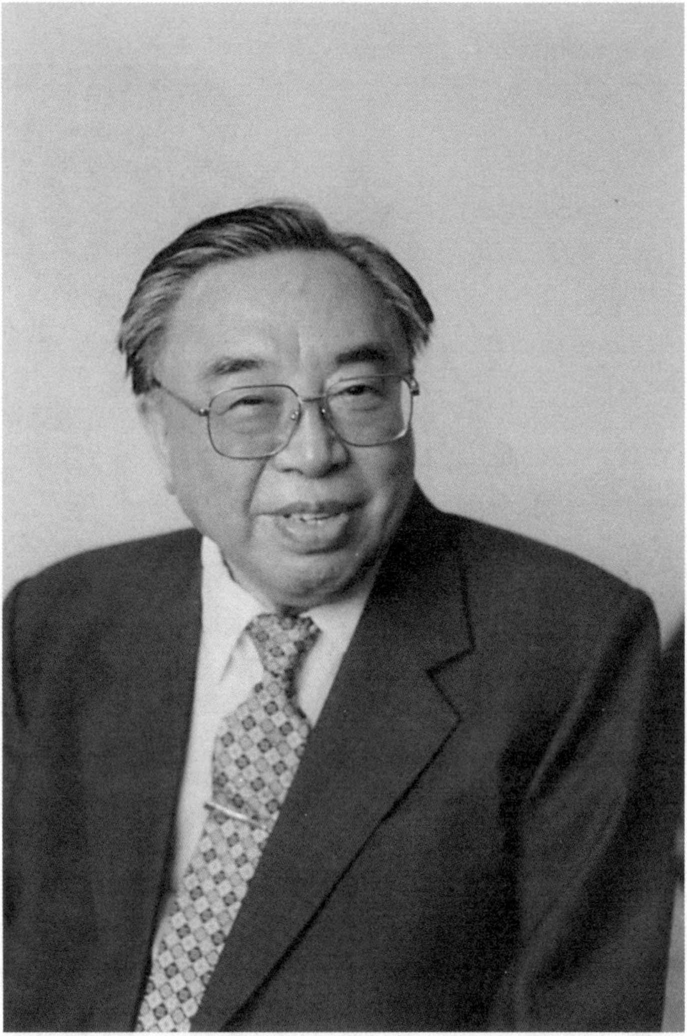

张琪教授近照

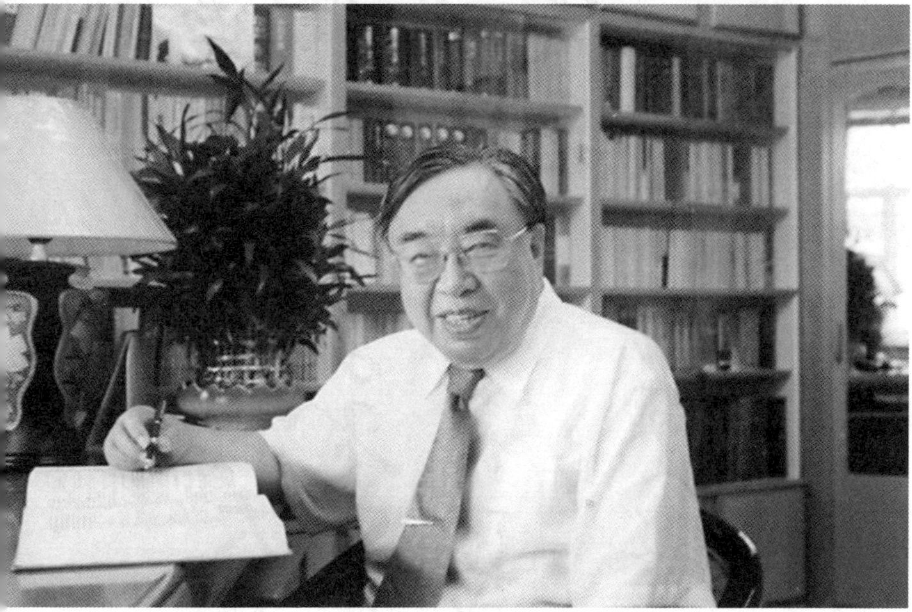

张琪教授工作照

中医药学博大精深
只有努力学习不断实
践才能水到渠成深
入堂奥

张琪

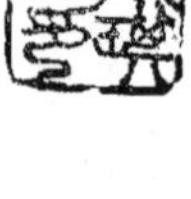

张琪教授近年手迹

泄泻汗出，小便不利者，宜温阳、济阴润之方。宜阳
汤，汗出阳亡，虚极，气弱不能宣通，故小便不利；济
阴汤，汗出阴亡，虚极，血亏不能濡润，故小便不利。如
白芍根汤方后云：汗出阴虚不能化阳，小便不利；
如麻黄芪附汤方论云：阳虚者，其血亏枯耗，宜
重用滋阴之品，盖取阳生阴长之义，而以黄
芪辅之，盖以阴阳两虚者，黄芪与滋阴之药
参并用之。张氏所举各例，虚实相兼，阴阳真
假错综，变化出奇，极尽间驭繁难，难索解者，依师条
分缕析，把握肯綮，是其一大特色。

宣通 附

野台参 四钱　威灵仙 钱半　寸麦冬 六钱　地肤子 三钱

目　录

医家小传

张琪，1922 年出生，河北省乐亭县人，黑龙江省中医研究院主任医师，研究员，黑龙江中医药大学兼职教授，博士研究生导师，中华中医药学会内科学会顾问委员，黑龙江省中医药学会名誉会长。曾当选第五、第六届全国人大代表，省劳动模范，卫生部先进工作者。为第一批享受国务院政府特殊津贴的专家和全国继承老中医药专家学术经验继承工作指导老师。

不为良相　　愿为良医

张琪出生于中医世家，曾祖父岐声公、祖父张文兰公均为乐亭名儒，精于岐黄，尤擅外科，精通祖国医学典籍，教书行医，在当地颇有声望。受家庭熏染，张琪幼秉庭训，饱读经史如《黄帝内经》《伤寒论》《金匮要略》《温病条辨》等，为探究中医医理打下了坚实的基础。先祖对孙儿寄予厚望："人生在世，当不了治国的宰相，也要当个济世名医。"

张琪的青少年时期，正值日本帝国主义入侵中国，战乱不息，国无宁日，疾病流行，百姓涂炭。他牢记先祖之教诲，为解除人民疾苦，救贫贱之困厄，立志从医，遂发愤攻读医书，勤不知倦，撷采众长，学问大增。时逢弱冠，初次临诊即治愈了一位久治不愈的高热患者，一时名震乡里，由此开始了张琪与中医事业的一世情缘。

1938 年，中医药已濒临灭亡边缘，学习中医已无路可寻，为了寻求学医济民之路，年仅 16 岁的张琪只身闯荡东北，由长春辗转至哈尔滨市，在天育堂药店开始学徒。蹬药碾子做药，拉药匣子抓药，侍候师傅生活。劳累之余，胸怀大志的张琪留心记下坐堂先生给患者开具的药方，每当夜深人静时，点上油灯对照医书细心揣摩。他还顶着日本人要取缔汉医的压力，不顾他人“学汉医无用”的劝阻，坚持参加了哈尔滨汉医讲习所的学习，并于 1942 年毕业，取得了中医师资格，开始了正式行医生涯。

解放初期，张琪响应政府的号召，与同行们组织起中医联合诊所。那时，他虽年轻，但医技超群，为人正派，深得业内外人士的赏识与信任。1953 年，党中央提出正确贯彻中医政策的指示，中医犹如枯木逢春。1955 年，他被调到黑龙江省中医进修学校任教。1956 年调入黑龙江省祖国医药研究所（现黑龙江省中医研究院前身）参加筹建工作。作为该所的创始人之一，张琪的主要临床研究业绩、科研教学成果、中医理论造诣的升华，以及获得的许多荣誉，都与这个研究所的发展紧密联系在一起。他先后担任过内科研究室主任、副所长、技术顾问、《黑龙江中医药》主编等职。直至今天，他虽已 80 岁高龄，仍然参加全国及省里的一些重要中医学术活动，每周坚持查病房、出门诊，指导博士研究生，带领中青年医生开展科研攻关，行医不怠，笔耕不辍。

20 世纪 60 年代初，作为内科研究室主任的张琪，刚过不惑之年就以博学多闻、善治疑难病著称，跃居黑龙江省四大名医之列。

改革开放的春风，给张琪和他视为生命的中医事业带来了蓬勃发展的生机。他强烈地感受到时间紧迫，他要把自己几十年积累的经验留给后人，让自己有限的生命发出更多的光和热。

自 1978 年起，张琪连续当选为第五、第六届全国人民代表大会代表，与中医界同道共同为振兴中医事业提出了一个又一个合理的提案；1978 年，他作为寥寥无几的中医界代表参加了全国科学大会，亲耳聆听党中央的号召，决心为中医的科技事业再扬风帆。

1986 年国家科委确定“七·五”科学技术攻关计划，张琪关于“中医药治疗劳淋”的研究课题中标。国家中医药管理局领导还请他担任全国老中医经验研究 9 个课题组的组长：“抢救名老中医包括您的经验，把它变成人民的财富，是一项刻不容缓的任务。名老中医里您最年轻，这课题组长的重担请不要推辞。”张琪毫不犹豫地接受此重任，代表北京、上海、四川、湖南等 9 家科研单位与国家有关部门签下合同。尔后，他行旅匆匆，到各地了解、督促、交流研究进展情况。经过四年多的艰苦努力，9 项课题全部按期完成，经同行专家评审，其总体研究均达到国内领先或先进水平。他亲自主持完成的课题“中医药治疗劳淋的临床与实验研究”，获得国家中医药管理局科技进步奖二等奖。

20 世纪进入 90 年代，年事已高的张琪教授反倒更忙了。他坚持不懈地出专家门诊、查病房，亲自指导硕士研究生及博士研究生；作为黑龙江省职改评委会中医药组组长、科技进步奖评委会主任委员，参加职称评定和奖项评审；应国家中医药管理局及有关部门的邀请，为一些研讨班、培训班讲课；应聘广州中医药大学客座教授，前往广州讲学、出诊；他以名老中医的身份出席中国（天津）首届中医药文化节，并为劳动模范诊治疾病；他还先后出访美国、日本，传播中医药文化，进行学术交流。

近年来，张琪教授更加关注中医药事业的前程，与全国著名老中医一起为中医事业的振兴与发展奔走呼号，多次上书建言，为振兴中医药事业献计献策，为推动中医药现代化的进程呕心沥血，鞠躬尽瘁。

济世活人　医湛德高

在60年的行医生涯中，张琪从未离开过患者，从未离开临床第一线，可谓名副其实的中医临床家。

张琪精通中医内科、妇科、儿科，尤擅内科，对中医肾病、肝病、心病、脾胃病、风湿病、温热病、消渴病等均有较深的造诣，临床上独具特色，经验丰富，疗效卓著。

张琪教授自20世纪60年代起即带领课题组，把肾病的治疗研究作为主攻方向，先后开展了“中医中药治疗慢性肾小球肾炎的临床研究”“中医药治疗慢性泌尿系感染的临床与实验研究”“血尿的中医治疗研究”，以及“中医药延缓慢性肾功能衰竭进展的临床及基础研究”等课题，总结出益气养阴清热利湿法治疗肾小球肾炎蛋白尿、益气养阴清热解毒利湿法治疗慢性泌尿系感染、益气滋肾凉血活血法治疗肾性血尿以及补脾肾泻湿浊解毒活血法治疗慢性肾功能衰竭氮质血症等有效治法，独具创新，并均已研制出中成药，如清心莲子丸、泌炎康冲剂、肾炎Ⅱ号水丸及肾衰胶囊等，作为院内制剂广泛应用于临床，并以其独特疗效深受广大患者欢迎。目前，他又带领课题组开始了新药的临床研制开发，为人类造福。

张琪教授作为黑龙江省中医肾病治疗研究的奠基人，以其高超的医术，坚韧不拔的科研作风，带动了黑龙江省中医研究院肾病专科的发展，形成了诊疗特色突出、人才优势明显、科研成果显著的较强学科，慕名前来该专科诊治的患者众多，并于1995年成为国家中医药管理局批准的全国五家中医肾病治疗中心之一。

张琪教授精于仲景学说，但又不被所宥，对金元四大家、以补肾派为代表的张景岳等著作及清代温病学家的学术理论研究精深，对中西汇通学派亦多有涉猎，博读兼收并蓄，纳百川以汇海，临证胸有成竹。在临床工作中，他对仲景的书运用自如，或治“伤寒”，或治“杂病”，多能效如反掌。他常说：“当医生应技术上精益求精，才能担负起疗百病，起沉疴，造福于民的光荣职责。”“为医者，应待患者如亲人，至精至诚，让饱受病痛的患者饮桔之甘泉，啖杏林之蜜果，摆脱困境，步入坦途。”

专攻疑难重证是张琪临证的一大特点，经他治愈和挽救的重患究竟有多少，谁都很难数得清。

如现代医学所谓的“抑郁症”“强迫症”“神经官能症”是难治之证，因其反复缠绵，往往使医生劳而无功。张琪知难而上，在仲景“柴胡加龙骨牡蛎汤”的基础上，化裁其方，潜心研究出中药复方宁神灵冲剂，治疗精神神经系统疾病疗效显著，使许多患者解除了失眠、少寐多梦的痛苦，此药也因此登上大雅之堂，1987年获得布鲁塞尔尤里卡国际发明博览会银奖，至今仍在临床广泛应用。

又如一位庆安钢铁厂的青年工人，在一次火灾中为抢救国家财产被一氧化碳熏倒致病，经北京、上海一些大医院确诊为脑细胞坏死。患者四肢颤抖，神志痴呆，久治无效，几成废人，抱着一线希望来找张琪教授。对患者详细检查后，张琪教授觉得这种疑难重症治疗很棘手，但一个医生的责任感促使他一定要挽救这个患者。于是，他仔细研究病情，开出了第一道处方。以后根据病情变化，不断调整药方，并鼓励患者坚定信心。服药一百多剂后，患者奇迹般地恢复了健康，重新走上了工作岗位。

再如，从布鲁塞尔乘飞机慕名而来的比利时人杰克·贝兰克，尻以代踵，脊以代头，步履蹒跚。国内外多种疗法几乎用尽，这次他要找张琪教授碰碰运气，医好他的腰痛病。神奇的中医中药使他站稳了脚，直起了腰，迈开了坚实的步子。回国后，兴奋地用电报向他的恩人报喜：张琪先生，万分感谢您用神奇的医术治好了我的腰痛病，一切感觉良好。虽然我已经61岁了，可是身体却像16岁少年一样充满活力。

张琪教授对内科疾病从脾胃论治的经验也有独到之处。他总结出治胃十法，即疏肝和胃法、疏肝泄热法、柔肝滋胃法、健中温脾法、益气健脾养胃法、消食和胃法、清胃温脾法、活血通络法、疏气温中法、和中安蛔法，并制定了有效的方剂，广泛应用于内科多种疾病，疗效卓著，可见张琪学识之渊博，经验之丰富。

张琪教授不但继承了前贤精湛的医术，同时也秉承了中华民族优秀的医德医风，他以“大医精诚”之训，铸成“救死扶伤”之心。他崇拜仲景论证之精辟，更佩服仲景“下以救贫贱之厄”之至诚。他虽已久负盛名，但毫无名医架子。

多年来，他废寝忘食地工作，耐心地接待每一个就诊者。一般来说，来请张琪教授诊病的人，大都为重患或疑难病。人们常常看到，下班时间已经过了很久，他还在为“号外号”的患者悉心看病，特别是对那些慕名远道而来或一时挂不上号的农村患者，宁肯牺牲自己的休息，也要为他们诊治。有的患者跟到家中，或截在路上，他都是和颜悦色地接待，安排时间为他们耐心诊治，从不厌烦。对于一些来信、来电寻医问药的患者，他总是认真回复，或调剂药方，或鼓励患者增强信心。因此，许多患者不仅把他看作救命的医生，还把他当成自己的朋友，精神的寄托，康复的希望。

在多年的临床实践中，张琪教授并不排斥西医，认为中西医各有所长，应功能互补。他主张借助于现代科学仪器，如 CT、彩超、核磁共振等先进的诊断手段，以补充中医诊断之不足；既要发挥中医辨证论治之长，又要汲取现代科学的诊断手段及有效药物，辨证与辨病相结合，才能大大开阔诊治思路。他认为，这是当代攻克疑难病应走的路径。如一例经脑 CT 确诊为嗜酪细胞瘤、血压高达 240/142mmHg 的患者，张琪教授对其采用消坚化瘀与补肾法，消补兼施治疗，服药 30 余剂后，经脑 CT 复查，瘤体缩小近四分之一，血压亦明显下降近于正常。

张琪教授崇高的声誉，来自医疗成就；医疗成就又来自广博的阅历，以及兼采各家之长的治学方法。他以东垣的甘温除热法，治愈多年不退之低热；用刘河间的地黄饮子治疗脑动脉硬化；用张锡纯之振颓汤治疗脑血栓形成的下肢瘫痪患者；用叶天士运用虫类药的方法，治疗类风湿关节炎等，均取得了满意的疗效。功夫不负有心人，扎实的中医理论功底，精确的辨证论治，丰富的临床经验，使他练就了胜人一筹的医疗技术，有多少患了所谓“不治之症”的患者，在他的精心治疗下恢复了健康。人们把他比作当代“华佗”，称赞他一生不慕虚名，潜心精研岐黄之术，是济世活人的“神医”。但他谦虚谨慎，从不满足自己的成就，虽已八十高龄，仍手不离卷，孜孜以求。

呕心育才　甘为人梯

“学我者必须超过我”——这是在 1990 年 10 月全国继承老中医药专家学术经验拜师会上，全国著名老中医邓铁涛教授代表全国 500 名老中医药专家发自肺腑的声音。作为师者，张琪有宽阔的胸怀，他对自己心爱的学生寄予厚望，要毫无保留地教好他们。“江山代有人才出”，他希望中医事业的继承人一代更比一代强。

张琪教授多年来除担任黑龙江省中医研究院研究员、主任医师、硕士研究生导师外，还兼任黑龙江中医药大学教授、博士研究生导师，在繁忙的临床和科研的同时，致力于高级中医人才的培养。他认为：“伴随着跨世纪中医药学发展的需要，中医药界必须培养和造就一大批对本专业具备深邃的学术理论造诣，有过硬的诊疗技能和研究能力的人才队伍，才能充分发挥中医药特色，适应新世纪发展的要求，承担起振兴和发展中医药的重任。”

张琪讲学、撰写的论文、著作，使人听之、读之格外有身临其境的真实感。他谈病论证不咬文嚼字，也不含糊其词，而是字字求真，句句求实。每论一病，往往能指出如法处之将如何，误治之将又是何种情形，某病某证临床表现是什么样，交代的一清二楚。这样的功夫，绝非凭空想象，没有反复多年的临床验证和锤炼，很难做出这样准确的诠释。

治学严谨的张琪教授曾云，前人有“医者，意也”，此“意”字寓意深刻，即为医者必须思路广阔，运用思考、思想、思维、思辨，准确分析病情，探微索隐，直中肯綮。他教导学生：“学无止境，博大精深的中医药学必定是干到老，学到老，才能成为新世纪的一代名医”。他更强调学以致用，临证启新知。“如果只埋头于文献，不结合临床实践，那就成了本本先生了。”张琪要求自己的研究生，既要扎扎实实学好中医基础理论，更要多多参加临床实践。针对一些研究生只顾写论文、学外语、忙于出国留学的偏向，他常语重心长地说：“不会看病的研究生怎能成为一名好医生。”因此，从师于张琪的研究生大都晓知此理，不仅注重学习导师的学术思想与临床经验，更注重学习导师刻苦钻研、对技术精益求精、攻克一个又一个难关的精神和胜人一筹的真知灼见。

多年来，张琪教授已培养出医学硕士 10 名，医学博士 19 名，他们均已成为学术造诣较深的中医人才，医学博士中有 3 人已成为博士研究生导师，有的成为全国某一专科学会的理事；有的还担任了院长、局长等重要职务，走上中医事业的领导岗位。现任黑龙江中医药大学校长、教授、博士研究生导师的曹洪欣就是其中一个代表。曹洪欣是张琪教授指导的第一个博士研究生，刻苦好学，在名师指导下学验俱增，中医药治疗心血管、心肌炎等方面有高深造诣，受到广大患者的称赞，在国内外享有较高知名度。为此，国家卫生部张文康部长紧握张琪的手说：“感谢你为中医事业培养出这么好的优秀人才！”

现任黑龙江省中医研究院副院长、主任医师、硕士研究生导师的张佩青是张琪教授学术经验继承人之一。自 1983 年考取张琪教授的中医内科硕士研究生以来，一直在导师身边学习工作。1990年又作为首批继承老中医药专家学术经验继承人再次拜师于张琪教授学习3年，深得名师指教，在中医药治疗肾病的临床和科研方面成绩显著，主持或作为主要完成者承担省部级科研课题6项，取得5项省部级科技进步奖，尤其在中药延缓慢性肾功能衰竭进展方面的研究取得较大突破，于2001年获黑龙江省科技进步奖二等奖。如今她已成为国家中医药管理局确定的全国中医肾病重点专科学科带头人，为全国百名杰出青年中医，政府特殊津贴享受者。张琪教授的另一名学术经验继承人朱永志，黑龙江中医药大学硕士研究生毕业后从师于张琪教授，现任黑龙江中医药大学教授、主任医师、硕士研究生导师，在中医药及针灸治疗神经内科疾病方面颇有造诣。

学术精华　　立意创新

积60年的临床、教学与科研之经验，张琪教授曾先后著有《脉学刍议》《中医学基础》《中草药》《临床经验集》《张琪临证经验荟要》《张琪临床经验辑要》等，发表论文七十余篇。在近年出版的《中国名老中医经验集粹》《名医证治汇萃》《中国名医名方》《医碥》等多种著作中均有其著述。拜读张琪的篇篇论著，无不展现其独树一帜、立意创新的学术精华。

一、精于辨证，病证结合

张琪教授认为，辨证论治是中医的精髓。他常说，一个经验丰富、高明的医生，主要是辨证熟练准确，立方遣药能中肯綮，有良好的疗效，这是中医的特色，必须弘扬光大。但它毕竟受历史条件的局限，存在着不足之处，应借助于现代科学之诊断手段，中医辨证与西医辨病相结合，才会大大开阔诊治的思路，这是时代赋予中医的新的意义。他对辨证与辨病的认识是：

1. 辨证抓主证，兼顾次证兼证

张琪教授认为，机体的每一种病理变化，其外部都反映一系列证候群。这些证候群中必然有一些起决定性和主要作用，其他证候都是随着这种证候的产生而产生、转变而转变的。前者就是主证，后者是兼证。医者必须抓住主证，以纲代目，则能制定切合病情的治法。但抓主证还必须兼顾次证、兼证，因为主证是反映疾病的本质，次证、兼证常由主证连带而生，分层次有条不紊地治疗，才能收到事半功倍之效果。当然，任何证候都不是一成不变的，临证应随着证候的不断转化，抓住主证确定治则治法，方能收效明显。

2. 辨证与辨病相结合

张琪教授主张，一是在中医辨证的基础上，借助西医诊断手段为我所用，以开阔辨证论治、立方遣药的思路；二是对某些疾病中西药合用，能相互协同，增强疗效，去除一些副作用。辨证与辨病相结合，绝非抛开中医理论、中医辨证论治，按西医的诊断去应用中药，而是中西医结合，取长补短，相得益彰。

二、重视脾肾，善调气阴

张琪教授推崇“水为万物之源，土为万物之母，二脏安和，则一身皆治，二脏不和，则百病丛生”的理论。他认为，“虚证虽有阴阳气血五脏等区别，但脾肾尤为重要。盖脾为后天之本，气血生化之源。肾主藏精，为先天之本。二者为五脏之根本”。因而，张琪教授诊治内伤杂病，重视调补脾肾功能，益气养阴。如对于消渴一证，历代认为其病机为阴虚燥热，治法以养阴生津润燥清热为主。张琪教授临床观察，有不少患者经中西药治疗，已不具有“三多”症状，仅见疲倦乏力、口干、腰脊下肢酸软、舌红苔燥等，他认为属气阴两伤，定位在肺脾肾，拟益气滋阴之剂多能取效。再如对慢性肾盂肾炎及反复发作的膀胱炎等尿路感染，张琪教授认为其反复发作之关键原因，在于机体正气已虚，不能抗邪。此已虚之正气，主要责之于脾肾。从调补脾肾入手治疗本证，控制复发，乃是取得疗效之关键。

三、古方新用，师古创新

张琪教授临证善于辨证，以证立法，施法灵活，依法选方。在选方用药上，突出了古方新用、化裁古方、创制新方等师古创新的独到之处。

1. 古方新用，扩大古方的适用范围

张琪教授的学术渊源之一来自对《伤寒论》的深入研究。他曾撰文“经方运用琐谈”“谈《伤寒论》的辨证法思想”“仲景方在妇科领域应用之探讨”等，充分体现了他运用经方灵活巧妙、立意创新的重要学术思想。张琪认为，读仲景书而用其方，既要忠实于原文，又不要被其束缚。他不仅对经方有昭幽烛微的阐发，临证应用更是巧妙灵活，大胆扩大经方的应用范围。如对大柴胡汤的应用，脱离了专治表里同病之窠臼，认为“不论有无外感，只要肝胆湿热内蕴，疏泄受阻，肠胃通降失常，即可放胆用之，多能随手奏效”。在肾病的治疗上，更体现了张琪教授古方新用的学术特点。如李东垣中满分消汤，治“中满寒疝，大小便不通，下虚中满，腹中寒，心下痞”等，他以其治疗慢性肾病顽固性水肿、腹水等属寒湿中阻者，收效甚佳；《医林改错》解毒活血汤，原方治“温毒烧炼，气血凝结，上吐下泻”，他以其治疗慢性肾功能衰竭恶心呕吐，五心烦热，搅闹不宁，舌紫有瘀斑等，辨证属毒邪壅滞，气血凝结者。他认为，原方主治与此证虽病因相异，但病机相同，故能生效。

2. 化裁古方，恰中病机，提高疗效

在古方的基础上加减变化，使之更加符合病情，切中病机，是张琪教授用药一大特点。如对肾病的治疗，他以仲景桃核承气汤，去芒硝加入凉血止血之剂，治疗热壅下焦、瘀热结滞、血不归经之肾病尿血。他认为临床各类尿血，日久不愈，而有瘀热之象者，用之多可收效。再如对肾衰的治疗，他认为慢性肾衰病位在脾肾，以阴阳俱虚者居多，尤以肾性贫血表现为主者，若用温柔刚燥之药，则使阴虚愈甚；若纯用甘寒益阴之品，则阴柔滋腻，有碍阳气之布化，影响脾之运化功能。他抓住健运脾胃，升清降浊，调理阴阳这一关键环节，临证选用气味中和之六君子汤加当归、白芍治疗，一则可以调济六君子汤偏于燥，二则助六君子汤以补血，使补血与补气并重，脾胃得以调动，进食增加，营血化源得复，体现了“欲求阴阳和者，必求之于中气”之说，使本方更切病情，临床颇见效验。

3. 创制新方，充实与完善前人之所未备

祖国医学代代相传，都是通过反复实践，不断推陈出新而发展和提高疗效。张琪积数十年临床经验，创制出许多行之有效的新方剂。所处之方，配伍严谨，用药精当，每获良效。如瘿瘤内消饮治疗淋巴腺结核、甲状腺硬结、甲状腺囊肿等；活血解毒饮治疗静脉炎；决明子饮治疗高脂血症；利湿解毒饮治疗湿热毒邪蕴结下焦，精微外泄之慢性肾病日久，尿蛋白不消失者等等，均为他在多年临床实践中摸索和创制的有效经验方，确有较好疗效。

四、善用辨证法指导临床用药

张琪教授对《伤寒》《金匮》、东垣学说造诣极深，临证喜用这些方剂，并善于针对病机之错综，应用作用相反，或者性质完全对立的两类药物组成同一方剂，如常用的散与敛合用、寒温并用、消补兼施等法，利用其相反相成的作用，以达到治疗的目的，体现出辩证法思想的内涵。

散与敛合用——如对中风表虚邪不解证，他用仲景桂枝汤，以桂枝为君，辛温而散，解肌发表驱邪于外，芍药酸寒敛阴和营于内，二药合用，散中寓敛，开中有合，使散不伤阴，敛不留邪，表邪解营卫和而愈；再如用小青龙汤治表寒里饮之咳喘证，用麻桂解表，半夏、干姜、细辛温肺宣散化饮，辅以五味子、芍药酸以敛阴，并监制麻桂、细辛、生姜之辛温燥烈。

寒温并用——如对慢性泌尿系感染的治疗，他经大量临床病例观察，认为其病机多属气阴两虚，膀胱湿热，但有一部分患者，尤其是老年尿路感染患者，多伴有肾阳不足，失于温通化气之功，故常于大队清热利湿之剂中加入茴香、故纸、乌药、益智仁等温阳行气之品而收敛；再如对肾结石的治疗，常于清热利湿排石之剂中加入乌药、茴香等温通阳气之品，有助于结石排出，俾气行则经络宣通。此外，如以仲景半夏泻心汤寒温并用，辛开苦降，治疗脾胃不和证；以乌梅丸清肝温脾，治肝热脾寒之呕吐、呃逆、泄泻等证，均为寒温并用之例。

消补兼施——此法临证应用更为广泛，如对肾功能衰竭以补脾肾与大黄、黄连合用，补泻温清熔于一炉；治疗肝硬化腹水，一面扶脾养肝，一面行气逐水，补泻兼用而取效；治疗类风湿关节炎，既施祛风湿活络之品，又用补肾壮筋骨之药，扶正驱邪合用。

诸如此类，皆体现了张琪临床善于运用辩证法思想配伍用药，手到病除，疗效卓著。

张琪教授从一个普通的医生，一步一个脚印地成长为我国著名的中医学家，融古贯今，学验俱丰，杏林春满。他的一生折射出我国中医事业的发展之路。如今，这位 80 岁的老人，与时俱进，不断进取，继续为弘扬祖国医学，发展中医药事业而奋力拼搏，更令人肃然起敬。

（辽宁日报高级记者　　张佩霞撰写）

专病论治

肾小球肾炎水肿辨治六法

一、风水初起，急用加味麻辛附子汤

急性肾小球肾炎、慢性肾小球肾炎急性发作，或肾病综合征发病时，临床多以水肿为主要症状，水肿常从头面部开始，至周身浮肿，伴有咳嗽、喘息、畏寒，周身肢节酸痛等肺卫之证，辨证为肺气不宣，水湿不得下行而溢于肌表，形成风水之证。然此类患者临床常伴有面色皖白、小便不利等肾阳虚、开阖失司、水气内停之证。治疗当以宣肺清热温肾利水法，方用麻辛附子桂甘姜枣汤加味。药物组成：麻黄15g，附子10g，生石膏50g，苍术20g，细辛7g，桂枝15g，鲜姜15g，红枣5枚。

方中以麻黄、细辛、生姜辛温宣肺为主，因多夹有热邪，故用石膏以清热，桂枝、苍术、大枣温脾除湿，附子温肾助阳为辅，诸药配合，水湿除而愈。如高度水肿不得卧时，可于方中加入葶苈子、冬瓜皮、西瓜皮等以助其利水之功效；如水肿经治缓解而又遇感染，伴有扁桃体肿大充血，水肿加重者，为邪热侵肺，宜加入麦门冬、黄芩、山豆根、知母等清咽利肺之品。

水肿的治疗宜从肺脾肾入手，辨证必须抓住以何脏为主，何脏为辅，用药方能分清主次。风水水湿不得下行，关键在肺，也与脾肾有关，故本方是以治肺为主，脾肾为辅，宣肺利水为首选，温脾肾辅之，相辅相成，故能取效。

病案 1：张某，女，19 岁，2001 年 1 月 4 日初诊。

肾病综合征病史 2 年余，水肿反复发作，近日因感冒水肿又复发，尿蛋白 +++ ~ ++++，周身肢节酸痛，恶寒发热，咳嗽，小便不利，头面水肿，舌苔白，脉沉滑，此风寒犯肺，肺气不宣，脾肾阳虚之证，治以宣肺解表温阳利水之剂。拟方：麻黄 15g，细辛 5g，附子片 15g，苍术 15g，杏仁 15g，生石膏 50g，生姜 15g，红枣 5 枚，玉米须 50g，水煎日 2 次服。

服药 3 剂，尿量增多，24 小时尿量从 150mL 增加至 2000mL，水肿消退，咳嗽恶寒发热肢节痛均除，后用加味清心莲子饮治疗 2 个月，尿蛋白由 ++++ 降至 ±，继续以我院制剂清心莲子丸巩固治疗 4 个月，随访尿蛋白 –，无明显症状，体力增强，远期疗效巩固。

二、阳虚阴水，真武参麦合用

肾病综合征、慢性肾小球肾炎以水肿为主证，周身水肿，腰以下肿甚，按之凹陷，不易恢复，或水肿时重时轻，反复不愈，尿少腰痛，畏寒肢冷，神倦，脘腹胀满，便溏，面色晄白，舌体胖嫩，舌质淡，苔白滑，脉沉细；或伴口唇发绀，面色晦暗，舌质紫有瘀斑，脉沉涩。辨证为脾肾阳虚夹有血瘀之证，由于脾肾阳虚无力温运水湿形成水肿，谓为“阴水”。治疗当以温肾健脾利水活血之剂，方用真武汤与参麦饮加味。药物组成：附子 25g（先煎），茯苓 30g，白术 25g，白芍 25g，干晒参 15g，麦冬 15g，五味子 15g，益母草 30g，红花 15g，桃仁 15g，生姜 15g，甘草 15g。

方中附子为温助肾阳之品，干晒参、白术、茯苓、甘草益气健脾，白芍药、五味子、麦门冬敛阴滋阴；附子、干晒参、白术均为温热燥药，故用敛阴滋阴之剂相辅顾护阴液，防其热燥耗阴；高度水肿循环受阻，用益母草活血利水，桃仁、红花活血散瘀，与温阳药合用以改善血行及肢体末端循环。

本方除适用于慢性肾炎之水肿外，又适用于充血性心衰之水肿，辨证有脾肾阳虚证候，亦涉及心阳衰微，必须用附子温肾阳，干姜、干晒参、白术、茯苓益气温脾利水；益母草、桃仁、红花活血利水，活跃全身功能；附子具有回阳救逆、温补脾肾、散寒止痛功能，主治亡阳厥逆，表现为形寒肢冷，腹胀便溏，小便不利，四肢不温，水肿，甚则四肢厥冷，脉微或沉伏；通过附子的回阳作用，改善血液循环功能，从而消除水肿，恢复肾脏功能，此外亦可治疗心功能不全所致之水肿。但附子有毒不宜生用，其有效成分为乌头碱，宜久煎，据药理实验煮沸时间愈久，毒性大大减弱，其回阳救逆强心作用不减，一般先煮 1 小时，再入他药为佳。

病案 2：申某，男，14 岁，2001 年 4 月 6 日初诊。

患肾病综合征 3 年，曾用强的松治疗病情缓解。本年 2

月因感冒疾病复发，经治疗感冒已愈，但全身水肿不消，腹胀满，小便不利，手足厥冷，畏寒，下肢尤甚，面色㿠白，大便溏，尿蛋白＋＋＋，血浆总蛋白46g/L，白蛋白26g/L，球蛋白20g/L，脉沉，舌紫，苔滑润，舌体胖嫩，辨证为脾肾阳虚夹有瘀血之阴水，宜温补脾肾活血利水法。附子片20g（先煎），白术20g，茯苓25g，白芍15g，党参15g，生姜10g，益母草30g，红花15g，桃仁15g，泽泻20g，甘草15g，水煎日2次服。

连服上药14剂，24小时尿量由200mL增加至2500mL，浮肿消退，继以升阳益胃汤等药调治2个月，尿蛋白由＋＋＋减少至±，血浆总蛋白60g/L，白蛋白36g/L，球蛋白24g/L，脉象沉而有力，舌质红润，从而痊愈出院。

三、水气交阻，新方流气行水

慢性肾小球肾炎及肾病综合征大腹膨胀，四肢肿胀，面目虚浮，两胁作痛，小便不利，大便秘结，呕吐少食，口苦咽干，舌苔白厚腻或稍黄，脉象滑而有力。辨证为气滞水蓄为病，水气同病。气滞则水积，水积则气郁，气与水互结，阻碍三焦不得运行，故致大腹膨满，四肢肿胀；气不下行则两胁作痛；木气侮土，脾失健运，故见脘腹胀满，小便不利，大便不通等。方用《局方》木香流气饮衍化。药物组成：干晒参15g，白术20g，茯苓20g，甘草10g，陈皮15g，半夏15g，公丁香10g，广木香7g，枳实15g，川朴15g，槟榔15g，香附15g，草果仁10g，青皮15g，大黄10g，肉桂7g。

方中六君子汤健脾胃除痰湿，丁香、肉桂、草果仁温振脾阳，枳壳、川朴、槟榔、香附、青皮、木香疏郁理气以醒脾，大黄清泻胃热以利湿浊。方中药味虽多，然配伍严谨，用此方治疗肾病高度腹水常获捷效，服药后尿量增多，腹膨满随之宽松，直至消除，尿蛋白亦常随水肿之消退而减少。全方功用可概括为强健脾胃，温振脾阳，疏肝理气，泻热利湿。

病案3：陈某，女，55岁，1999年10月12日初诊。

肾病综合征病史3个月，肢体及四肢肿胀，腹膨大胀满，胸满胁胀，口苦咽干，气逆不能平卧，小便不利，尿量少，大便不爽，舌苔厚腻，脉弦滑，曾用速尿及中药五苓散类无效。据上述脉证当属气滞水蓄，湿浊壅滞，脾运失职，以新方流气饮疏郁理气，健脾和胃，辅以泻热利湿法治疗。服药3剂，腹中肠鸣矢气甚多，尿量亦增多，继服4剂，气体下行，尿量增至一昼夜2000mL，原方加泽泻20g，猪苓20g，继服7剂，24小时尿量增至3000mL以上，腹胀全消，全身水肿亦消，尿检蛋白＋＋～＋＋＋。继用升阳益胃汤、清心莲子饮调治4个月，尿蛋白 ± ～＋出院。

四、三焦水热，选用疏凿清利

慢性肾小球肾炎及肾病综合征，证见周身浮肿，头面肿甚，喘息口渴，口干咽干，小便不利，大便秘结，脘腹胀满，舌质红，舌苔白厚，脉象沉数或沉滑有力，辨证为水热壅结三焦之证。《素问·灵兰秘典论》曰：“三焦者，决渎之官，水道出焉。”三焦功能通调，则水液分布代谢正常，反之感受外邪，饮食内伤，气滞不调，则三焦水湿与热邪郁滞不得输布，出现周身上下表里水肿。此方可使水邪从表里内外上下分消，则水邪自然再无留滞余地。药物组成：羌活10g，秦艽15g，槟榔20g，商陆15g，椒目15g，大腹皮

15g，海藻 30g，茯苓皮 15g，泽泻 10g，赤小豆 30g，生姜皮 15g，二丑各 30g 砸碎。

本方为发表泻下利尿复合组成的方剂，羌活、秦艽发汗解表，开鬼门使水从汗解，腹皮、姜皮、茯苓皮辛散淡渗消皮肤之水，商陆、槟榔破坚攻积从大便排出，椒目、赤小豆、泽泻利水道使水从小便而出。发汗利小便通大便，表里上下分消其水，有如疏江凿河分除泛滥之水故名疏凿饮子。另加海藻、二丑以软坚散结攻逐水饮，以之治大腹水肿，其效甚佳。

病案 4：于某，男，47 岁，干部，1998 年 8 月 12 日初诊。

肾病综合征病史 1 年余，周身水肿，腹膨大，小便不利，尿色黄，大便秘，口舌干燥，舌苔厚腻，脉沉滑数，尿蛋白 + + +，曾用强的松及速尿等无明显效果，血浆蛋白及血脂均正常。辨证为水热壅结于三焦之证，水邪不得分布壅郁化热，宜加味疏凿饮子上下内外分消治之。槟榔 20g，商陆 15g，茯苓皮 15g，腹皮 15g，川椒 15g，赤小豆 30g，秦艽 15g，羌活 15g，玉米须 50g，西瓜皮 25g，二丑各 30g，海藻 30g，水煎日 2 次服。

服药 7 剂，尿量增加，24 小时达 1500mL。继以上方服之，连服 10 剂，24 小时尿量增至 3000mL。以上方加黄芪 30g，连服 14 剂，水肿消退，尿蛋白 + +。继以清利湿热、益气健脾之剂治疗 3 个月，尿蛋白转阴，病愈出院。

五、湿热中阻，中满分消首选

急慢性肾小球肾炎及肾病综合征周身乏力水肿，以腹水为重者，症见腹部膨满，腹水明显，小便不利，大便秘，五心烦热，恶心呕吐，胃脘胀满，口干食纳减少；舌质红苔白厚腻，舌体胖大，脉弦滑或弦数；大量蛋白尿，血浆白蛋白低，血脂高，或肌酐尿素氮高。

本证的病机为脾气虚不能升清而湿浊中阻，胃气滞不能降浊而热瘀，形成虚中夹瘀，湿热中阻之证。

方用东垣中满分消丸衍化，配伍严谨，药味虽多而不滥，体现了东垣治脾胃用分消法之特色。药物组成：黄芩 15g，黄连 10g，草果仁 15g，川连 15g，槟榔 15g，半夏 15g，干姜 10g，陈皮 15g，姜黄 15g，茯苓 15g，干晒参 10g，白术 10g，猪苓 15g，泽泻 15g，知母 15g。

病案 5：付某，男，33 岁，2001 年 11 月 14 日初诊。

患肾病综合征 3 年余，水肿屡消屡作，尿蛋白 + ~ ++，近 2 个月因感冒水肿加重，腹膨大，高度腹水，尿量一昼夜 100mL 左右，曾用速尿等尿量稍增，但停药尿量仍少，五心烦热，恶心呕吐，口干舌燥，腹胀难忍，舌苔白腻，脉象弦滑。辨证为脾湿胃热，升降失常，湿热中阻，气滞水停，宜健脾清胃热，除湿利水分消法。拟方：泽泻 25g，猪苓 20g，茯苓 20g，白术 20g，干晒参 15g，干姜 10g，黄芩 10g，川连 10g，槟榔 20g，姜黄 15g，砂仁 15g，川朴 20g，枳实 15g，半夏 15g，知母 15g，甘草 10g，水煎日 2 次服。

服上方 7 剂，24 小时尿量增加至 3000mL，恶心呕吐消失，腹部宽松。守方继服 7 剂，24 小时尿量继续增至 3500 ~ 4000mL，腹胀全消，食纳好转，经治半年仅尿蛋白 ±，余症悉除。

六、上热下寒，瓜蒌瞿麦清肺健脾温肾

肾小球肾炎或肾病综合征出现水肿，小便不利，口干渴

咽痛，或胃脘灼热，舌红苔燥，形寒肢冷，四肢困重，头昏沉，大便不实，腰膝酸痛，膝多沉重，此时辨证为肺脾肾功能失调，肺热脾虚肾寒，上热下寒，寒热交错之证。肺为水之上源，若肺热则失于清肃下行，一方面呈现咽干口渴舌赤少津，另一方面出现小便不利形成水肿；脾主运化水湿，为人体水液代谢之枢纽，若脾虚则运化功能受阻以使水湿不得运行而停蓄；肾司开阖，若肾阳虚则畏寒肢冷，开阖失司小便不利。综上三脏寒热交错为病机之症结。方药组成：天花粉 20g，瞿麦 20g，附子 15g，山药 20g，泽泻 20g，茯苓 15g，麦冬 20g，知母 15g，桂枝 15g，黄芪 15g，甘草 10g。

方用天花粉、知母、麦门冬以清肺，肺热清则清肃下行；黄芪、山药、茯苓、泽泻益气健脾利湿，脾气健则运化功能复常，水湿得以正常分布自无停蓄为患；附子、桂枝温肾阳，肾阳充则恢复其开阖功能。

病案 6：1999 年 10 月曾治一呼姓妇女肾病综合征，经用强的松、雷公藤多苷及中药益气补肾清热等皆无效，来门诊求治。眼睑及双下肢浮肿不消，口干咽痛舌燥质红，下午低热 37.8℃左右，尿少腰痛，畏寒面㿠，脉沉滑。尿蛋白 + + + ～ + + + +，红细胞 5 ～ 7 个 /Hp，血浆总蛋白 62g/L，白蛋白 28g/L，球蛋白 34g/L，胆固醇、甘油三酯均高于正常值，诊断为肾病综合征，此患者曾系统用过强的松、环磷酰胺等药疗效不明显，为难治性肾病综合征。据其脉证分析，辨证为肺热脾虚肾寒证，投以本方加山豆根 20g，重楼 30g，服药 14 剂，体温转为 36.7℃，尿量增多，24 小时达 2000mL 左右，浮肿明显减轻，尿蛋白 + + ～ + + +。继服 14 剂，浮肿消退，口干咽痛大减，尿蛋白 + ～ + +。以此方化裁继服 50 余剂，诸症皆除，尿蛋白 – ～ ±，血浆蛋白正常，从而缓解。又治一张姓患者 48 岁，肾病综合征病史半年余，尿蛋白＋＋＋～＋＋＋＋，红细胞 5 ～ 7 个 /Hp，血肌酐 259μmol/L，尿素氮 105mmol/L。周身水肿，小便不利，口干咽痛，胸中烦热，手心热，腰痛畏寒，少腹痛喜按，大便溏，舌质红少津，脉滑。曾用强的松、环磷酰胺及中药补脾肾药皆效果不显，辨证为肺胃热、脾肾虚寒、上热下寒、寒热错杂证，于本方加白术 20g，炮姜 15g，服药 14 剂复诊，口干及下腹痛、大便溏均好转，唯尿检蛋白＋＋＋，红细胞 0 ～ 1 个 /Hp。嘱继服药，症状明显减轻，周身有力，舌见润，五心烦热亦轻。嘱继续服药前后 60 剂，尿蛋白 3 次检查皆阴性，红细胞－，血肌酐 150μmol/L，尿素氮 9.56mmol/L。此后患者坚持以本方化裁服药，治疗 6 个月，尿蛋白－～ ±，血肌酐及尿素氮皆下降至正常值，痊愈上班已 5 年余未复发。

肾小球肾炎蛋白尿辨治四法

一、气阴两虚，清心莲子清补

肾小球肾炎以蛋白尿为主，不伴高血压及肾功能异常，或肾病综合征水肿消退后，尿化验以蛋白尿为主，血浆白蛋白低，临床表现周身乏力，腰酸腰痛，面色㿠白，头晕心悸，无水肿或有轻度水肿，手足心热，口干咽干，舌质红或舌尖红，苔白，脉象滑或兼有数象。中医辨证为气阴两虚，兼夹湿热之证，方用清心莲子饮加味。药物组成：黄芪 50g，党参30g，地骨皮20g，麦冬20g，茯苓20g，柴胡15g，黄芩15g，车前子20g，石莲子15g，甘草15g，白花蛇舌草30g，益母草30g，水煎服。

肾小球肾炎初起多属气虚阳虚，日久迁延则转而伤阴，“阳损及阴”形成气阴两伤，治疗一方面要顾及气虚，另一方面要顾及阴虚，本方黄芪、党参皆治气虚之药，地骨皮、麦门冬、石莲子、黄芩、柴胡皆滋阴清热之品。《太平惠民和剂局方》谓“本方治小便白浊，夜梦走泄，遗沥涩痛，便赤如血，男子五淋气不收敛，阳浮于外，五心烦热”；又谓：“常服清心养神，秘精补虚”。用于治疗肾小球肾炎之蛋白尿取其益气滋阴，清热秘精之效。张老认为本方虽然治疗气阴两虚，然从方中药量则侧重于气虚，因黄芪、党参用量较重（30 ~ 50g），在辨证时以气虚为主者适宜用之。治疗肾小球肾炎，服用本方一个阶段后，有的患者出现咽干口干，食纳减少，舌尖赤，阴伤之现象已露端倪，此时可加滋阴清热之品，减少参芪补气用量，否则坚持原方不变，多出现阴虚症状加重，尿蛋白又复增，临床不少类似情况出现，极应引起注意。伴有血尿者，可加入二蓟、藕节、蒲黄等。凡用本方治疗有效者，尿蛋白消失或明显减少，血浆白蛋白提高，血清胆固醇及甘油三酯下降，病者面色红润，体重增加，脉象转有力，食欲转佳，获得缓解。本方主药为黄芪，据现代药理实验研究证明：黄芪能显著减少尿中蛋白含量，病理组观察也证明黄芪组病变减轻，并认为黄芪这种消除蛋白尿，降低尿素氮、血肌酐等对肾炎的阻抑作用，与黄芪增加代谢，改善全身营养状态有关。本方的应用除对尿蛋白有一定疗效外，在改善体质状态增强体力方面也有明显疗效。除本方外尚有升阳益胃汤、保元汤，方中均重用黄芪，对肾炎的蛋白尿皆有一定效果。但黄芪用量须大方能有效，常用量为40～100g。

病案1：郑某，男，42岁，2000年5月26日初诊。

10年前曾患肾小球肾炎经治疗已愈，2000年2月感冒发烧咽痛，扁桃体肿大，化验尿蛋白+++，潜血+++，经某医院诊断为慢性肾小球肾炎，用青霉素等治疗发热已退，咽痛好转，但尿常规检测蛋白+++，潜血+++，颗粒管型5～7个/Hp，又用雷公藤多苷治疗2个月，尿蛋白仍+++，潜血++～+++，来门诊求治。血压正常，双下肢浮肿，腰酸周身乏力，尿色黄赤，手心发热，咽充血，舌苔白，舌质红，脉象稍数。辨证为气阴两虚夹有湿热，以本方加瞿麦20g，萹蓄20g，双花30g，二蓟各30g，茅根30g，水煎日2次服。

连服上方14剂，尿检蛋白++、潜血+，后连续3次复诊，共服上方21剂，尿蛋白-，潜血-，全身较有力，腰痛消失，患者住黑龙江省尚志市，回当地后继以上方加减服药60剂，迄今3月余未见复发，近期疗效尚好。

病案2：林某，男，37岁，黑龙江省泰康市人，2000年6月10日初诊。

慢性肾小球肾炎病史1年余，经当地医院用雷公藤多苷及中药治疗效果不明显。来诊时尿蛋白+++，潜血+，血肌酐225μmol/L，尿素氮11.5mmol/L，二氧化碳结合力20mmol/L，倦怠乏力，腰酸腿软，手足心热，稍有恶心，无明显浮肿，舌质紫苔厚，血压160/100mmHg。诊断为慢性肾小球肾炎，慢性肾功不全，氮质血症期，辨证为气阴两虚夹有血瘀，用本方加桃仁15g，丹参20g，葛根20g，生地20g，大黄7g，水煎日2次服，同时服用降压药物。

经3个月治疗服上方60余剂，尿蛋白、潜血转阴，血肌酐75μmol/L，尿素氮7.8mmol/L，后经数次检查，肾功及尿沉渣均无异常，从而缓解。

二、脾胃虚弱，活用升阳益胃

肾小球肾炎或肾病综合征水肿消退后，脾胃虚弱，清阳不升，湿邪留恋，症见体重倦怠，面色萎黄，饮食无味，口苦而干，肠鸣便溏，尿少，大量蛋白尿，血浆蛋白低，舌质淡，苔薄黄，脉弱。方用升阳益胃汤加减，药物组成：黄芪30g，党参20g，白术15g，黄连10g，半夏15g，陈皮15g，茯苓15g，泽泻15g，防风10g，羌活10g，独活10g，白芍15g，生姜15g，红枣3枚，甘草10g。

该方党参、黄芪、白术、茯苓与防风、羌活、独活、柴胡合用，补中有散，发中有收，具有补气健脾胃，升阳除湿之效。国内有关单位报道，用祛风药治疗肾炎蛋白尿有效，张琪教授认为风药必须与补脾胃药合用方能取效，取其胜湿升清阳之功，以利脾之运化，脾运健则湿邪除而精微固，于是尿蛋白遂之消除。

病案3：刘某，男，23岁，2001年2月12日初诊，住院号0100414。

2个月前因水肿发病，在当地医院检查诊为“肾病综合征”，用强的松治疗20余天，水肿消退，但尿蛋白仍+++，血浆白蛋白21g/L，为求进一步治疗来我院。患者面色㿠白无华，体重倦怠，饮食无味，大便溏薄，腹胀尿少，舌质淡，苔薄白，脉细弱。辨证为脾胃虚弱，湿邪留恋之证。拟方：黄芪40g，党参20g，白术15g，茯苓15g，黄连10g，半夏15g，陈皮15g，防风15g，泽泻15g，羌活15g，独活

15g，柴胡 15g，白芍 15g，生姜 15g，大枣 5 枚，水煎日 2 次服。

连服上方 14 剂，患者尿量增多，腹胀明显减轻，大便转正常，食欲增加。继以上方加减服药 14 剂，体力明显增加，化验尿蛋白 + ~ ±，血浆白蛋白 28g/L。病情好转，带药出院，1 个月后复查尿蛋白转阴，血浆白蛋白恢复正常，病获痊愈。

三、肾气不固，参芪地黄摄精

肾小球肾炎蛋白尿、血尿日久不消失，患者表现腰痛腰酸，倦怠乏力，头晕耳鸣，夜尿频多，尿清长，或遗精滑泄，舌质淡红，舌体胖，脉沉或无力。辨证属肾气不足，固摄失司，精微外泄。方用参芪地黄汤加味。药物组成：熟地 20g，山萸 15g，山药 20g，茯苓 20g，泽泻 15g，丹皮 15g，肉桂 7g，附子 7g，黄芪 30g，党参 20g，菟丝子 20g，金樱子 20g。方中熟地、山萸补益肾阴而摄精气，黄芪、党参补气健脾，山药、茯苓、泽泻健脾渗湿，丹皮清虚热，桂附补命门真火而引火归元，再加金樱子以固摄精气，菟丝子以填肾精。

病案 4：于某，女，48 岁，2000 年 8 月 30 日初诊。

慢性肾小球肾炎病史 4 年余，尿蛋白 + ~ + + +，时轻时重，本年 8 月份化验肾功，发现血肌酐 179μmol/L，尿素氮 9.1mmol/L，尿蛋白 + +，血压 140/90mmHg。患者精神紧张，故来我院门诊就诊。患者自诉腰痛腰酸，倦怠乏力，夜尿 2 ~ 3 次，尿色清长，时有头晕，大便溏，脉沉，舌淡胖有齿痕，苔薄白。辨证为脾肾两虚，固摄失司，精微外泄之证。以前方加减调补 2 个月，腰痛腰酸均好转，周身有力，夜尿1～2次，大便正常，尿蛋白 ± ～ –，肾功检查各项指标恢复正常范围，血压基本稳定，改为口服本院制剂清心莲子丸巩固治疗。2002年3月复诊复查，尿蛋白 ±，血压130/80mmHg，血肌酐106μmol/L，血尿素氮6.6mmol/L，精神体力均较好，已上班工作1年余。

四、湿毒内蕴，利湿解毒为先

肾小球肾炎日久，水肿消退或无水肿，或轻度浮肿，蛋白仍持续不消失，症见腰酸腰痛，周身困重，尿混浊或尿黄赤，咽痛口苦口干，舌质红，苔白腻，脉滑数，辨证为湿热毒邪蕴结下焦，精微外泄所致蛋白尿。方用自拟利湿解毒饮，药物组成：土茯苓50g，萆薢20g，白花蛇舌草30g，萹蓄20g，竹叶15g，山药20g，苡仁20g，滑石20g，通草10g，茅根25g，益母草30g，金樱子15g。

本方功效清热利湿解毒，用于湿热毒邪蕴结下焦，精微外泄所致蛋白尿。慢性肾炎日久多夹湿热，湿热不除则蛋白尿不易消除。在应用清利湿热药时，要注意防止苦寒伤脾。本方皆淡渗利湿之品，务使清热不碍脾，利湿不伤阴，以轻灵淡渗取效。金樱子为固涩之品，在清热利湿药中加入一味固涩之品有通中寓塞之义。如病久气虚者亦可于方中加入黄芪30g，党参20g，扶正与祛邪同时并举；咽痛者可加山豆根20g，重楼30g，玄参15g，麦冬15g。临床观察，有些肾炎患者蛋白尿长期不消，用健脾补肾法难以取效，而由于反复感染，临证中出现一派湿热证候，用此方后蛋白尿往往可以消失。但是辨别湿热证，应从热与湿之比重分析，此方对湿重于热者较佳，如热重于湿，可用加味八正散治疗。总之，慢性肾炎多因脾肺肾功能失调，水液代谢障碍，湿浊内留，郁而化热，故许多学者认为湿热贯穿慢性肾病病程的始终是有一定道理的。

病案5：张某，女，52岁，2001年11月2日初诊。

于2001年10月感冒后发现尿混浊，有泡沫，在当地医院化验尿蛋白++，红细胞20～30个/Hp，用抗生素及中药治疗1月余，患者自觉周身酸重，腰酸腰痛，尿黄混浊，咽痛口干，来我院求治。查舌质红，舌体胖苔白腻，脉滑，尿化验蛋白++，红细胞10～15个/Hp，肾功、血脂、肝功均正常。西医诊断：隐匿性肾小球肾炎，中医诊断为湿热毒邪蕴结下焦。拟方：土茯苓50g，萆薢20g，白花蛇舌草30g，萹蓄20g，竹叶15g，苡仁20g，滑石20g，茅根30g，益母草30g，山豆根20g，玄参15g，麦冬15g，甘草15g，水煎日2次服。

服前方7剂，尿黄浊明显好转，周身觉轻松，唯仍腰酸，咽干。继以前方7剂，尿转淡黄色，咽痛口干均减轻，乏力、腰酸明显，尿化验蛋白+，红细胞5～7个/Hp，脉沉，舌体胖苔薄白。辨证属湿热之邪已去，脾肾两虚症状明显，继以补脾肾，清热利湿之剂治疗月余，尿蛋白转为±，红细胞3～5个/Hp，继以前法调治1个月而愈。

肾小球肾炎血尿辨治五法

一、血尿急发，加味八正散清热利水以蠲除

急性肾小球肾炎、过敏性紫癜肾炎、IgA 肾病等因感染等诱因而出现湿热蕴结证候，症见尿血鲜红，或尿黄赤，尿常规检测以大量红细胞为主，伴咽干口燥，五心烦热，口舌生疮，咽痛，或伴眼睑、颜面及双下肢水肿，腰酸痛，脉滑数，舌质红，苔白干，方用加味八正散治疗。药物组成：白花蛇舌草 50g，大黄 7.5g，生地 20g，萹蓄 15g，瞿麦 15g，车前子 15g，小蓟 50g，甘草 10g。

本方还适用于泌尿系感染，属湿热蕴结下焦者，证见小便短涩，涓滴而下，小便色赤，或黄赤，腰痛小腹胀，或下坠，尿检白细胞量多，有脓细胞，肉眼血尿，或镜下血尿，属中医热淋、血淋等证。车前、萹蓄、瞿麦、滑石皆具有清热利水通淋之作用；生地黄、茅根、小蓟清热凉血止血；邪热侵入肾与膀胱，伤及血络则出现血尿，热邪蕴结则白细胞增多，可于方中加入清热解毒之白花蛇舌草、银花、蒲公英等。大黄为苦寒泻下药，在本方中取其清热解毒，开瘀利水通淋，宜小量，一般用量 5 ~ 10g，多用则泻下，少量用时开瘀通淋止痛，对小便涩痛具有卓效，故为方中不可缺少之药。

病案 1：王某，男，18 岁，1994 年 6 月 8 日初诊。

患者于 10 余天前感冒，发热咽痛，2 天前出现肉眼血

尿，尿血鲜红，如洗肉水样，伴咽痛咽干，口唇疱疹，心烦身热，腰酸腰痛，小腹不适，尿蛋白 + + +，红细胞满视野，肾功、肝功、血脂均正常，血常规白细胞 1.11×10^9/L，咽充血，两侧扁桃体Ⅱ°肿大，脉滑数，舌质红。诊断：急性肾小球肾炎，中医辨证为下焦湿热证。以前方加双花 30g，连翘 30g，白茅根 30g，水煎日 2 次服。

服前方 3 剂，肉眼血尿消失，尿转黄赤，咽痛及身热均减轻，尿蛋白 + +，红细胞 50 个以上 /Hp。继服上方 7 剂，除仍腰酸腰痛外，余症基本消失，舌质仍红，脉滑无数象，尿蛋白 ±，红细胞 30 ~ 40 个 /Hp。改为清热凉血之剂治疗 2 周后，尿蛋白消失，红细胞 5 ~ 10 个 /Hp，继以益气养阴清热利湿之剂调理月余，尿转正常，诸症消失。随访半年，已病愈上学。

二、瘀热结于下焦，桃黄止血汤效佳

急性肾小球肾炎、过敏性紫癜肾炎、IgA 肾病等临床见症尿血色紫，或尿如酱油色，或镜下血尿，排尿涩痛不畅，小腹胀满，腰痛，便秘，手足心热，或兼咽痛，扁桃体红肿，舌暗红或舌尖红少津，苔白燥，脉滑数有力，辨证多为热蕴下焦，瘀热结滞，血不归经，方用自拟桃黄止血汤。药物组成：大黄 7.5g，桃仁 20g，小蓟 30g，茅根 30g，生地 20g，侧柏叶 20g，山栀子 10g，蒲黄 15g，桂枝 10g。

本方主药为桃仁、大黄，桃仁活血润燥，大黄泻热结，二药配伍泻热开结，热除则血止。此方乃根据桃核承气汤意，除大黄、桃仁泻热逐瘀外，桂枝温通以防寒凝，小蓟、侧柏叶、茅根、生地、山栀诸药凉血清热止血，合而为清热止血之有效方剂。

本方还适用于急性泌尿系感染，身热小便涩痛灼热，尿急尿频，小腹胀满，大便秘，肉眼血尿，色鲜红，或兼夹有血块，或镜下血尿者。

病案2：庞某，男，10岁，1991年7月17日初诊。

2个月前发现尿色异常，尿混浊色赤，在当地医院化验尿蛋白++，红细胞充满，疑诊“急性肾小球肾炎”，用青霉素治疗半月余，尿中红细胞有时15～20个/Hp，有时则充满。来诊时尿色黄赤，小腹满闷不舒，大便秘结，手足心热，舌质红，苔白少津，脉滑数。辨证为瘀热阻于下焦之尿血证，以泄热逐瘀、凉血止血法治疗，拟方：桃仁15g，大黄5g，生地20g，丹皮15g，赤芍15g，贯仲20g，黄芩10g，茜草20g，生草10g，地榆炭20g，水煎服，每日1剂。

7月23日复诊，服上方6剂，尿检红细胞10～15个/Hp，蛋白+，尿色转淡，大便通畅，1日1次，小腹满闷症状减轻，仍有手足心热，舌质红苔白，脉滑稍数。上方继服6剂，7月27日复诊，尿检红细胞4～8个/Hp，蛋白–，除手心热外，余无明显症状，仍以前方加藕节20g，侧柏叶15g。

7月31日复诊，尿检红细胞1～3个/Hp，尿蛋白–，舌尖红，苔白少津，改用益气养阴清热法以巩固疗效。连服10余剂，诸症消失，尿检皆阴性而告愈。随访半年病情稳定未复发。

三、气阴两虚，用益气养阴摄血合剂

慢性肾小球肾炎以血尿为主者，IgA肾病反复出现血尿迁延不愈，过敏性紫癜肾炎以血尿为主者，辨证重点在于血尿迁延不愈，周身乏力，气短心悸，腰酸膝软，咽干口

燥，手足心热，舌淡，脉沉数或细数无力，属气阴两虚之证，用自拟益气养阴摄血合剂。药物组成：侧柏炭 20g，大黄炭 10g，阿胶 15g，蒲黄炭 15g，生地 25g，熟地 25g，黄芪 30g，党参 20g，血余炭 15g，地榆炭 20g，小蓟 30g，水煎服。

方中用黄芪以补气，二地、阿胶滋阴益气以固摄，诸炭止血标本兼顾，此时见血止血则难使血止，必以补气滋阴从本论治，方能达到固摄止血之效。当然诸炭类止血相辅相成亦不可忽视，中药方剂之配伍，有主有辅，君臣佐使，非单味药可以解决，张琪教授以此方治疗血尿日久不愈常可获良效。

病案 3：杜某，女，12 岁，学生。病孩在某医院儿科住院，据其父代述发病 1 年余，起始腹痛便血、吐血，腹胀满，经治疗血止，随后出现肉眼血尿，经用激素及止血药，已无肉眼血尿，但镜下血尿满视野，医院诊断为过敏性紫癜肾炎，但镜下血尿反复出现不止，面色皖白，眼睑浮肿，腰痛乏力，尿沉渣红细胞满视野，尿蛋白 + +，脉弦滑，舌淡红，曾用清热止血中药及雷公藤多苷片效果不明显，顽固血尿不止，考虑血尿日久伤阴耗气，气阴两虚，不能固摄，当为此病之本，邪热扰血为标，应标本兼顾，以益气滋阴固摄为主，辅以清热止血之剂。黄芪 30g，党参 25g，熟地 25g，阿胶 15g（冲烊化），生地 20g，大黄炭 10g，侧柏炭 20g，蒲黄炭 15g，茅根 50g，小蓟 30g，旱莲草 20g，水煎日 2 次服。

本方服 6 剂后血尿明显减轻，继续服用，中间又有 2 次尿红细胞满视野，嘱其坚持服药治疗 3 个月，尿中红细胞 2 ~ 3 个 /Hp 或 –，后随访已痊愈。

四、阴虚内热，知柏地黄加味主治

慢性肾炎血尿、蛋白尿日久不愈，IgA 肾病、过敏性紫癜肾炎血尿反复出现，症见腰痛，手足心热，神疲乏力，腰膝酸软，气短心悸，头晕耳鸣，尿黄赤，舌红少苔，脉细数或沉数，辨证属阴虚内热，气虚固摄无力，用知柏地黄汤加参芪等补肾滋阴益气固摄。药物组成：熟地 20g，山萸 15g，山药 15g，茯苓 15g，丹皮 15g，泽泻 15g，知母 10g，黄柏 10g，龟板 20g，地骨皮 15g，女贞子 20g，旱莲草 15g，黄芪 20g，党参 30g，甘草 15g，水煎服。

方中以知柏地黄汤加参芪为主，前者滋肾阴降相火，后者益气固摄，蛋白尿属于水谷之精微，补肾益气固摄既可治阴虚火旺之血尿，又可治气虚不摄之蛋白尿，具双重作用，加龟板与知母、黄柏配伍，尤能增强滋阴降火之功，对于阴虚火旺，肾失封藏之血尿尤为适宜；女贞子、旱莲草为二至丸，与地骨皮皆为滋阴降火之品，组于一方其效弥彰。

病案 4：蒋某，女，53 岁，工人，1999 年 6 月 17 日初诊。

患慢性肾炎 1 年余，尿蛋白 + + ~ + + +，红细胞满视野，潜血 + + +，曾用雷公藤多苷片及清热止血药治疗效果不理想，经介绍求治于张老，症见全身乏力，短气，腰酸痛，下肢无力，后臀部酸痛，脉沉细稍数，舌质红，辨证为肾阴虚，气虚无力固摄之证，宜益气补肾阴固摄之法。拟方：熟地 20g，山萸 15g，山药 15g，丹皮 15g，泽泻 15g，知母 15g，黄柏 15g，黄芪 30g，党参 30g，龟板 20g，血余炭 15g，地骨皮 15g，女贞子 20g，旱莲草 20g，侧柏炭 20g，水煎日 2 次服。

自本年6月17日初诊至7月20日共服28剂，全身有力，腰酸膝软俱大减，尿检红细胞2 ~ 3个/Hp，潜血 -，尿蛋白 ±，脉沉滑，舌转润，从而缓解。

五、阴亏火动迫血妄行，滋阴凉血辅以收敛

慢性肾小球肾炎、慢性肾盂肾炎以血尿为主者，或慢性前列腺炎、乳糜尿等，症见头昏腰酸，倦怠乏力，五心烦热，或尿色乳白混浊，尿涩痛时作时止，肉眼血尿或镜下血尿，舌红苔白少津，脉细数。辨证属肾阴亏耗，相火妄动，血不能循经而外溢所致。溺血有精孔尿道之别，精孔之血其来自近者出自膀胱，远者来自肾，精道之血必自精宫（精囊）血海而出，多因房劳以致阴虚火动营血妄行。溺孔之血属于泌尿系疾患，精孔之血似属于前列腺、精囊、子宫等疾病。但凡属肾阴亏耗相火妄动者，皆可用此方收异病同治之效。药物组成：生熟地各20g，生山药20g，阿胶15g，白芍15g，龙骨20g，牡蛎20g，海蛸20g，茜草20g，白头翁15g，金樱子15g，龟板20g，水煎服。

二地、阿胶、龟板、生山药滋补肾阴，芍药养血敛阴，白头翁清热凉血，味苦而涩，凉血中兼有固涩之功，海蛸味涩收敛止血，茜草根性寒凉血止血，金樱子、龙骨、牡蛎收敛固涩。全方作用以滋阴补肾为主，辅以清热止血收敛固涩之品，适用于上述疾病血尿日久不止之证，用之多能收效。

病案5：吴某，女，36岁，1999年12月1日初诊。

乳糜尿3年，小便混浊如米泔水，夹有黏稠血丝，有时尿道涩痛，久治不愈反复发作，近半年加重，有时出现尿蛋白+++，潜血+++，同时倦怠烦热，头昏腰酸，舌质红，苔白腻，脉细数。几次检查尿蛋白++ ~ +++，红细胞满

视野。此属肾阴亏损，阴虚内热，精血不能固摄，于本方加大小蓟各 20g，服 15 剂，尿色转清，尿检蛋白 + +，红细胞 10 ～ 15 个 /Hp，再以上方加仙鹤草 30g，服药 25 剂，尿蛋白 +，红细胞 1 ～ 2 个 /Hp，继以上方调治而愈。

本例诊断慢性肾小球肾炎兼乳糜尿，辨证为肾阴亏损，湿热夹血下注失于固摄，用本方滋阴补肾固摄，清热凉血化湿浊而取效。方从张锡纯理血汤化裁，原方治血淋及溺血证之属于热者，用之慢性肾炎乳糜血尿颇效。

慢性肾功能衰竭诊治经验

慢性肾功能衰竭（以下简称慢性肾衰）以血中毒素潴留，电解质及酸碱平衡紊乱为特征，临床呈现中毒、贫血、高血压等一系列症状，属祖国医学“癃闭”“关格”“水肿”“虚劳”“呕吐”“眩晕”“腰痛”等病范畴。目前现代医学的治疗方法主要有：营养疗法、药物疗法、血液净化疗法及肾移植等，尤其近年来血液净化疗法和肾移植使慢性肾衰的治疗有很大进展，但费用昂贵，经济负担较重，绝大部分患者仍需内科治疗。慢性肾衰早、中期向晚期尿毒症发展阶段是该病治疗的关键时期，研究如何延缓慢性肾衰进展，改善症状，具有十分重要的意义。张琪教授在慢性肾衰早中期，运用中医辨证论治方法治疗，可使患者病情较长时期保持稳定，对延缓慢性肾衰进展取得较好的疗效，现将其治疗经验作如下简要介绍。

一、病机强调正虚邪实，虚实夹杂

慢性肾衰多由慢性肾病日久发展而来，在慢性肾病阶段，虽然临床表现特点不尽相同，但就其疾病演变过程分析，与肺、脾、肾功能失调，三焦气化失司密切相关，尤其脾肾虚损是慢性肾病的病机关键。因此，张老认为，从慢性肾病发展至慢性肾衰，脾肾两虚贯穿其始终。诸如慢性肾衰患者临床上所出现的腰痛膝软、乏力贫血等均由脾虚肾虚日久所致，此为慢性肾衰之本虚。而脾虚运化失司，水湿内停，肾虚气化不利，浊不得泄，升清降浊之功能紊乱，湿浊内蕴，日久必化为浊毒，湿浊毒邪内蕴日久致血络瘀阻为患，临床出现脘闷纳呆、食少呕恶、少寐烦热、舌苔垢腻或舌紫瘀斑等症，此为本病之邪实。张老尤其强调，慢性肾病发展至慢性肾衰阶段，大多已有湿浊郁久化毒，湿毒入血，血络瘀阻的病理改变。这些病理改变虽然源于正虚，但其留滞停蓄，又会进一步加重正气的耗损，使慢性肾衰恶化。综上，脾肾两虚、湿毒内蕴、血络瘀阻、正虚邪实、虚实夹杂为慢性肾衰病机演变的基本特征。这种特征决定了慢性肾衰病势缠绵，证候多变，难以速愈。因此，临床要明辨虚实轻重缓急，抓主要矛盾以恰当施治。

二、论治当抓主要矛盾，分别虚实缓急

任何疾病的发展变化都是有一定规律的。慢性肾衰虽为虚实夹杂之重证，但在病情发展变化的不同阶段，其虚实的变化亦有一定规律，掌握其规律，适时抓住主要矛盾而确定恰当的治法，对治疗该病至关重要。现代医学根据内生肌酐清除率（Ccr）及血肌酐（Scr）值，将慢性肾衰分为 4 期，

即肾功能不全代偿期（Ccr50 ~ 80mL/min、Scr133 ~ 177μmol/L）、肾功能不全失代偿期（Ccr50 ~ 20mL/min、Scr178 ~ 442μmol/L）、肾功能衰竭期（Ccr20 ~ 10mL/min、Scr443 ~ 707μmol/L）、尿毒症期（Ccr<10mL/min、Scr>707μmol/L）。张老在临床辨治慢性肾衰基本上是根据以上慢性肾衰发展的不同阶段及其不同主证确定治则治法而遣方用药。

（一）肾功能不全代偿期

临床上无明显慢性肾衰湿浊毒邪留滞的症状，可能仅表现为腰酸腰痛、乏力倦怠、夜尿频多、畏寒肢冷以及原发肾病如高血压、水肿等症。此期一般是以扶正治本为其原则，以补脾益肾为主，再结合它证兼以利湿消肿、活血化瘀等。此期重在恢复正气，扶正祛邪，使肾功得以恢复，常用脾肾双补方治疗。

药物组成：黄芪 30g，党参 20g，白术 20g，当归 20g，远志 15g，首乌 20g，五味子 15g，熟地 20g，菟丝子 20g，女贞子 20g，山萸 20g，羊藿叶 15g，仙茅 15g，枸杞子 20g，丹参 15g，山楂 15g，益母草 30g，山药 20g，水煎服。

方中党参、黄芪、白术、山药健脾益气，首乌、羊藿叶、仙茅、菟丝子温补肾阳而不燥，枸杞子、山萸、熟地、五味子滋助肾阴，与参术合用既不妨碍脾之运化功能，且与温补肾阳药相伍，使阴阳调济以助肾气，而恢复肾之功能，助化源益气补血。慢性肾衰其病本在于脾肾两虚，此方为固本之药，妙在又加入丹参、当归、益母草、山楂活血之品，使其改善肾之血流量，补消合用，其效颇佳。

此方亦适应于慢性肾功能不全失代偿期，患者正气已虚而无明显湿浊、瘀血、毒邪等表现者，应用该方从调整机体阴阳平衡入手，增强机体抗病能力，从而使残存的肾脏功能得到保护，以延缓慢性肾衰病情的进展。

张老认为脾与肾关系甚为密切，是先天与后天相互滋生，相互促进的关系，脾肾必须保持协调。“肾如薪火，脾如鼎釜”，脾的运化功能，必得肾阳的温煦蒸化才能化生气血精微，而肾精必须依赖脾的运化精微滋养，才能不致匮绝，如此各自维持着正常生理功能，保证机体充满生机和活力。许学士谓：“补肾不如补脾”，孙思邈谓“补脾不如补肾”，乃各执一偏见，两者合起来则较为全面。

1997 年以来，张老所在科室即开始了此方延缓慢性肾衰进展的临床及实验研究，现已初步得出结论，通过对 65 例早、中期慢性肾衰患者的随机、对照、前瞻性临床观察表明，本方可以明显改善慢性肾衰患者的临床症状，降低 Scr、尿素氮（BUN）及血清可溶性白细胞介素Ⅱ受体的浓度，促进血浆一氧化氮的合成，治疗总有效率为 85.29%，明显优于对照组（尿毒清组），同时能纠正脂质代谢紊乱，改善贫血状态。动物实验结果也表明，本方药可以改善腺嘌呤所致慢性肾衰大鼠氮质血症，降低血浆内皮素、血管紧张素Ⅱ及提高一氧化氮的含量。证明了该方为延缓早、中期慢性肾衰进展的有效方药。该项研究获 2001 年度黑龙江省科技进步奖二等奖。

此类型切忌用大黄苦寒泻下伤脾，所以一见肾衰，认为大黄为降肌酐、尿素氮之要药，不知苦寒伤脾，愈用愈促使病情恶化，愤事者甚多，宜引起重视。大黄具有清解血分热毒，使血中氮质潴留得以改善的作用，《神农本草经》谓：“大黄味苦寒，主下瘀血血闭，可治癥瘕积聚，留饮宿食，荡涤肠胃，推陈致新，通利水谷，调中化食，安和五脏”。

可以理解大黄具有调节新陈代谢作用，既能促进营养物质的消化吸收，又能促进体内代谢废物的排泄。慢性肾衰，由于肺脾肾功能失调，膀胱气化失司，湿浊不得下泄通利，酝酿成痰，血瘀化热，使原有痰瘀水湿更加严重，因此本病中晚期证情复杂，寒热夹杂，虚实并见，若能正确掌握大黄的剂量和用药方法及合理的配伍，可达到祛瘀安正的目的。

病案1：吴某，男，39岁，工人，1998年12月25日初诊。

慢性肾小球肾炎，慢性肾衰，氮质血症，尿蛋白++～+++，颗粒管型1～3个/Hp，潜血+，血肌酐445μmol/L，尿素氮27.9mmol/L，血红蛋白70g/L，血压170/95mmHg，面色㿠白，肢体轻度浮肿，脘腹胀，不思饮食，大便4～5日一次，舌淡胖，腰痛膝软，畏寒，夜尿频多，脉沉弱，辨证为脾肾阳虚，湿邪不化，耗伤气血，宜温补脾肾以助化源，少佐活血化湿浊之品。处方：黄芪30g，党参20g，白术20g，当归20g，首乌20g，菟丝子20g，故纸15g，女贞子20g，山萸20g，羊藿叶15g，生山药20g，炮姜20g，白蔻15g，肉桂7g，丹参15g，红花15g，益母草30g，水煎服。

以上方加减治疗6个月，大便日1次成形，全身有力，食欲增进，脘腹胀满俱除，腰仍稍痛，但较治疗前大减，已无畏寒现象，脉沉滑，舌润，尿蛋白+，血肌酐230μmol/L，尿素氮8.5mmol/L，精神体力俱如常人，已上班。

（二）慢性肾功能不全失代偿期及肾功能衰竭期

此期体内毒素物质潴留增多，临床以脾肾两虚，阴阳俱伤，湿毒潴留，虚实夹杂出现者居多，临床呈现面色萎黄或苍白，头眩，倦怠乏力，气短懒言，唇淡舌淡，腰膝酸软，腹胀呕恶，口中秽味，或舌淡紫苔厚，脉沉滑或沉缓等。治应补泻兼施，正邪兼顾，必以补脾肾，泻湿浊，解毒活血法，补与泻熔于一炉，扶正不留邪，祛邪不伤正。方用扶正化浊活血汤，临床收到较好疗效。

药物组成：红参 15g，白术 15g，茯苓 15g，菟丝子 20g，熟地 20g，羊藿叶 15g，黄连 10g，大黄 7g，草果仁 10g，半夏 15g，桃仁 15g，红花 15g，丹参 20g，赤芍 15g，甘草 15g，水煎服。

方中以红参、白术、茯苓、甘草合用取四君子汤益气健脾之意，助气血生化之源；菟丝子、熟地黄补肾益精养血；连翘、大黄、黄连合草果仁、半夏解毒泻热化浊；桃仁、红花、丹参、赤芍活血化瘀，补与泄熔于一炉，使补得消则补而不滞，消得补则泄浊益彰。此类患者在临床常见，故此法在临床极为常用。

1991—1993 年，我科曾对补脾肾、泻湿浊、解毒活血法治疗慢性肾衰进行了临床观察及基础实验研究，证实了本方的疗效及疗效机理，获省科技进步奖。在此基础上研制了肾衰颗粒剂，正在进行开发研究。目前已作为院内制剂广泛应用于临床，收到了较为满意的疗效。

病案 2：张某，男，46 岁，干部，1996 年 12 月 21 日入院。

慢性肾小球肾炎，慢性肾功衰竭，尿毒症期，血肌酐 756μmol/L，尿素氮 38.9mmol/L，血红蛋白 80g/L，尿蛋白 + ~ + +，潜血 +。面晄头昏，心烦恶心，倦怠乏力，腰酸膝软，大便秘结，口中氨味，舌质淡，苔厚腻，脉象沉滑，辨证为脾肾两虚，湿浊潴留，以补脾肾，泻湿浊，活血解毒法。处方：红参 15g，白术 15g，茯苓 15g，甘草 15g，菟丝子 20g，熟地 20g，黄连 10g，大黄 7g，草果仁 10g，半夏 15g，桃仁 15g，红花 15g，丹参 20g，赤芍 15g，水煎服。

以上方加减治疗 6 个月，血肌酐下降至 300μmol/L 左右，诸症俱除，上班工作，2 年来一直坚持服药，直至 1999 年 6 月检查血肌酐 210μmol/L，尿素氮 8.5mmol/L，血红蛋白 110g/L，血压 130/80mmHg，精神体力均好，病情获得缓解。

（三）尿毒症期

1. 化浊泄热法

湿邪蕴结日久则化热，或体内脾胃素热，与湿相互蕴结则脾胃运化受阻，形成湿热痰浊中阻，此时须化湿浊与苦寒泄热合用，临床多见呕恶，脘腹胀满不欲饮食，口气秽味，大便秘结或不爽，或兼肢体虚肿，舌苔厚腻稍黄少津，脉弦滑等，方用化浊饮。

药物组成：醋炙大黄 10g，黄芩 10g，黄连 10g，草果仁 15g，藿香 15g，苍术 10g，紫苏 10g，陈皮 10g，半夏 15g，生姜 15g，茵陈 15g，甘草 10g，水煎服。

本方用醋炙大黄、黄连、黄芩苦寒泄热，砂仁、藿香、草果仁、苍术等辛香开散，驱除湿邪，两类药熔于一炉相互调济，既不致苦寒伤胃，又无辛燥耗阴之弊，使湿浊毒热之邪得以蠲除。辨证应注意湿热之邪孰轻孰重，如便秘、口臭、舌苔厚腻应重用茵陈、黄连、黄芩、大黄。芩连合用除心下痞满，有利于脾胃之运化。但如湿邪偏重，则重用化湿浊之草果仁、半夏、苍术、藿香等。

关于大黄，现代药理研究认为：①其攻下泄毒导滞作用，能使一部分氮质从肠道清除体外；②有活血化瘀作用，能改善肾衰患者的高凝、高黏状态；③还能通过利尿发挥作用；④含有许多人体必需氨基酸；⑤能抑制系膜细胞及肾小管上皮细胞增生；⑥能减轻肾脏受损后的代偿性肥大，抑制残余肾的高代谢状态；⑦能纠正肾衰时的脂质紊乱。

值得注意的是大黄虽为治疗慢性肾功能不全之有效药物，但必须结合辨证，属湿热毒邪蕴结成痰热瘀血者，方为适宜，在临床上用之才能有良效，使大便保持每日 1 ~ 2 次，不可使之过度，以期既能排出肠内毒素，清洁肠道，又可清解血分热毒，使邪有出路，而且通过泻下能减轻肾间质水肿，并常与活血祛瘀、芳化湿浊之品共用，收效较好。但脾胃寒湿者，大便溏，虽有湿浊内阻，亦不可用大黄，用之加重脾阳虚衰，化源匮乏，促使病情恶化，所见甚多，极应注意。

草果仁亦为本方要药，在辛开湿浊药中当属首选药物。该药辛温、燥烈，善除脾胃之寒湿。慢性肾衰氮质潴留湿毒内蕴，非此辛温燥烈之品不能除，然湿瘀化热又必须伍以大黄、黄连以泄热开痞。

病案 3：赫某，男，65 岁，退休干部，1997 年 4 月 10 日初诊。

慢性肾小球肾炎病史 5 年余，近半年来，出现食欲减退，有时恶心，口中氨味，胃脘胀满，大便秘结，检查血肌酐 475μmol/L，尿素氮 25.4mmol/L，二氧化碳结合力 20.5mmol/L，尿常规蛋白 + ~ + +，血红蛋白 100g/L，诊断为慢性肾小球肾炎，慢性肾功能衰竭，氮质血症期，来门诊求治。如上述症状，舌苔厚腻，干黄少津，脉弦滑，血压 150/97mmHg，辨证为湿邪化热犯胃上逆，宜化湿浊苦寒泻热法，处方：醋炙大黄 10g，黄芩 10g，川连 10g，草果仁

15g，藿香15g，苍术10g，紫苏10g，陈皮15g，半夏15g，生姜15g，茵陈15g，甘草10g，水煎服。

服上方10剂，呕恶、脘胀等均除，大便日行1～2次，成形不溏，继以此方化裁，连续服药3个月，血肌酐及尿素氮明显下降，至本年9月3日复检血肌酐200μmol/L，尿素氮10mmol/L，血红蛋白110g/L，血压130/84mmHg，食欲增，精神尤好，全身有力，舌苔转薄，脉弦，病情稳定，迄今远期疗效巩固。

2. 活血解毒法

湿热毒邪入侵血分，血络瘀阻为主，症见头痛少寐，五心烦热，搅闹不宁，恶心呕吐，舌紫少苔或舌有瘀斑，舌下静脉紫暗，面色青晦不泽，脉弦或弦数等，符合慢性肾功能衰竭诊断，症见高凝高黏状态，表现为血瘀见证，宜清热解毒活血化瘀治疗，用加味活血解毒汤。药物组成：连翘20g，桃仁15g，红花15g，当归15g，枳壳15g，葛根20g，赤芍15g，生地20g，丹皮15g，丹参20g，柴胡20g，甘草15g，大黄7g，水煎服。

本方用桃仁、红花、赤芍、生地活血散瘀、凉血清热，慢性肾功能衰竭的高凝还必须用大黄、丹参、葛根，葛根黄酮不仅活血扩张血管，同时有解毒作用，瘀血既是肾衰病理产物，同时又是一个致病因素，长期作用于机体，使病机复杂化，迁延难愈。大量病理实验证明，毛细血管内皮细胞增生，血小板聚集，纤维蛋白渗出，最后新月体形成均与瘀血有关，使用活血药确能改善肾实质内的瘀滞，延缓病情发展，改善血液供应，抑制间质纤维化，延缓肾衰进展，甚至可以中止肾脏病变。

慢性肾功能衰竭多由肾病日久，由气及血，肾络痹阻致瘀，亦可因如唐容川所谓离经之血不散成瘀，初起常由蛋白尿血尿不愈，逐渐出现肾功能恶化而无明显的征象，有的发病之初就可见到皮肤瘀点或瘀斑，舌体青紫，面色苍黑，肌肤甲错，脉象涩、紧、沉迟等，必须用活血化瘀法治疗。张老体会，在诸多活血化瘀方剂中，以加味活血解毒汤效果最佳。

但必须注意到，有时缺乏典型的“血瘀”症状及舌脉等体征外候，但肌体仍存在血液流变学异常、肾脏血流动力学改变及肾内微循环障碍等血瘀征。瘀的结果系肾小管上皮细胞和间质血管内皮细胞的增殖，胶原分泌的增加引起肾小管萎缩、间质增生及纤维化发生，导致肾功能的进一步恶化。

病案4：潘某，男，53岁，干部，1998年2月初诊。

近3个月来恶心不欲食，胃脘不适，经某医院按胃病治疗无效，进一步检查，血肌酐449μmol/L，尿素氮24mmol/L，二氧化碳结合力19mmol/L，尿常规蛋白+，红细胞3～5个/Hp，血红蛋白87g/L，诊断慢性肾小球肾炎、慢性肾功能衰竭、氮质血症期。患者面色不泽，舌质紫暗，头昏心烦，手足心热，便秘，周身乏力，恶心厌食，脉象弦数，辨证为湿热毒邪入侵血分，血络瘀阻，宜活血解毒泄热法。处方：连翘20g，桃仁15g，红花15g，当归15g，枳壳15g，葛根20g，赤芍15g，生地20g，丹皮15g，丹参20g，柴胡10g，甘草15g，大黄10g，水煎服。

经1个月治疗，血肌酐明显下降，诸症减轻。本年9月检查血肌酐170μmol/L，尿素氮9.0mmol/L，二氧化碳结合力25mmol/L，血红蛋白100g/L，尿蛋白+，脉缓，舌红润薄苔。患者一直上班工作，1999年3月复查血肌酐、尿素氮均在正常范围，病情缓解。张老临床对本病的治疗不论用芳化湿浊或清热解毒，甚至补肝肾、益脾胃、补气血等，均辅以活血祛瘀，确有良好疗效。

三、调理脾胃，以促进自身功能的恢复

脾胃居中焦，为人体气机升降之枢纽。脾主运化，主运化水湿及输布水谷精微而升清阳。脾胃受损，升降失常，一则清气不升，精微不能归藏而下泄，出现尿蛋白；一则水液泛滥而为肿。湿浊内停，阻滞中焦则食少纳呆、腹胀痞满、恶心呕吐等；随着脾肾虚损日久，气血失于化生，则可见面色苍白无华等贫血证。因此，脾胃功能失调常伴随慢性肾衰的整个病程。

张老认为，在慢性肾衰的治疗过程中，通过调理脾胃使胃纳脾运的功能得以恢复，可以后天补先天，而且脾胃功能正常，可使气血生化有源，使贫血状况得以改善，同时脾胃健也能够更充分地发挥药效，为慢性肾衰治疗提供重要保证。另外，通过和胃降浊使尿素氮、肌酐得以下降，患者恶心呕吐等临床症状缓解，为进一步治疗提供时机。因此，张老在慢性肾衰的治疗中，应用调理脾胃法比较广泛。

三个常用方剂：

1. 加味甘露饮：生地 15g，熟地 15g，茵陈 15g，黄芩 10g，枳壳 15g，枇杷叶 15g，石斛 15g，天冬 15g，麦冬 15g，沙参 15g，天花粉 15g，芦根 20g，麦芽 20g，佛手 10g，水煎服。二地、石斛、二冬滋养脾胃之阴；阴亏又由热耗，用黄芩、茵陈清热，所谓清热存阴；枇杷叶降逆气，枳壳行气和胃，天花粉润肺生津，麦芽、佛手开胃醒脾，与甘寒药合用防其滋腻有碍脾之运化。

2. 中满分消饮：白术 20g，人参 15g，炙甘草 15g，猪苓

15g，姜黄15g，茯苓20g，干姜10g，砂仁15g，泽泻15g，陈皮15g，知母15g，黄芩15g，黄连10g，半夏15g，枳实15g，川朴15g，水煎服。黄连、黄芩苦寒清热除痞，干姜、砂仁温脾胃，助运化除湿，白术、人参、甘草、茯苓益气健脾，厚朴、枳实、姜黄开郁理气散满，半夏、陈皮和胃降逆，猪苓、泽泻、茯苓利水，知母清肺以利水之上源。本方依据《内经》中满者泻之于内，以辛热散之，以苦泻之，淡渗利水，使上、下分消其湿，汇泻心、平胃、四苓、姜朴于一方，分消疏利脾胃之枢机。湿热除，升降和调，则胀满自可蠲除。此法治慢性肾小球肾炎表现水肿腹胀满，口干苦，恶心，小便不利，血肌酐及尿素氮明显升高，肾功不全者，有较好的疗效。

3. 归芍六君子汤：人参15g，白术20g，茯苓15g，甘草10g，半夏15g，陈皮10g，白芍15g，当归15g，水煎服。慢性肾功衰竭虽属脾胃虚弱，部分患者为脾胃阳虚者可用六君子汤，但临床观察属脾胃阴阳俱虚者较多，以发病日久阳损及阴，此时用温补刚燥之药重伤其阴，往往格拒不受，出现诸如五心烦热、头痛、咽干、鼻衄、齿衄等症，此时若用甘寒益阴之品则阴柔滋腻，有碍阳气之布化，影响脾之运化功能出现腹胀满、便溏呕逆诸症加重，因此刚柔之药皆不可用，唯气味中和之六君子汤补益脾胃，滋助化源，益气血最为适宜。但此方人参甘温，白术苦温，半夏偏于燥，虽配以茯苓之淡渗，陈皮及甘草甘平，仍嫌其燥，且重于补气，略于补血，故加入当归、白芍二药，当归为补血要药，且能润燥，白芍酸苦微寒，敛阴养血，柔肝理脾，二药一则可以调济六君子汤偏温燥，二则柔肝有助脾胃之运化，三则补血与补气并重，用于肾性贫血颇为有效。

病案5：张某，男，50岁，干部，1990年6月10日初诊。

以恶心吐口水、尿少浮肿发病，化验检查发现尿蛋白+++，红细胞10～15个/Hp，血肌酐517μmol/L，尿素氮32.4mmol/L，血红蛋白90g/L，诊断为慢性肾小球肾炎，慢性肾功衰竭，氮质血症。患者面色萎黄无华，恶心呕吐，胃脘灼热，口干口渴，尿少浮肿，舌干少津，脉虚数，血压180/110mmHg。辨证为脾胃阴虚，湿热内蕴，宜清胃热，滋阴利湿热法。拟方：生地15g，熟地15g，茵陈15g，黄芩10g，枳壳15g，杷叶15g，石斛15g，二冬各15g，沙参15g，天花粉15g，芦根15g，瞿麦20g，萹蓄20g，水煎日2次服。

服上方14剂，胃脘灼热大减，尿量增多，已不呕恶，能进食，继以上方化裁调治1年余，尿蛋白+，红细胞-，血肌酐252μmol/L，尿素氮13.5mmol/L，二氧化碳结合力25.4mmol/L，血红蛋白110g/L，血压140/100mmHg，能坚持上班已7年，今年退休，疗效巩固。

此患者特征为脾胃阴虚，在治疗过程中，以滋阴润燥利湿热贯穿始终，中间随症加入砂仁、麦芽、陈皮、苍术醒脾快胃之剂，使之刚柔相济不致损伤脾阳，从而获得显效。脾主运化，然脾阴亏耗，不能为胃行其津液，亦可使运化受阻，慢性肾衰有一部分患者出现脾胃阴亏，湿热不得运行之证，用此方后有较好疗效，如呕恶消失，食欲见佳，精神体力随之好转，肾功亦随之改善。

病案6：刘某，女，55岁，家务，1998年10月入院。

腹胀满膨隆，腹水+++，下肢及颜面俱浮肿，尿少，恶心呕吐，手足心热，口干苦，舌赤苔厚腻，脉象滑，尿常规检查，蛋白+++，颗粒管型+，血浆白蛋白26g/L，球蛋白30g/L，总蛋白56g/L。血肌酐350μmol/L，尿素氮18.7mmol/L，血压154/100mmHg。诊断肾病综合征，肾功能不全，氮质血症期。辨证为脾胃湿热，水与热互结于中焦，健运失司，宜清热利湿分消法。拟方：川朴15g，枳实15g，黄连10g，黄芩15g，半夏15g，陈皮15g，姜黄15g，白术15g，人参15g，砂仁15g，茯苓15g，泽泻20g，干姜10g，猪苓15g，甘草10g，槟榔20g，水煎日2次服。

用此方随证加减服药40剂，尿量逐渐增多，水肿全消，腹部宽松，能进饮食，大便日行1次。尿检蛋白+，其他-，血浆总蛋白67g/L，白蛋白35 g/L，球蛋白32 g/L，血肌酐115 μmol/L，尿素氮7.0mmol/L，舌苔白，脉滑。患者出院后继续治疗，1个月后复查，尿蛋白-，血肌酐、尿素氮俱正常，远期疗效巩固。

病案7：王某，女，47岁，干部，1993年8月13日初诊。

该患者慢性肾炎病史5年余，经治疗病情稳定，近半年自感周身乏力，厌食，时有恶心，头昏头痛，心烦，来门诊求治。面晄，眼睑浮肿，腰酸唇淡，大便溏日2～4次，舌淡滑润，尿常规蛋白++，检查血肌酐445 μmol/L，尿素氮21 mmol/L，二氧化碳结合力21 mmol/L，血红蛋白80g/L，血压140/90mmHg。辨证为脾胃气虚，湿邪上逆，以益气健脾化湿法。拟方：红参20g，白术15g，茯苓15g，半夏20g，陈皮15g，白芍20g，当归15g，砂仁15g，草果仁15g，公丁香5g，水煎日2次服。

服上方10剂，诸证俱减，每日食3～4两，精神转佳，体力稍强，唯仍腰酸乏力，继以益气健脾补肾之剂。上方加熟地20g，枸杞20g，菟丝子15g，女贞子15g，仙灵脾15g，连服上方45剂诸症俱除，病情稳定，复查血肌酐252μmol/L，尿素氮9.0mmol/L，尿检蛋白+，后以补脾肾活血方配制丸药服之。

1999年3月检查血肌酐179 μmol/L，尿素氮8.0mmol/L，血红蛋白115g/L，精神体力饮食俱佳，一直上班工作。

四、治疗中的几点体会

1. 慢性肾功不全病机以脾肾两虚为本，湿浊氮质潴留为标，两者互相影响。治疗攻邪则伤正，扶正又留邪，且病程漫长，正虚邪实，寒热夹杂，非一方一药所能治。根据张琪教授经验，当分标本缓急，急则治标，缓则治本，更应扶正与祛邪组方合用，使扶正不留邪，祛邪不伤正，为治疗本病的有效治法。

2. 大黄具有清解血分热毒，使血中氮质潴留得以改善的作用。《神农本草经》云："大黄味苦寒，主下瘀血血闭，可治癥瘕积聚，留饮宿食，荡涤肠胃，推陈致新，通利水谷，调中化食，安和五脏"。可以理解大黄具有促进新陈代谢作用，既能促进营养物质的吸收，又能促进体内代谢物的排泄。慢性肾衰由于肺脾肾功能失调，膀胱气化失司，湿浊不得下泄通利，酝酿成痰，血瘀化热，使原有痰瘀水湿更加严重，因此本病中晚期证情复杂，寒热夹杂，虚实并见。若能正确掌握大黄的剂量和用药方法及合理的配伍，可达到祛瘀安正的目的。

3. 慢性肾衰以脾肾两虚为本，在治疗中应当注意补脾胃助肾气。临证观察有的患者泄泻大便溏，大便2 ~ 3次 / 日或3 ~ 5次 / 日，乃属脾气虚肾阳衰微，苦寒克伐之药切不可用，尤其大黄更应禁用，用后则脾肾阳气伤亡愈甚，病必加重，所见甚多，对此类病者常用温补脾肾药，稍佐消导药以补配消，治疗常收效满意。

4. 凡患者不贫血或贫血不甚，血压不高，进食尚好，体质不弱，脉象平缓，虽然肌酐、尿素氮偏高，一般治疗易于取效，预后亦较好。从中医角度认为此类患者脾肾虚而不甚，虽然痰浊氮质潴留，但通过泄浊活血化瘀易于排出。

5. 慢性肾衰从中医四诊中常见肌肤甲错、干燥、粗而不润，瘙痒之有白痕为本病常见症状之一，治宜养血活血润燥祛风，常用解毒活血汤加白鲜皮、蝉蜕、荆芥之类，所谓“治风先治血，血行风自灭”多能取效。

6. 脾肾两虚多属脾肾阳虚，如面色㿠白，形寒肢冷，腰膝酸冷，腹胀便溏，夜尿多，肢体浮肿，舌质淡，舌体胖大有齿痕，脉沉迟，治宜温脾补肾法。如真武汤加仙灵脾、仙茅、巴戟、肉桂、附子等。日久阳损及阴，出现阴阳两虚者，如精神萎靡，畏寒肢冷，手足心热，头晕眼花，腰膝酸软，纳呆便溏，小便黄赤，舌质淡有齿痕，宜阴阳双补。以地黄饮子加味，调济肾中之阴阳使之平衡，不致偏颇，正如张景岳所云：“善补阳者，必于阴中求阳，则阳得阴助而生化无穷；善补阴者，必于阳中求阴，则阴得阳生而泉源不竭”。补肾阳与滋肾阴，当根据临床表现孰轻孰重，适当调整比例，以平为期。张琪教授治疗慢性肾衰仿此法与健脾益气药合用，对恢复肾功能或延缓病势之发展颇为有效。

7. 慢性肾衰多伴有高凝血症，成为慢性肾衰加速发展的危险因素之一，与中医之瘀血相符，因之活血祛瘀常为治疗本病的重要治则，其中以王清任的解毒活血汤加味（如大黄、丹参等）疗效较佳。而活血解毒之药又可与补脾补肾益气之药合用，对改善肾功能，延缓病势之发展具有良好疗效。有的病例（氮质血症）经解毒活血药治疗，肌酐、尿素氮可以下降至正常值范围。可见活血化瘀为本病的重要治则之一，可以贯穿治疗之始终。

8. 活血化瘀与通腑降浊法配合运用，对慢性肾衰体质尚可者效果较佳，常用丹参、桃仁、当归、红花、川芎与草果仁和大黄、苍术、半夏合用，使大便通畅，肾功能才能有所改善。现代药理实验认为活血化瘀药物除能改善循环外，尚有调整免疫功能、松弛肾血管平滑肌、抗炎及抗凝作用。通腑泄浊药通过临床观察其效亦佳，即“去苑陈莝”之法，使毒邪瘀浊从大便排泄而出，保持肠内清洁，“开后窍以利前阴”，减轻肾脏负担，与活血化瘀之品合用，对慢性肾衰恢复肾功能，延缓肾衰进展有良好疗效。

9. 本病除口服药外，亦可与外用灌肠方合用治疗以达到从肠道排出毒素的作用。常用验方：生大黄 15g，牡蛎 30g，丹参 20g，附子 15g，益母草 30g，药物煎浓取汁，灌肠 100 ~ 150mL，每日 2 次，药后应保留 2 小时以上为佳。方中大黄泻下逐瘀可防止肠道毒素吸收，促进毒物的排出，抑制蛋白的分解及尿素、肌酐的合成，使尿素等含氮废物合成减少，提高血清必需氨基酸水平，还有抑制肾高代谢状态和纠正钙、磷代谢异常等多种作用；牡蛎主要含碳酸钙，约占 90% 以上，可提高肠道渗透压，使毒物和水分易于排泄，对肾衰患者有提高血钙降低血磷效用；丹参活血化瘀，有增加肾血流量，改善内生肌酐清除率，降低血尿素氮、肌酐，并有利尿作用；益母草活血利尿，对慢性肾衰少尿等有良好作用；附子温阳补肾，能改善肾脏功能，与大黄寒温并用，温化湿浊，起到改善肾脏功能作用。全方共达温肾阳，泄湿毒，活血化瘀作用，对于慢性肾衰浊毒内扰，通过结肠透析而达到排毒目的。

复杂性尿路感染的中医药治疗

尿路感染是指尿路内有大量微生物生长繁殖所引起的尿路炎症，以细菌感染为最常见，占 90% 以上。据统计，女性一生中曾患过尿路感染者为 20% ~ 30%，老年人的患病率约为 10% 以上，故为一种十分常见的疾病。

由于感染发生的部位不同，尿路感染可分为上尿路感染（主要是肾盂肾炎）和下尿路感染（主要是膀胱炎）。根据有无尿路功能或解剖上的异常，还可分为复杂性尿路感染（简称复杂性尿感）和非复杂性尿路感染。

复杂性尿感是指尿路有器质或功能上异常，引起尿路梗阻，尿流不畅；或尿路有异物，如结石、留置导尿管等因素发生尿路感染；肾内有梗阻，如在慢性肾脏实质疾病基础上发生的尿路感染。临床表现具有常规使用抗生素疗效不好，耐药现象常见，感染迁延不愈或反复发作的特点。

根据尿路感染的临床表现，一般认为其相当于中医"淋证"范畴。因复杂性尿感具有疗效差、反复发作、迁延不愈、病程相对较长的特点，辨证多属本虚标实，虚实夹杂，故一般将其归为"劳淋""腰痛"等证。张琪教授曾重点研究本病的证治，并承担国家七五攻关课题，对本病进行了系统的研究，深入探讨了其病变机理及辨证论治规律。

一、中医药在复杂性尿路感染治疗中的应用原则

对于“淋证”的治疗，中医药有其独特的疗效。对于复杂性尿路感染，虽然近年来有大量抗生素新品种问世，但因易感因素复杂，病原体耐药，化学药品的毒副作用等诸多治疗矛盾，往往达不到理想疗效，甚至被迫停止使用抗生素。从近年文献资料报道看，在对本病治疗过程中，采用中医中药治疗，或中西医结合治疗，尤其是在尽可能解除易感因素后，疗效可有明显的改观。综合国内有关文献报道，结合我院治疗经验，一般采用的原则有以下几方面：

1. 尿路结石和前列腺增生是复杂性尿感最常见的易感因素。对于尿路结石合并的尿路感染，治疗原则为清热利湿、通淋排石，尤应重视的是凡结石停留必使气血阻遏，而结石之排出又必依赖气血之宣通以推动之，故常以行气活血软坚化积之品，一方面使气血畅通，另一方面使结石溶化，可收到较好效果。前列腺增生并发尿路感染，是临床常见的男性老年病之一，本病之所以为老年常见病，是与老年人肾气虚弱，邪气易于阻滞的生理病理特点密切相关，肾主水而司二阴，肾虚则膀胱气化失司，日久湿热瘀血阻滞，故小便淋沥不适，或伴尿频尿痛。治疗首先益肾增强膀胱气化功能，辅以活血利湿清热，常用滋肾通关丸与六味地黄丸合用，加桃仁、赤芍、瞿麦、萹蓄、白花蛇舌草等，可明显提高疗效。如结石过大或前列腺增生严重，造成肾积水，或存在尿路狭窄、畸形等情况，中药治疗难以奏效时，在掌握好手术适应证的情况下，可考虑手术治疗。

2. 对于一些病情复杂严重的疾病，如慢性肾功能衰竭、糖尿病、高尿酸血症等合并尿路感染者，因其原发疾病的存

在直接影响尿路感染的疗效，治疗时有必要采用中西药并用的治疗方法，如糖尿病患者降糖药的应用、西药的抗炎治疗、调理饮食等。中药的应用尤其应注意标本兼顾，扶正祛邪等以提高疗效。

3. 对于留置导尿管引起的尿路感染，应严格掌握使用导尿管的适应证，插导尿管要严格注意无菌操作，要由训练有素的护士照料留置的导尿管，必须使用无菌的密闭引流系统。如患者有尿路感染症状，应即予中医辨证治疗，可在内服中药的同时，予以膀胱冲洗，以提高疗效。并及时更换导尿管，必要时考虑改变引流方式；如患者没有尿感症状，而仅有无症状细菌尿，也应给予中医辨证治疗，并争取尽快拔除导尿管。

4. 对多种抗菌药物使用后均有不良反应或过去使用有不良反应及使用西药无效或失效者，应以中药治疗为主；因长期使用广谱抗菌药物或免疫抑制剂后，产生耐药菌株和二重感染者，应停止使用广谱抗生素，免疫抑制剂可根据病情减量，同时应用中医药治疗。

二、本虚标实虚实夹杂，反复发作缠绵难愈为其特点

有关淋证的记载，首见于《内经》，有“淋”“淋溲”“淋满”等名称，但未做详细分类。汉·华佗所著《中藏经》根据临床表现特点不同将淋证分为 8 种，明确提出“劳淋”病名，认为其属全身疾患，“五脏不通，六腑不和，三焦痞涩，营卫耗失”皆可致病。隋·巢元方谓：“劳淋者，谓劳伤肾气而生热成淋也，其状尿留茎中，数起不出，引小腹痛，小便不利，劳倦即发也。”提出了劳淋的发病机理、证候表

现及劳倦即发的特点，并强调其病机关键是“肾虚膀胱热”(《诸病源候论·诸淋病候》)。后世医家多宗此说，并在其基础上又有发展。如李中梓《医宗必读·淋证篇》一书中，则将劳淋分为肾劳、脾劳、心劳三类证候。近代医家张锡纯在《医学衷中参西录》中对劳淋的分类、病因、病机等描述更为详细，对劳淋的认识更加深刻，为后人深入研究奠定了基础。

张琪教授通过临床观察，认为劳淋的特点是本虚标实、虚实夹杂，病邪常易起伏而致病情反复发作、缠绵难愈。其病机虽复杂，结合脏腑辨证，则可揭示本病病机变化之规律并指导临证。从病因来讲，劳淋属于内外相感的全身性疾病。淋之初多由湿热毒邪蕴结下焦，致膀胱气化不利；若治不得法，或病重药轻，显症虽除，余邪未尽，停蓄下焦，日久则暗耗气阴，转为劳淋；此时脏腑阴阳气血功能失调和机体防御机能减弱，更易因感冒、遇劳、情志不遂等因素而发作。因此，本病是正虚于内，虚实夹杂的疾病，正胜则邪退，邪退则安，邪胜则病复加，正不胜邪，则病情反复。

劳淋病机复杂，但属气阴两虚膀胱湿热证者（转化期）最为常见。临床曾观察劳淋 326 例，其中此型 256 例，占 78.53%。分析其原因可能有三：一是湿热毒邪日久容易耗气伤阴；二是治不得法，如清利太过，苦寒伤中，脾气亏虚；三则由于失治病久不愈，热羁伤阴，湿邪困脾耗气。气阴两虚，湿热留恋，更易致劳淋反复发作。

三、分期分型辨证论治，扶正祛邪择时攻补为治疗关键

根据劳淋的病机特点，临证应分为三期论治，即急发期、转化期和恢复期。

（一）急发期

膀胱湿热在此期表现最为突出，治疗应以祛邪为主。根据患者表现特点及病因病机不同，又分为5种证型。

1. 膀胱湿热

主证：小便频数，点滴而下，尿道灼热刺痛，急迫不爽，尿色黄赤，或见发热，舌质红，舌苔白，脉弦数或滑数。

病机：邪热客于膀胱，气化失司，水道不利，湿热蕴蓄。

治则：清热利湿通淋。

方药：石韦15g，车前子15g，萹蓄15g，瞿麦15g，大黄5g，滑石15g，甘草10g，水煎服。

2. 少阳外感，膀胱湿热

主证：小便频数，点滴而下，尿道灼热刺痛，急迫不爽，尿色黄赤，伴恶寒发热，口苦咽干，恶心呕吐，舌苔白腻，脉弦数。

病机：湿热之邪客于膀胱，气化失司，水道不利，兼外感之邪不解。

治则：疏解外邪，利水通淋。

方药：柴胡20g，黄芩15g，半夏15g，生石膏50g，瞿麦20g，萹蓄20g，石韦15g，木通15g，车前子20g，大黄

5g，甘草10g，水煎服。

3. 肝郁气滞，膀胱湿热

主证：小便滞涩，淋沥不畅，尿有余沥，脐腹满闷或小腹坠胀，甚则胀痛难忍，舌苔白，脉沉弦。

病机：肝郁不畅，阻于下焦，湿热蕴蓄。

治则：疏肝理气，利水通淋。

方药：乌药20g，沉香10g，冬葵子20g，青皮15g，石韦20g，滑石20g，木香10g，王不留行20g，水煎服。

4. 肝胆郁热，膀胱湿热

主证：小便涩痛，灼热不爽，尿色黄赤，心烦易怒，口苦纳呆，或兼胁痛，舌质红，舌苔白少津，脉弦数或弦滑。

病机：肝胆邪热蕴结，膀胱湿热蕴蓄，气化失司。

治则：清化肝胆，利水通淋。

方药：龙胆草15g，元芩15g，生地20g，车前15g，山栀子15g，柴胡15g，石韦15g，泽泻15g，甘草10g，水煎服。

5. 阳明腑实，膀胱湿热

主证：小便涩痛，尿色黄赤，五心烦热，或潮热，大便秘结，舌质红，脉滑数。

病机：肝胆邪热蕴结，膀胱湿热蕴蓄，气化失司。

治则：泄热通腑，利水通淋。

方药：大黄10g，枳实15g，川朴15g，瞿麦20g，萹蓄20g，滑石20g，车前15g，甘草10g，水煎服。

（二）转化期

本期虚实夹杂，是劳淋的主要阶段。此期正气耗伤而导致湿热之邪留滞是劳淋缠绵难愈的主要原因。临床正气耗伤有气阴两虚、肾阴虚、肾阳虚、肾阴阳两虚及气滞血瘀等不同情况，均以其性质、程度决定攻补方法，总的原则是扶正祛邪。

1. 气阴两虚，膀胱湿热

主证：病程迁延，小便涩痛频急较轻，尿有余沥，遇感冒、劳累、房事等加重，倦怠乏力，口干舌燥，舌尖红，舌苔薄白少津，脉沉弱。

病机：气虚无力下达，影响膀胱之气化，淋久伤阴，气阴两虚，湿热之邪蕴结膀胱。

治则：益气养阴，清热利湿解毒。

方药：黄芪 30g，党参 20g，石莲子 15g，茯苓 15g，麦冬 15g，车前子 15g，柴胡 15g，地骨皮 15g，蒲公英 50g，白花蛇舌草 50g，茅根 30g，甘草 10g，水煎服。

2. 肾阳虚衰，膀胱湿热

主证：病程迁延，小便频数，尿道涩痛或不适，腰痛膝冷，畏寒，男子阴囊湿冷，女子白带量多清稀，尿色黄，舌苔白，脉沉。

病机：肾阳不足，膀胱湿热内蕴，肾与膀胱相表里，寒热互结，缠绵不愈。

治则：温补肾阳，清热利湿解毒。

方药：附子 10g，肉桂 10g，茴香 15g，故纸 10g，贯众 30g，萹蓄 20g，瞿麦 20g，蒲公英 50g，地丁 30g，马齿苋 30g，白花蛇舌草 50g，黄芩 10g，甘草 10g，水煎服。

3. 肾阴不足，膀胱湿热

主证：病程迁延，小便涩痛，灼热不甚，尿急尿频，腰酸痛，五心烦热，口干咽干，舌红无苔或少苔，脉细数或虚数。

病机：肾阴不足，虚热内焚，兼夹膀胱湿热。

治则：滋补肾阴，清热利湿。

方药：知母15g，黄柏10g，生地20g，龟板10g，玄参15g，萹蓄15g，瞿麦15g，石韦15g，枸杞子20g，山萸15g，丹皮10g，土茯苓30g，肉桂5g，水煎服。

4. 肾阴阳两虚，膀胱湿热

主证：病情迁延，尿频尿急，尿道不适，尿色黄，腰酸痛，两腿软，全身乏力，舌质淡，脉沉。

病机：肾阴阳两虚，膀胱湿热下注，气化失常。

治则：补肾滋阴助阳，清利湿热。

方药：熟地30g，山萸20g，枸杞子20g，山药20g，菟丝子20g，附子10g，肉桂10g，白花蛇舌草50g，马齿苋30g，蒲公英50g，双花30g，车前子15g，石韦15g，甘草10g，水煎服。

5. 气滞血瘀，膀胱湿热

主证：病程迁延，小便频数，尿色黄，脐下满闷或疼痛，舌质紫或舌边紫，脉沉。

病机：患病日久，血失流畅，脉络瘀阻，膀胱气化不利。

治则：活血疏郁，清利湿热。

方药：桃仁15g，红花15g，丹参20g，当归15g，石韦15g，乌药15g，牛膝15g，金钱草30g，川楝子20g，琥珀末5g（冲），水煎服。

（三）恢复期

此期为邪去正复之调理阶段，患者出现一派虚象，故治以扶正固本，增强机体抗御病邪能力。此期的扶正治疗，对减少复发是十分必要的。临床分为二型，即肾阳不足，膀胱气化失司及脾虚气陷，膀胱失约型。

1. 肾阳不足，膀胱气化失司

主证：小便频数，尿色清，尿有余沥，腰痛，四肢倦怠，舌质淡润，脉沉迟。

病机：肾阳虚，膀胱不得温煦，气化失司。

治则：温补肾阳，气化固涩。

方药：熟地 20g，山茱萸 20g，山药 20g，益智仁 15g，桑螵蛸 15g，故纸 15g，龙骨 20g，牡蛎 20g，甘草 10g，水煎服。

2. 脾虚气陷，膀胱失约

主证：尿液不尽，点滴而出，小便坠胀，迫注肛门，少气懒言，精神倦怠，舌苔白，脉弱无力。

病机：脾虚气陷，无力下及洲都，膀胱失约。

治则：补中益气升阳。

方药：黄芪 30g，党参 20g，升麻 10g，白术 10g，柴胡 15g，当归 15g，陈皮 15g，麦冬 15g，五味子 10g，甘草 10g，水煎服。

四、病案举例

病案 1：杨某，女，50 岁，1987 年 11 月 19 日初诊。

10余年前曾患尿频，尿急，尿痛，发烧，腰痛，当时诊为“肾盂肾炎”，用抗生素治愈。以后每年均有 1 ~ 2 次复发，用抗生素治疗症状可缓解。近半年来发作频繁，约 1 个月发作 1 次。20 天前无明显诱因上症又复发，用呋喃坦啶、吡哌酸治疗效果不显。现症腰痛尿频，尿道灼热感，倦怠乏力，口干不欲饮，手足心热，舌质淡红，脉细无力。尿常规

检查蛋白 –，白细胞 50 个以上 /Hp，中段尿细菌培养：细菌数 $>10^5$/mL。诊断：慢性肾盂肾炎，劳淋。辨证分析：湿热之邪蕴结下焦，日久则暗耗气阴，气阴两虚故见倦怠乏力，手足心热，口干不欲饮，舌质淡红，脉细数无力等；膀胱湿热未尽，气化不利故见尿频、尿道灼热等症。治则：益气养阴，清利湿热。方药：黄芪 30g，党参 20g，石莲子 15g，茯苓 15g，麦冬 15g，车前子 15g，地骨皮 15g，瞿麦 20g，萹蓄 20g，蒲公英 30g，白花蛇舌草 50g，甘草 10g，水煎日 2 次服。

11 月 26 日复诊：服前方 6 剂，尿频及尿道灼热感均减轻。效不更方，继续服前方治疗。

12 月 4 日复诊：除腰酸乏力外，其他症状均消失，舌质淡红，苔薄白。尿检白细胞 10 ~ 20 个 /Hp，中段尿细菌培养转阴。继续服前方 20 剂，12 月 25 日复诊时，尿检白细胞 1 ~ 3 个 /Hp，中段尿细菌培养仍为阴性。尿路症状未再出现，腰酸及乏力症状减轻。嘱其继服前方 10 剂以巩固疗效。半年后复查，疾病未有复发，尿常规及细菌培养均为阴性。

按语：本案劳淋，属转化期气阴两虚膀胱湿热证，本证型临床最为常见。气阴两虚，湿热留恋，更易致劳淋反复发作。方中黄芪、党参、茯苓、甘草补脾益气，合麦门冬、地骨皮、石莲子养阴而清心火，增白花蛇舌草、瞿麦、萹蓄、车前等清利下焦湿热，解毒通络，共奏益气养阴，清利湿热之功效。扶正驱邪，恰中病机，不仅近期疗效好，远期疗效亦较为理想。

病案 2：姜某，女，50 岁，市政府幼儿园职工，2001 年 4 月 3 日初诊。

小便频数 1 年余，夜间尤甚，腰痛，下肢轻度浮肿，畏寒甚重，小腹冷，不敢在室内穿拖鞋，尿中红细胞 20 ~ 30 个 /Hp，白细胞 30 ~ 40 个 /Hp，诊为尿路感染。一年来不断用中西药治疗，尿化验时重时轻，反复不愈，而且用药后经常出现药疹。患者面容虚浮，苦于小便频，乏力倦怠，遇劳加重，腰痛，咽干，口干，手心发热，小腹发凉坠胀，舌体胖，白苔，脉沉。中医辨证为气阴两虚，宜益气养阴，温肾以固摄扶正，清热解毒以除邪。拟方：黄芪 30g，党参 20g，石莲子 15g，地骨皮 15g，柴胡 15g，茯苓 15g，麦冬 15g，车前子 15g，茅根 30g，小蓟 30g，山萸 20g，山药 20g，益智 15g，故纸 15g，桑蛸 15g，双花 30g，蒲公英 30g，茴香 15g，肉桂 10g，甘草 15g，水煎日 2 次服。

4 月 10 日二诊：服药 7 剂，小腹觉暖，全身有力，畏寒轻，小便频亦减，尿后仍有尿意。拟方：黄芪 30g，党参 20g，石莲子 15g，花粉 15g，地骨皮 15g，知母 15g，麦冬 15g，柴胡 15g，车前子 15g，茅根 30g，蒲公英 30g，双花 30g，茴香 15g，肉桂 10g，故纸 15g，益智 15g，桑蛸 15g，山萸 20g，山药 20g，菟丝子 20g，甘草 15g，水煎日 2 次服。

4 月 17 日三诊：诸症均减轻，现畏寒减，小便后仍有尿急，小腹胀，脚凉，全身较前有力，脉沉，舌苔已化。拟方：益智 20g，乌药 15g，山药 20g，故纸 25g，肉桂 10g，桑蛸 15g，车前子 15g，巴戟 15g，山萸 15g，蒲公英 30g，双花 30g，黄芪 30g，党参 20g，石莲子 15g，地骨皮 15g，柴胡 15g，麦冬 15g，覆盆子 15g，茴香 15g，瞿麦 15g，甘草 15g，水煎日 2 次服。

5 月 14 日四诊：服药 14 剂，5 月 11 日尿检红、白细胞俱转阴，全身有力，小便频大轻，小便后仍有尿急，腰未痛，荨麻疹未发作，沉重感全除，为一年来无有之现象，仍以上方加减治疗。拟方：黄芪 30g，党参 20g，石莲子 15g，地骨皮 15g，柴胡 15g，麦冬 15g，茯苓 15g，白花蛇舌草 30g，双花 30g，连翘 20g，天花粉 15g，瞿麦 20g，萹蓄 20g，覆盆子 20g，桑蛸 20g，益智仁 15g，巴戟 15g，故纸 15g，山萸 15g，枸杞 15g，茴香 15g，肉桂 10g，甘草 15g，水煎日 2 次服。

6 月 5 日五诊：服药 14 剂，荨麻疹未发作，全身明显有力，腰未痛，且觉有力，小便频大好，畏寒已除，脉象沉滑。拟方：生芪 30g，党参 20g，石莲子 15g，地骨皮 15g，柴胡 15g，麦冬 15g，茯苓 15g，白花蛇舌草 30g，双花 30g，连翘 20g，益智仁 20g，乌药 15g，故纸 15g，覆盆子 15g，山萸 15g，枸杞 15g，茴香 15g，肉桂 10g，天花粉 15g，瞿麦 20g，巴戟 15g，寸芸 15g，甘草 15g，水煎日 2 次服。

7 月 3 日六诊：服药 14 剂，荨麻疹未发作，全身有力，精力好，小便已无频急，腰过劳稍酸，脉沉有力，舌体见小。嘱其再服若干汤剂以巩固疗效。拟方：生芪 30g，党参 20g，石莲子 15g，地骨皮 15g，茯苓 15g，益智仁 20g，故纸 15g，覆盆子 15g，巴戟 15g，肉桂 10g，茴香 15g，乌药 15g，麦冬 15g，白花蛇舌草 30g，双花 30g，天花粉 15g，柴胡 15g，枸杞 20g，山萸 20g，寸芸 15g，甘草 15g，水煎日 2 次服。

病案 3：高某，女，37 岁，1987 年 12 月 23 日初诊。

10 年前曾患尿路感染，后偶有发作，近 1 年发作次数增多。4 个月前因劳累、着凉而出现尿频，尿急，尿痛，小腹坠痛，腰痛，用先锋Ⅳ及白霉素治疗缓解。2 周前上症复发，反复不愈，现症腰痛腰酸，小腹坠胀冷痛，尿频，尿急，尿痛，手足及双下肢浮肿，畏寒乏力，舌苔白滑，脉沉弱。尿检蛋白 +，白细胞 0 ~ 2 个 /Hp，中段尿细菌培养：细菌数 >10^4/mL。诊断：慢性肾盂肾炎，劳淋。辨证分析：此属肾阳虚衰，膀胱湿热证。湿热久羁伤阴，阴损及阳，或过用苦寒克伐之品，肾阳日亏，膀胱气化不利而见尿频，小腹冷痛；阳虚生外寒故见畏寒；阳气不能温运水湿，泛溢肌肤，则见手足及双下肢浮肿；尿急、尿痛乃为膀胱湿热未尽之症。治则：温补肾阳，清热利湿。方药：熟地 20g，山萸 15g，肉桂 10g，附子 10g，茴香 10g，故纸 10g，泽泻 15g，黄柏 15g，瞿麦 20g，萹蓄 20g，蒲公英 30g，白花蛇舌草 30g，甘草 10g，水煎服。服前方 10 剂，尿频尿急尿痛症状消失，腰痛及小腹坠痛仍较明显，手足及双下肢仍有轻度浮肿。于前方减白花蛇舌草、黄柏，加乌药 15g，杜仲 15g。继续服药 12 剂，小腹坠痛不明显，仅稍有小腹胀，腰痛减轻，尿量较多，浮肿消失，舌苔薄白，脉沉滑。1 月 22 日复查尿常规，蛋白 –，白细胞 0 ~ 1 个 /Hp，中段尿细菌培养阴性。嘱其继服前方 10 ~ 20 剂，以巩固疗效。随访半年未复发。

病案 4：杨某，女，35 岁，1986 年 10 月 30 日初诊。

尿路感染病史 2 年余。近 1 年每 2 ~ 3 个月复发 1 次，每次持续 20 天左右，服呋喃坦啶及静点青霉素无明显效果。每次发作多与劳累及外感有关。现症腰酸腰痛，尿频短涩，尿道微有灼热，尿黄，倦怠乏力，五心烦热，口干咽干，舌质红，薄白苔，脉细数。尿常规检查：蛋白 +，红细胞 8 ~ 10 个 /Hp，白细胞 5 ~ 7 个 /Hp。中段尿培养细菌数 >10^4/mL。诊断：尿路感染，劳淋。辨证分析：此属肾阴不足，膀胱湿热证。湿热久蕴，或妄施渗利，损及肾阴，“无阴则阳无以化”，膀胱气化失司，故尿频而短涩；阴虚生内热，虚火内炽，则手足心热，口干咽干；尿道灼热，尿色黄，舌质红脉细数等，均为肾阴虚夹有湿热之征。治则：滋补肾阴，清利湿热。拟方：知母15g，黄柏15g，泽泻15g，生地20g，龟板10g，熟地20g，山萸15g，枸杞20g，萹蓄20g，瞿麦15g，甘草10g，水煎服，每日1剂。

11月16日二诊：服前方12剂，尿频短涩及尿道灼热症状消失，尿色转淡黄，腰痛，乏力，五心烦热及口干咽干症状俱减轻，唯少寐多梦，舌质仍红，舌苔薄白，脉细弦。前方加枣仁20g，水煎服每日1剂。

11月30日三诊：服前方10剂，五心烦热及口干咽干症状已不明显，轻度腰痛，仍有乏力，夜已能入寐，曾有一次过劳稍觉尿道不适，但休息后很快消失。尿常规：蛋白±，红细胞2～5个/Hp，白细胞0～2个/Hp，舌质淡红，脉细。嘱其守方继服10剂。12月14日复查尿常规：尿蛋白－，红细胞0～1个/Hp，白细胞1～2个/Hp。中段尿细菌培养细菌数<10^4/mL，患者除稍觉腰酸乏力外，无其他不适，嘱停药观察，半年后随访，尿常规阴性，尿细菌培养阴性，临床治愈。

病案5：任某，女，30岁，1988年3月14日初诊。

1984年因尿急尿痛，诊为尿路感染，用抗生素治疗半月缓解。1987年7月上述症状复发，用庆大霉素及呋喃坦啶治疗缓解，但之后反复发作4次，用氨基苄青霉素及吡哌酸治疗效果不明显。现症腰痛，尿少尿黄，尿频尿痛，小腹胀痛下坠感，畏寒肢冷，自汗，口干不欲饮，五心烦热，舌质淡红，脉沉。中段尿细菌培养细菌数>10^4/mL。诊断：慢性肾盂肾炎，劳淋。辨证分析：此属肾阴阳两虚，膀胱湿热证。腰痛畏寒、小腹坠胀痛、自汗均为肾阳不足，失于温煦所致；五心烦热、口干尿黄等为肾阴不足夹有湿热之征。治以补肾滋阴助阳，清利湿热法。拟方：熟地 20g，山萸 20g，枸杞子 20g，山药 20g，附子 10g，肉桂 10g，白花蛇舌草 50g，蒲公英 30g，车前子 15g，瞿麦 20g，萹蓄 20g，甘草 10g，水煎服。

3 月 28 日二诊：服前方 12 剂，尿频尿痛症状减轻，畏寒肢冷好转，仍腰痛及小腹胀痛较明显，考虑患者患病较久，阴阳俱不足，病难速愈，嘱其继服原方。

4 月 18 日三诊：近日感冒，尿频尿痛症状加重，周身不适，小腹下坠痛，尿色黄赤，口苦口干，舌苔白稍腻，脉数，尿检蛋白 + +，红细胞 40 ~ 50 个 /Hp，白细胞充满。考虑患者合并感染而淋证加重，改为疏解外邪，利水通淋之剂。方药：柴胡 20g，黄芩 15g，半夏 15g，大黄 5g，瞿麦 20g，萹蓄 20g，车前子 15g，甘草 10g，水煎服，每日 1 剂。

4 月 25 日四诊：服药 3 剂，尿频尿痛及周身不适症状俱减轻，继服 3 剂，前症基本消失。现觉周身乏力，腰膝酸软，小腹坠胀，尿道不适，手足发热，口干不欲饮，舌苔白，脉沉无力，尿常规：蛋白 + +，红细胞 5 ~ 10 个 /Hp，白细胞 6 ~ 8 个 /Hp。外邪已去，不可继用苦寒清利，改用补肾阴助阳，清利湿热之剂。拟方：熟地 25g，山萸 15g，枸杞子 20g，山药 20g，泽泻 20g，附子 7.5g，肉桂 10g，车前子 15g，瞿麦 20g，萹蓄 20g，白花蛇舌草 50g，甘草 10g，水煎服，每日 1 剂。

以上方加减调治 1 个月，5 月 28 日复查尿常规：蛋白 +，红细胞 1 ~ 2 个 /Hp，白细胞 1 ~ 2 个 /Hp，中段尿细菌培养细菌数 $<10^4$/mL。患者自诉仅觉腰酸，劳累后小腹稍胀，偶有乏力，余症均已消失。随访半年未复发，仅尿检蛋白 ±，其余均正常，临床治愈。

过敏性紫癜肾炎辨治体会

过敏性紫癜肾炎是多发于小儿的一种继发性肾小球疾病。现代医学认为属毛细血管变态反应性疾病，因其病因及发病机理尚不完全明确，且部分病例预后较差及单纯西药疗效不理想，因此从祖国医学中寻求有效的治疗途径已引起充分重视。根据本病以紫癜、血尿、浮肿等为主要临床表现，当属中医“肌衄”“尿血”“水肿”等疾病范畴。张琪教授在诊治大量过敏性紫癜肾炎过程中，根据其证候表现及病机演变特点，设立三步论治法，并注重药物的配伍选择，取得了满意的疗效。张琪教授还指出：三步论治法是过敏性紫癜肾炎的基本治法，但应针对具体病情，灵活应用。如某些病例在病变过程中常出现关节疼痛、腹痛甚，甚至便血等症状，可在治疗大法前提下，酌加适当药物，如关节痛加淮牛膝、赤芍、地龙、寄生等，腹痛重用白芍、甘草等，皆可明显提高疗效。有些患者久服激素而出现明显副作用者，可配伍解毒活血之品。病久不愈而仅以镜下血尿为主者，不应妄用峻剂，免徒伤正气，使病情复发。在本病的后期，多出现气虚或脾肾不足证候，宜根据辨证用益气补脾兼收摄止血之标本兼顾法。但要注意补而勿凝，即益气摄血或止血药中酌加少量活血之品，往往可提高疗效。

一、毒热蕴结，迫血妄行为其发病之关键

感受毒热之邪，或热蓄日久，蓄结成毒，毒热迫血妄

行，损伤脉络，血溢于脉外，渗于肌肤，发为紫斑；毒热循经下侵于肾，损伤脉络，而为溺血，《内经》谓："胞热移于膀胱，则癃溺血"，故毒热迫血妄行是引起过敏性紫癜肾炎的主要原因。其表现为肌肤突然红色紫斑，分布稠密，痛痒不显，舌红绛，脉滑数等症状。治疗当以清热解毒，凉血止血为法。常用水牛角、大青叶、板蓝根、生地、丹皮、黄芩、赤芍、小蓟等药物。因热蕴下焦，每与湿邪搏结，致湿热蕴结于下，故常加白花蛇舌草、萹蓄、木通、白茅根、瞿麦等清利湿热以止血。此类患者初起紫斑甚者，当重在清热解毒；若尿血重者，当重在清利湿热毒邪以止血。若兼有风邪表证者，以紫斑瘙痒、肢节痛、遇风甚、鲜红成片而突发为特点，可酌加荆芥、防风、牛蒡子、升麻等疏风解毒之品，然用量不宜大，防化燥伤阴。

病案1：王某，男，14岁，2001年3月6日初诊。

半月前，无明显诱因双下肢出现紫癜，并伴有腹痛，尿化验红细胞充满，蛋白++。在哈尔滨市某医院住院，被诊断为过敏性紫癜肾炎。经激素等药物治疗，紫癜、腹痛缓解，但尿化验未见减轻。来我院门诊求治。尿检蛋白++，红细胞50个以上/Hp，白细胞2～4个/Hp。全身乏力，手足心热，汗出，小便黄赤，舌红，苔干，脉象滑数。辨证为毒热蕴结于血络，迫血妄行外溢。治以清热解毒，凉血止血法。处方：生地20g，丹皮15g，黄芩10g，白花蛇舌草30g，藕节25g，侧柏叶20g，小蓟40g，茅根50g，甘草10g，水煎服。

3月13日二诊：服上方7剂，尿检红细胞10～15个/Hp，尿蛋白+，仍手心热，舌红、脉滑数。前方加蒲公英30g，地丁30g，水煎服。

3月27日三诊：服药14剂，无明显症状，尿检红细胞8～10个/Hp，蛋白－，舌尖红，脉滑。热邪已减，但血络受损未复，加炭类药以修复损伤之血络。处方：生地20g，丹皮10g，黄芩10g，白花蛇舌草50g，侧柏叶20g，小蓟30g，茅根50g，大黄炭10g，血余炭10g，地榆炭15g，生甘草10g，水煎服。

4月4日复诊：服上方7剂，诸症悉减，尿检红细胞3～4个/Hp，蛋白－，苔白脉滑。病情渐趋稳定，加黄芪30g调治，继服20余剂。随访偶有尿红细胞1～2个/Hp。

二、血热内瘀，脉络损伤为其病理之转机

过敏性紫癜肾炎几经治疗，往往毒邪渐去，而血热搏结；或用药不当，致血热内瘀，舍于肾与膀胱，迫血妄行，损伤脉络而尿血。此时患者往往紫癜时隐时现，但尿血（肉眼血尿或镜下血尿）持续不解。因此治疗当以清热利湿、活血止血法。常用大黄、桃仁、白花蛇舌草、小蓟、白茅根、焦栀、茜草、侧柏叶、蒲黄、生地、赤芍等药物，特别是大黄、桃仁泄热活血止血，必不可少。临床上，凡属紫癜肾正气未衰者，张琪教授喜用大黄与桃仁配伍，确有泄热开瘀止血之效，尤其是对屡用激素而有瘀热之象者，首选大黄、桃仁，常收到满意效果。但临证中有许多病例初期血热征象明显，经用清热凉血药物治疗后，热象渐退，此时用药切忌过于苦寒，张琪教授常在凉血止血药中酌加参芪等益气之品，清补兼施，可明显提高疗效。

病案2：吴某，女，10岁，2002年4月2日初诊。

1年前曾发现下肢及胸背紫癜，未进行尿液检查，经中西药治疗，紫癜消失。1周前，又出现下肢紫癜，并伴有腹

痛，尿化验蛋白++，红细胞50个以上/Hp，舌红，脉滑有力。以清热凉血法施治，处方：桃仁15g，大黄5g，生地20g，丹皮15g，蒲黄15g，茜草20g，侧柏叶20g，大蓟30g，白茅根30g，元芩10g，焦栀子10g，白芍30g，甘草15g，水煎日2次服。

服上方加减30余剂，症状消失，尿检转阴，复查偶见尿红细胞少许。

病案3：贾某，女，7岁，1984年3月14日初诊。

患病半年余，初起下肢出现紫癜，继则出现尿血，经北京某医院诊断为过敏性紫癜肾炎，治疗效果不显。现尿蛋白+++，红细胞充满，手足心热，尿黄赤，舌红，脉滑数。处方：白花蛇舌草30g，茅根30g，小蓟30g，生地20g，酒芩10g，丹皮15g，赤芍10g，蒲公英30g，侧柏叶15g，贯众20g，甘草15g，水煎服。

4月15日复诊：服上方20剂，尿检蛋白++，红细胞5个/Hp，诸症减轻，舌边稍红，脉滑。处方：黄芪30g，白花蛇舌草50g，贯众20g，茅根50g，蒲黄15g，侧柏叶15g，酒芩15g，坤草30g，丹皮15g，藕节20g，生地15g，甘草15g，水煎服。

5月5日复诊，服上方20剂，尿检蛋白+～±，红细胞1～2个/Hp，苔白腻，脉滑。守法以上方略有加减服药50余剂，尿检阴性，诸症除而告愈。

三、气血不足，脾肾亏虚为其病势之转归

过敏性紫癜肾炎日久不愈，或失治误治，往往耗伤气血，损及脾肾，而成热邪未去，正气已伤之虚实夹杂之候。邪热滞留，脾肾亏虚，精微不固，而致尿中红细胞、蛋白日

久不消，并伴有倦怠乏力，腰膝酸软，舌淡嫩，或苔少，脉细弱等症状。此时切不可妄自攻邪，免再伤正气，当明辨气血亏虚的程度，分清耗损之脏腑。采用健脾益肾、补气养血之法，或以扶正祛邪共施之剂，并酌加收涩止血之品。张琪教授常以六味地黄丸、知柏地黄丸加龟板、阿胶，或圣愈汤等化裁，并与自制之四味止血汤（龙骨、牡蛎、海蛸、茜草）合用，效果较佳。

病案4：任某，男，13岁，1984年6月26日初诊。

患过敏性紫癜肾炎3月余，经中西药治疗效果不显。现尿检蛋白+，红细胞30 ~ 40个/Hp，手心热，尿黄赤，舌尖红，苔白，脉滑有力，证属湿热蕴结，伤及血络，宜泄热凉血止血法。处方：大黄7.5g，桃仁15g，丹皮15g，茜草20g，小蓟30g，茅根50g，藕节20g，阿胶10g（烊化），生地15g，侧柏叶15g，甘草10g，水煎日2次服。

7月2日二诊，服上方6剂，略有腹泻日3次，手心热，脉滑。尿检红细胞2 ~ 3个/Hp，蛋白+，前方大黄改为大黄炭5g，加白花蛇舌草30g。

7月30日复诊，服上方18剂，尿检蛋白-，红细胞4 ~ 5个/Hp，略腰酸乏力，舌淡红润，脉缓。以益气补肾、凉血止血法治疗。处方：黄芪30g，党参20g，杞子15g，熟地20g，大黄炭5g，侧柏叶20g，茅根50g，小蓟30g，白花蛇舌草30g，阿胶10g（烊化），甘草10g，服药12剂，诸症消失，尿检无异常而痊愈。

按：本例患者初以清热凉血法而见效，然后用少量大黄即出现腹泻，说明脾气有亏虚之象。故后加党参、黄芪益脾气，熟地、枸杞滋肾阴，增强收摄精微之力，药后果然起效而愈。

糖尿病治疗经验

糖尿病属中医消渴病范畴，以多饮、多食、多尿为典型症状，有上、中、下三消之分，从脏腑辨证以肺、脾、肾为病位，从阴阳属性观察以阴虚燥热、气阴耗伤为多见，然亦有属于阳虚、湿热、血瘀者。张琪教授根据多年治疗本病的经验，认为消渴病在病因病机病位及脏腑阴阳辨证上，虽有上述之分，但它们之间往往相互关联，故在辨证治疗中应加以注意。如气阴两虚之证，有时病位在肺，有时在肾，有时又肺肾同时存在。肺与肾金水母子相关，治疗就必须有针对性，益气、滋阴、补肾同时并举，方能切合病情。痰浊瘀血为病理产物，与肾虚相关同时存在，又必须补肾与活血化瘀共用于一方方能取效，类似情况在临床上比比皆是。因此，在遣方用药中，既要有所侧重，又要相互兼顾。

一、气阴同治，首当顾肺

消渴病虽有上、中、下之分，但求治于中医者，大多数都经过一段病程，用过中西药物治疗，典型之三多症状多不具备，根据临床观察有口渴引饮者，也有无口渴者，但多见短气乏力，倦怠，口干，舌干红剥少苔，五心烦热，头昏，小便短黄，脉虚数等证。辨证属于气阴两虚，燥热伤肺。因肺主气，为水之上源，燥热耗伤肺金必然气阴亏耗，当以润肺清热，益气养阴治疗，张琪教授拟益气滋阴汤方。方药组成：生地黄 20g，天花粉 20g，知母 15g，麦门冬 15g，元参

20g，西洋参15g或太子参30g，生芪20g，川连10g。口渴甚可加生石膏50～100g，便秘加大黄以泻热存阴。本方以养阴润肺清热为主，辅以参、芪益气，参芪性温与燥热不相适宜，故用西洋参或太子参味甘而不燥，黄芪虽性温，但与大队养阴润肺之剂共用则可消减温性，既用其益气之功，又不致使温燥伤阴。此方用于气阴两虚偏重于燥热耗伤肺阴者，以舌红或红剥，脉细数为特征，只要辨证准确，用后多能取效。

如燥热症状不甚明显，只见短气乏力疲倦懒言，口干渴不甚，舌尖红苔薄，脉弦，以气虚证为主，用益气养阴法以益气为主，滋养阴液为辅，张琪教授多用加味清心莲子饮，效果颇佳。方药组成：黄芪30g，人参15g或党参30g，石莲子15g，地骨皮20g，柴胡15g，茯苓15g，麦冬15g，玉竹20g，花粉15g。方中主要药为人参、黄芪益气为主，地骨皮滋养阴液而不腻亦为要药，石莲子、麦冬、天花粉清热、润燥、生津，玉竹补中益气止渴，柴胡疏肝解郁，茯苓淡渗与补益药相配伍以防补而有壅，为治疗糖尿病以气虚为主之有效方剂。在改善体力、消除疲劳等方面效果明显，有不少病例服降糖药血糖、尿糖下降，体力仍不见恢复，用本方后精神和体力明显好转。

病案1：常某，男，54岁，1999年6月初诊。

口渴甚，全身疲倦，五心烦热，自汗3月余。经检查血糖16.5mmol/L，尿糖+++，诊为2型糖尿病，曾用西药降糖药多种，血糖一度下降至10mmol/L，尿糖+++，但不久又上升，症状无缓解。审其病因，其人素嗜肥甘饮酒，据舌红光无苔，脉细数，辨证为燥热伤肺伤阴耗气，用益气滋阴汤加生石膏50g，连服10剂，症状明显改善，口渴大减，继续调治，血糖下降至7.5mmol/L，嘱其戒烟戒酒，控制饮食，继服上方40余剂，诸症明显改善，血糖数次检查在7.5～8.0mmol/L之间，尿糖－～＋，病情稳定，获得缓解。

病案2：刘某，男，52岁，1998年3月初诊。

患糖尿病2年，空腹血糖10.8mmol/l，尿糖＋＋＋，症见口渴引饮，全身倦怠，短气，心悸，动则气短不能续，舌红苔薄，脉象细弱。经长期服西药降糖，时降时升，效不显，故来就诊。辨证为气阴两亏以气虚为主，用益气养阴法，宜加味清心莲子饮。处方：人参15g，黄芪30g，石莲子15g，地骨皮15g，柴胡10g，茯苓15g，麦冬15g，玉竹20g，天花粉15g，服上方两周后血糖下降至8.9mmol/L，自感全身有力，口渴大减，经用上方服20余剂，血糖降至7.0mmol/L，口已不渴，全身有力，舌转淡红，脉象亦有力，继续调治，远期疗效较好，嘱其按要求控制饮食，避免过劳，以巩固疗效。

二、以肾为主，当顾气阴

糖尿病从中医辨证以气阴两虚贯穿始终。临床观察病程较短者初起多伤肺，病程日久者肾阴亏耗。“肾为气之根”，“肾藏真精为脏腑阴液之根”，为元气之所系。糖尿病这一慢性消耗性疾病病程日久则“穷必及肾”，致使肾阴亏耗，气阴两伤。症见病者头眩，心悸，腰酸腿软，性欲减退，气短乏力，口渴，舌干，脉象虚数，血糖高或兼血脂高。张琪教授治疗此类消渴病喜用参芪地黄汤加味。方药组成：人参15g，黄芪30g，熟地黄30g，山萸15g，山药20g，茯苓15g，丹皮15g，泽泻15g，玉竹20g，首乌20g，枸杞20g，五味子 15g，菟丝子 15g。肾为水火之脏，肾阴亏耗日久多损及阳，如张景岳氏所谓“善补阴者必于阳中求阴”，故于滋补肾阴之品中常辅以助阳之品而获效。

病案 3：吴某，男，49 岁，1997 年 5 月初诊。

糖尿病病史 5 年，血糖高达 17.8mmol/L，经中西药治疗，屡降屡升，但经常居高不下。患者形体肥胖，经常口苦，口干渴饮水甚多，腰酸腿软，性欲减退，气短乏力，动则作喘，舌红，脉沉弱，来诊时空腹血糖 13.2mmol/L，尿糖 + + +。辨证属肾阴亏耗，气分不足，无以充斥三焦，拟益元气补肾阴之剂，投以上方，初服 15 剂全身稍有力，口干嗜饮稍缓解，血糖 12.5mmol/L，似有小效。嘱其继服上方 30 剂，症状有明显改善，血糖 10.0mmol/L，病者服药治疗有了信心，现症仍腰酸，性欲淡漠，前方稍佐助肾阳之品，加淫羊藿 15g，仙茅 15g，巴戟天 15g，继服上方 60 余剂，检查血糖 7.5mmol/L，腰酸腿软及性欲减退症状明显改善，口干渴诸症亦随之消失，从而缓解。

三、痰瘀同治，兼顾气阴

糖尿病由于肺脾肾功能失调，日久则形成瘀血、痰浊、湿热等病理产物，为本病之病理转变。气虚无力推动血液运行则导致血瘀，阴分耗伤津液不能布化则烁津为痰，痰瘀交阻为本病之变证。此时多已合并心、脑、肾及肢端血管、视网膜病变等，此类型患者体质多见肥胖，头昏眩，气短乏力亦颇明显，舌质紫有瘀斑，舌下静脉青紫，脉象多见弦滑有力，检查多见高血压、高血糖、高血脂、血液黏稠度增加，治疗宜活血祛瘀，清化痰浊为主，辅以小量益气阴之品。张琪教授自拟活血涤痰汤，药物组成：生地 20g，桃仁 15g，红花 15g，赤芍 15g，枳壳 15g，柴胡 15g，川芎 15g，半夏 15g，胆星 10g，苍术 15g，石菖蒲 15g，川连 10g，丹参 20g，葛根 20g，玄参 15g，黄芪 20g，太子参 15g。如便秘可加大黄 10g，生首乌 20g，生山楂 15g；如兼视网膜病变加草决明 20g，木贼 15g，蒺藜 15g 等。

病案 4：田某，女，58 岁，1997 年 8 月初诊。

患糖尿病高脂血症 3 年余，经用消渴丸等中西药治疗，疗效不明显，近数月小便频，口渴，头眩，两目视物模糊不清，来中医就诊，除上述症状外尚有口干饮水多，舌质紫暗红边有瘀点，苔厚腻，血糖 11.0mmol/L，胆固醇 7.6mmol/L，甘油三脂 3.5mmol/L，血液流变学提示高凝状态。辨证为气阴两虚血瘀痰蓄之证，宜活血化痰辅以养阴益气。处方：生地 20g，赤芍 15g，葛根 20g，桃仁 15g，红花 15g，柴胡 15g，枳壳 15g，川芎 15g，生山楂 15g，丹参 20g，半夏 15g，苍术 15g，麦冬 20g，太子参 15g，五味子 15g，石菖蒲 15g，水煎日 2 次服。本患者连续数次复诊，以上方化裁共服 50 余剂，诸症状明显减轻，血糖维持在 7.0 ~ 8.0mmol/L 之间，远期追踪观察疗效巩固。

四、清化湿热，注重脾运

气阴两伤，阴虚燥热为糖尿病多见常见之证，但据临床观察亦有部分糖尿病患者脾虚失运，湿热蕴蓄，困阻脾阳，津不上承而致口渴引饮者，此类患者口虽渴而饮水不多，常见大便黏滞不爽，小便短黄，头晕倦怠乏力，口苦口臭，甚至口腔溃疡，牙龈肿胀，脘闷纳呆呕恶，舌苔腻，脉濡缓等证。张琪教授认为，治疗此类型糖尿病既不能囿于益气生津、活血化瘀、补肾等法，又不宜因脾虚而用甘温助热法，当清化湿热，醒脾和胃，并拟清化湿热饮。方药组成：石菖蒲 15g，白蔻仁 10g，黄连 10g，黄芩 10g，滑石 15g，茵陈 15g，苍术 15g，白术 15g，葛根 15g，苡仁 20g，升麻 10g，花粉 10g，连翘 15g。方从甘露消毒饮衍化而出，妙在清化湿热，醒脾和胃。湿热除，脾胃和则清阳升，浊阴降则消渴证自除。方中用黄连、黄芩取其苦寒除湿热。王肯堂之白茯苓丸治肾消，皆用黄连取其苦寒除湿热，而今治消渴一味排斥苦寒药，不免有所偏颇。本方用石菖蒲、白蔻仁、藿香芳香化湿三品共用，以助黄连、黄芩、二术清化湿热之功，滑石、茵陈、苡仁、连翘淡渗利湿清热，湿热除脾运健则诸症自除。脾虚明显可加用参、芪以益气健脾。

病案 5：张某，男，62 岁，1998 年 3 月 11 日初诊。

患糖尿病 2 年余，血糖 13mmol/L 居高不下，一般降糖药皆无显效，用胰岛素血糖降至 8 ~ 9mmol/L，但症状无好转，来中医就诊。症见身体消瘦，口干渴饮水不多，小便短色黄，大便黏腻不爽，脘胀纳呆恶心，心悸眩晕，疲乏无力，口臭，牙龈肿，舌苔白腻，辨证为湿热蕴阻，脾阳不振，治以清化湿热饮原方，服 14 剂诸症大减，舌苔化。又于原方加太子参 15g，黄芪 20g，继服 21 剂，血糖降至 6.7mmol/L，自述未曾见此现象，继续调治后停用胰岛素，查血糖在 7 ~ 8mmol/L，病情稳定。

慢性肝炎及肝炎后肝硬化的辨证论治

慢性肝炎包括慢性迁延性肝炎及慢性活动性肝炎，肝炎后肝硬化则是由慢性肝炎发展而来，临床以倦怠乏力、腹胀便溏、食少呕恶、胁痛、或面色晦暗、胁下癥块等为主证，至肝硬化腹水阶段则表现为腹胀大、尿少、消瘦等症。应属中医学“胁痛”“积聚”“癥瘕”“臌胀”的范畴。

一、疏肝健脾法为慢性肝炎的主要治疗大法

张琪教授认为，慢性肝炎就其疾病演变过程分析，与肝脾二脏功能失调密切相关。肝主疏泄，调畅气机，若肝气郁结，气机不畅则出现胸胁胀满或疼痛诸症。脾主运化，人体消化系统功能主要与脾关系密切，脾的运化功能有赖于肝之疏泄助其运化，若肝气不畅则脾运不健，肝郁日久，横逆乘脾，可导致脾气虚而致消化系统功能紊乱出现腹胀便溏，食少呕恶等。因此，张琪教授认为肝郁脾虚为慢性肝炎的主要病机，疏肝健脾法为慢性肝炎的主要治疗大法。尤其张老十分重视健脾益气药物的应用，善重用白术、茯苓 、山药、黄芪、太子参（或党参）以培土抑木，体现了“见肝之病，知肝传脾，当先实脾”的思想。但慢性肝炎临床除见肝郁脾虚症状外，常兼夹湿热中阻证，故须伍以清热利湿之品；针对乙肝表面抗原及 e 抗原阳性，或肝功转氨酶升高，又常加用清热解毒之品，正邪兼顾，其效甚佳。

代表方剂为张琪教授自拟经验方护肝汤，药物组成：柴胡 20g，白芍 30g，枳实 15g，甘草 15g，白术 20g，茯苓 20g，黄芪 30g，五味子 15g，败酱草 30g，茵陈 20g，板蓝根 20g，虎杖 20g，蒲公英 30g，连翘 20g。功效：疏肝理脾，清热解毒，用于慢性肝炎症见胁肋胀满疼痛，五心烦热，肝掌，舌赤，脉弦或弦数等。

本方乃以四逆散加茯苓、白术、黄芪及诸清热解毒之品

而成。其中柴胡为疏肝之圣药，用之以条达肝气，芍药养血柔肝缓中止痛，柴芍合用，一疏一柔，疏而不燥，柔而不滞，枳实行气，甘草和中缓中，诸药配合，药力专而奏效捷。肝以阴为体，以阳为用，内藏相火，最忌香燥戕伐以耗伤肝阴，但养肝又切忌甘寒滋腻如生熟地、玉竹等，易助湿有碍脾胃之运化，故重用芍药敛阴养血以益肝之体，一般用量在 30 ~ 50g。加茯苓、白术、黄芪者，以益气健脾，加板蓝根、蒲公英、败酱草等清热解毒之品，乃针对患者乙肝表面抗原、e 抗原阳性及胆红素高，或丙型肝炎者而辨病辨证用药。脾大者，可加入制鳖甲、地鳖虫、桃仁等。据现代药理研究，黄芪、五味子对肝损伤有明显的保护作用；茵陈有护肝利胆作用，可以使肝细胞的变性坏死减轻；败酱草有明显促进肝细胞再生，防止肝细胞变性和坏死，降低转氨酶的作用；蒲公英和连翘对四氯化碳所致肝损伤的动物模型有显著降低血清中谷丙转氨酶和减轻肝脂肪变性的作用；板蓝根和虎杖也有极强的抗病毒和调节免疫力的作用。

病案 1：2002 年 2 月，张老诊治一男患者，46 岁，患慢性活动性肝炎，经中西药治疗无显效，谷丙、谷草转氨酶均高，白蛋白低，球蛋白高，球白倒置，患者全身乏力，食欲不佳，腹胀满，大便日 2 次，但不爽，稍黏滞，右胁肋痛，五心烦热，肝掌，有蜘蛛痣，面色青，舌红脉弦。B 超示：肝脾均肿大。予护肝汤加制鳖甲 15g，地鳖虫 10g，桃仁 15g，大黄 5g。患者服此方 20 余剂，大便通畅，食纳增加，面色红润有光泽，舌红苔薄，脉弦数。经检查谷草、谷丙转氨酶均在正常范围，仅胆红素略高，鼻孔干燥，少量出血，上方加焦栀 10g。继服 30 余剂，复诊时，诸症消失，肝功正常，B 超示肝脾大小正常，临床痊愈。

病案2：谷某，男，46岁，大庆市某公司负责人，2001年5月16日初诊，特诊病志号201313。

经西医院诊断丙型病毒性肝炎，早期肝硬化，经治疗无明显效果，来门诊医治。现两胁痛，连后腰酸痛，脘腹胀，痞满不舒，消化不良，大便溏，伴有不消化样便，面色尚可，肝掌，舌淡胖，脉象沉弦，平时嗜酒。肝功：谷氨酰转肽酶64U/L，胆碱脂酶15703U/L，谷丙转氨酶66U/L。B超：弥漫性肝病表现，脾厚4.1cm，胆囊炎。

中医辨证为肝气不疏，郁而化热，邪热内伏，脾气虚而不运。治宜疏肝柔肝以利肝气条达，清热解毒以除热邪，健脾益气扶正以助消化功能，旨在调理肝脾，清热解毒，正邪兼顾。处方：柴胡20g，白芍25g，枳实15g，甘草15g，白术25g，云苓20g，山药20g，鸡内金15g，黄芪20g，太子参15g，炙鳖甲20g，郁金10g，桃仁15g，败酱草30g，茵陈10g，五味子20g，炮姜15g，虎杖20g，水煎日2次服。

6月6日~7月11日二次复诊共服药28剂，两胁痛、脘腹胀满均减，大便成形，日1次，饮食亦佳，精神体力均好转，肝功谷丙转氨酶49U/L，继以上方化裁，柴胡20g，白芍25g，枳壳15g，甘草15g，白术20g，茯苓20g，黄芪30g，太子参15g，炙鳖甲20g，郁金15g，败酱草30g，板蓝根20g，蒲公英30g，白花蛇舌草30g，茵陈10g，五味子15g，虎杖20g，白蔻15g，砂仁15g，陈皮15g，水煎日2次服。

7月11日~9月19日连续服上方，胁痛脘腹胀均除，大便日1次成形，无消化不良，食欲佳，精神体力均佳，舌润苔薄，脉象弦滑，肝掌亦减轻，体重增1kg，肝功检查谷丙转氨酶等均正常，唯谷氨酰转肽酶73U/L（50U/L），仍高于正常值，脾未查。拟疏肝益气健脾补肾之剂以扶正，清热解毒活血之品以除邪。处方：柴胡 20g，白芍 25g，枳实 15g，甘草 15g，黄芪 30g，白术 20g，云苓 20g，太子参 20g，炙鳖甲 20g，土虫 15g，郁金 15g，丹皮 15g，五味子 15g，败酱草 30g，虎杖 20g，蒲公英 30g，白花蛇舌草 30g，山萸 20g，枸杞 20g，女贞子 20g，菟丝子 20g，水煎日 2 次服。

9 月 19 日至 2002 年 1 月 3 日中间复诊 4 次，继服上方症状全除，过劳后右季肋稍不适，其余均正常。肝功：谷丙转氨酶 28U/L，谷氨酰转肽酶 63U/L。1 月 30 日复查谷氨酰转肽酶 50U/L，无明显症状，嘱其继服上方加西洋参 15g，以巩固疗效。

按：本例以护肝汤加味主治，开始症见两胁痛，脘腹胀满，大便溏，伴有不消化样便，以柔肝疏肝之剂中重用白术、云苓、山药、鸡内金、黄芪、太子参益气健脾助消化之品以培土抑木，伍以败酱草、茵陈、虎杖、白花蛇舌草，清热解毒以除热邪，再用炙鳖甲、郁金、桃仁活血软坚，后方又增入山萸、枸杞、女贞子、菟丝子以补肾。

慢性肝炎从脏腑辨证涉及肝、脾、肾三脏，初病在肝脾，故以柔肝疏肝，以利肝气疏泄条达；肝旺脾虚，出现肝区痛，腹泻，脘腹胀满及倦怠乏力，故用参、芪、术、苓、山药以益气健脾。由于肝脾失调，湿热内蕴与外邪化热互相影响，故用茵陈、败酱草、白花蛇舌草、虎杖清热利湿解毒以除邪，鳖甲、桃仁、郁金软坚活血，五味子降酶。益气健脾与清热解毒合用，扶正除邪，正邪兼顾，故服药后，症状明显改善，肝功亦随之恢复，从而获得良好疗效。

二、清热利湿，疏肝柔肝以治肝病黄疸

张琪教授认为感受湿热疫邪是黄疸病的一个主要原因。

肝旺乘脾，肝脾不和，贯穿疾病的始终。病始于肝，湿热之邪侵于肝胆，致使肝失疏泄，胆汁外溢，加之湿热内阻中焦，郁而不达，使脾胃运化失常，则见黄疸。因此黄疸的治疗原则为：一方面清热利湿退黄，以茵陈五苓散，热胀中满分消丸、甘露消毒丹等方加减化裁；一方面疏肝柔肝，益气健脾，以四逆散加参芪苓术等方。

病案3：李某，女，60岁，离休干部，1998年4月17日初诊。

病者发病1年余，曾在某院住院，用中西药治疗效果不显，来门诊就诊，诊断慢性乙型肝炎、肝炎后肝硬化。患者神疲乏力，巩膜黄染，面色晦暗无光泽，体质消瘦，胃脘及腹胀满，恶心不欲食，大便溏日2～3次，低热，体温37.8℃左右，小便深黄，舌质红，苔滑，脉象濡数。彩超：脾厚4.8cm，有小量腹水，肝弥漫性改变。肝功：谷丙转氨酶445U/L，谷草转氨酶378U/L，总胆红素251μmol/L，直接胆红素173μmol/L，中医诊断：黄疸，中医辨证为肝胆气郁，湿热蕴结，湿盛于热，脾为湿热所困，运化受阻。治疗先以化湿利湿，清热解毒退黄之品，处方：苍术15g，砂仁15g，白蔻15g，石菖蒲15g，藿香15g，紫苏15g，腹皮15g，陈皮15g，茵陈20g，五味子15g，板蓝根20g，蒲公英20g，双花30g，川连10g，芦根30g，甘草15g，水煎日2次服。

4月24日二诊：服上方7剂，食纳好转，乏力稍轻，但仍腹胀满（有少量腹水），大便溏，日3～4次，小便少色黄，口干苦，低热不退，治以清热利湿温脾法，处方：白术20g，茯苓20g，泽泻15g，猪苓15g，桂枝15g，炮姜10g，白蔻15g，砂仁15g，大腹皮15g，川朴15g，茵陈25g，大青叶20g，板蓝根20g，蒲公英20g，双花30g，虎杖20g，黄芪 20g，川连 10g，水煎日 2 次服。

5 月 15 日共服中药 28 剂，腹胀大减（B 超检查已无腹水），大便日 2 次，成形不溏，食欲好转，全身较前有力，面色及巩膜黄染亦明显减退，舌苔转薄，脉象缓，下午仍有低热，37.5℃左右。肝功：谷丙转氨酶 104U/L，谷草转氨酶 112U/L，总胆红素 154μmol/L，直接胆红素 87μmol/L，总蛋白 57g/L。B 超：脾厚 4.71cm。经前一段治疗，诸症皆明显好转，肝功能亦有明显恢复。中医辨证仍属湿热中阻，脾胃升降失调，肝气郁而不疏，木郁土壅，宜疏肝健脾，清热利湿解毒法治疗。处方：柴胡 20g，白芍 20g，枳实 15g，陈皮 15g，青皮 15g，黄芩 15g，川连 10g，砂仁 15g，川朴 15g，泽泻 15g，猪苓 15g，茵陈 50g，白花蛇舌草 30g，大青叶 30g，虎杖 20g，板蓝根 20g，五味子 15g，苍术 15g，甘草 15g，水煎日 2 次服。

6 月 5 日复诊：服上方 14 剂，诸症皆除，精神大好，全身有力，黄染已退，面色晦暗但有光泽，腹稍不适，脉象缓而有力，舌红苔薄。肝功除胆红素稍高外，其余均正常，腹中不适稍痛，考虑为清热解毒药有伤脾阳，上方去白花蛇舌草、枳实、大青叶，加公丁香 10g，干姜 10g，草蔻 15g，以温脾阳，继续服之。

6 月 26 日复诊：服上方 14 剂，腹未痛，但口苦时有恶心，纳差，大便稍干，此胃中化热之兆。前方去干姜、公丁香、草蔻，加入大黄 10g。

7 月 3 日复诊：服上方 7 剂，大便下行 2 次，口苦恶心及腹胀俱除，食纳转好。

7 月 31 日继服上方 14 剂，大便通畅，日行 2 ~ 3 次，胃脘腹胀均除，食纳增，脉弦滑，舌红，苔白润，生化检查：总胆红素 34 μmol/L（正常值：2 ~ 25 μmol/L），其余均正常。上方去大黄，加赤芍 40g 继续服用。

8 月 28 日复诊，继服上方 28 剂，诸症均除，黄疸消退，面色红润有光泽，脉滑舌润，肝功检查，总胆红素 17μmol/L。

按：本病例按辨证与辨病相结合治疗原则，辨证在于湿热困脾，脾失运化，升降失调，湿热中阻，辨病为邪热侵肝，肝失条达，郁而不疏，形成肝脾不和，土壅木郁之证。凡来中医就诊者，大多用过各种西药效果不明显，如本患者曾经用过较长时间的保肝药物治疗，无明显疗效。在治疗病程中，曾针对病情变化有所增减药物，如患者一度泄泻明显，考虑脾阳不振，于方中加入温脾之炮姜、白蔻、砂仁、桂枝，药后泄泻即愈，继服上方一段时间又出现腹胀、大便不爽、口苦、纳差，除去以上温燥之品，加入大黄，服后大便下行通畅，腹胀等症随之消除，经治疗肝功均恢复正常，但胆红素仍高于正常值，于原方加入赤芍 40g，活血开郁以改善胆细胞微循环，服药后总胆红素由 34μmol/L 降至 17μmol/L，趋于正常值。

病案 4：杨某，男，50 岁，某大学教授，2001 年 6 月 30 日初诊。

本患者去外地公出，返哈途中在北京站感全身疲倦沉重难支，经人帮助勉强挣扎上车返哈，去哈某医院经检查诊断：戊型病毒性肝炎。此患者在某医院住院，经用西药保肝等一系列药物治疗，患者临床症状及肝功好转均不明显，经医院同意来中医就诊。肝功：谷丙转氨酶 1200U/L，谷草转氨酶 800U/L，胆红素 97μmol/L，面黄身黄，巩膜黄染，色泽晦暗不鲜明，全身倦怠，沉重难支，胸闷脘腹胀满，恶心不欲食，尿少色黄，口干苦，苔白腻，脉象弦缓。中医诊断：黄疸。辨证为湿热疫邪伤及肝脾，湿盛于热，脾为湿困。治法：清热解毒，利湿退黄，疏肝醒脾，处方：茵陈50g后下，白术20g，泽泻20g，猪苓20g，茯苓20g，桂枝15g，白蔻15g，砂仁15g，川连15g，柴胡20g，陈皮15g，川朴15g，黄芩15g，紫苏15g，白花蛇舌草30g后下，板蓝根20g，虎杖20g，大青叶20g后下，甘草15g，水煎日2次服。

7月7日二诊：服上方7剂，身目黄俱减，尤以身黄消退明显，尿量增多，色黄，仍食纳不佳，大便溏日3次，舌苔见薄，脉弦缓，宜上方加温脾之药，茵陈50g，白术20g，茯苓20g，泽泻20g，猪苓20g，桂枝15g，砂仁15g，白蔻15g，干姜15g，紫苏15g，赤芍30g，柴胡20g，白花蛇舌草30g，大青叶20g，板蓝根20g，虎杖20g，败酱草30g，川连10g，石菖蒲15g，水煎日2次服。

7月21日三诊：检查谷丙转氨酶79U/L，谷草转氨酶58U/L，总胆红素104.2μmol/L，疲劳减轻，体力有好转，精神稍好，食纳仍不佳，脘腹胀满，大便秘，脉象缓，舌润，黄疸转淡。此属脾胃湿热阻滞，气滞不通，宜清热利湿，辅以通降法，处方：黄芩15g，川连15g，砂仁15g，川朴15g，枳实15g，半夏15g，陈皮15g，泽泻20g，干姜10g，茯苓15g，猪苓20g，茵陈50g，姜黄15g，山栀15g，赤芍30g，柴胡15g，大黄5g，甘草15g，水煎日2次服。

8月1日四诊：服药胀满大减，大便日1行通畅，食欲好转，黄疸基本消退，体力精神均有所恢复。检查血清谷丙转氨酶47U/L，谷草转氨酶36U/L，总胆红素40μmol/L，胀满大好，食欲好，巩膜小有黄染，脉缓有力，舌润。处方：

黄芩 15g，川连 15g，砂仁 15g，川朴 15g，枳实 15g，半夏 15g，陈皮 15g，茵陈 50g，干姜 10g，茯苓 20g，泽泻 20g，姜黄 15g，山栀 15g，赤芍 30g，柴胡 20g，大黄 5g，大青叶 15g，板蓝根 15g，甘草 15g，水煎日 2 次服。

8 月 13 日复诊：服上方 14 剂，食欲好，脘腹舒畅，乏力倦怠均进一步好转，脉缓舌润，薄苔，右胁肋（肝区）稍不适，黄疸已退，面色转润，检查总胆红素 34μmol/L，余皆正常，处方：柴胡 20g，白芍 20g，枳壳 15g，甘草 20g，赤芍 30g，茵陈 30g，板蓝根 20g，大青叶 15g，干姜 10g，山栀 15g，川连 10g，砂仁 15g，白术 20g，茯苓 15g，川朴 15g，泽泻 15g，黄芪 30g，文军 5g，枸杞 20g，女贞子 20g，水煎日 2 次服。

8 月 21 日复诊：服上方 7 剂，诸症皆除，食欲增进，面色红润，舌润苔薄，脉缓，检查血清转氨酶等均恢复正常值，嘱继服上方 7 剂以巩固疗效。

9 月 7 日复诊：症状俱除，检查胆红素 18μmol/L，已正常，脉象舌苔如前，至此，病已痊愈。

按：本病例属于时疫黄疸，病机为湿热之邪伤脾，脾为湿困，湿盛于热，肝气失于条达，肝郁脾湿土壅木郁。初诊小便少，湿热不得下行，故以茵陈五苓散以利湿热下行，辅以醒脾之白蔻、砂仁、紫苏，更用黄连、黄芩苦寒清热除湿，柴胡疏肝气，厚朴、陈皮以平满，干姜温脾，板蓝根、白花蛇舌草、大青叶、虎杖清热解毒以利肝损伤之恢复。

又按：此案在治疗过程中，至 7 月 21 日复诊共服前方 21 剂，诸症明显减轻，谷丙、谷草转氨酶明显下降，精神转佳，疲劳好转，面色稍黄转润泽，但脘腹胀满，大便秘，食纳不佳，舌润，脉象缓，属脾胃湿热壅滞，气滞不通，胃失和降，继用茵陈五苓汤不能完全适合，故改用中满分消汤加大黄分消佐利湿热，尤以加大黄以开郁，通腑泻浊。

8月13日复诊服上方14剂，脘腹胀满大减，食欲好转，全身乏力倦怠进一步改善，大便通畅，检查肝功谷丙转氨酶、谷草转氨酶均正常。唯胆红素34μmol/L，仍稍高，张琪教授认为初期治疗此病以除邪为主，辅以扶正，中期则正邪兼顾，后期邪除大半，当以扶正为主治疗，改用四逆散以柔肝养肝，加用枸杞子、女贞子滋补肾阴，黄芪、白术、茯苓益气健脾，扶正为主，辅以清热解毒利湿之品以除邪。继续调治，又服药20剂，诸症俱除，全身有力，精神及食欲均恢复正常，血清胆红素18 μmol/L，已正常，从而痊愈。

通过以上病案可见张琪教授针对病情之演变，分阶段辨证用药施治之精湛，可供吾辈之效法。

三、肝炎后肝硬化腹水辨治四方

1. 湿热中阻，中满分消丸加减

张琪教授认为，肝炎后肝硬化系急慢性肝炎演变的结果，湿热之邪蕴蓄不除，伤及脏腑气血，而脾为湿热困扰，日久则水湿运化失健，水气不能下行，导致水液内停而形成腹水。因此，肝郁脾虚，湿热中阻，是形成肝硬化腹水的主要原因。临床湿热阻于中焦，主要表现为腹部胀满，恶心不欲食，口苦口干，尿少色黄，大便溏而黏秽，五心烦热，头昏，舌质红，苔黄腻，脉滑数等。张老常用东垣中满分消丸加减，药物组成：黄芩15g，黄连15g，砂仁10g，枳实15g，厚朴15g，半夏15g，陈皮15g，知母15g，泽泻15g，干姜10g，姜黄15g，党参15g，白术15g，茯苓15g，猪苓15g，甘草15g。

此方集辛散、苦泻、淡渗利水之法于一方，黄芩、黄连苦寒清热，加干姜、厚朴、砂仁，乃辛开苦降；半夏、陈皮和胃化湿，利脾胃之枢机；茯苓、白术、党参健脾。诸药合用，健脾和胃，清化湿热，利水行气，使湿热得除，升降和调，则腹水胀满诸症蠲除。

病案5：2000年12月，张老治一男性患者，42岁，诊断为“慢性乙型病毒性肝炎、肝炎后肝硬化，失代偿期”，就诊时高度腹水，腹部膨隆，肝脏缩小，脾大，肋下三横指，脘腹胀满不能食，大便不爽，尿少黄赤，巩膜黄染，消瘦无力，口干，舌质红，苔白，脉滑数，ALT、AST轻度升高，白蛋白18g/L，球蛋白35g/L，血小板36×10^9/L，白细胞4.0×10^9/L。张老按肝郁脾湿胃热，水蓄热结辨证，即以上方加茵陈30g，水煎服，每日1剂。初服5剂，尿量稍多，再诊时加二丑各20g，槟榔20g。服24剂，尿量明显增多至2000 ~ 2500mL/d。三诊时继以上方加软坚化瘀之品，服药50余剂，腹水全消，脾脏回缩，肝功能恢复正常，除仍有时乏力外，余无不适。至今状态尚可，可上班工作，远期疗效亦令人满意。

按：张琪教授临床以此方分消法，治愈多例肝硬化腹水的患者，大多表现有湿热中阻的证候，病位在中焦，辨证为肝郁脾虚胃热，每投此方，有较好疗效。对大量腹水者，在此方基础上，酌加逐水之峻剂，如二丑、醋炙甘遂，其消肿利水效果甚佳。张老用甘遂须醋炙，以小量开始，初用5g，及效后逐渐加量，常用至10g，大便泻下如水样，小便亦随之增多。

2. 脾虚气滞水蓄，加味茯苓导水汤

肝硬化肝功失代偿期，小量或中等量腹水时，若患者表现面色萎黄，腹部胀满，大便次数多，量少或便溏，尿少，手不温，舌苔白腻或舌质淡，脉弦细等，多按脾虚气滞水蓄辨证，治疗用加味茯苓导水汤，健脾行气利水。药物组成：白术25g，茯苓30g，猪苓20g，泽泻20g，广木香10g，木瓜15g，槟榔20g，砂仁10g，紫苏15g，陈皮15g，枳壳15g，党参20g，甘草10g。

本方以四苓利水，槟榔、紫苏、枳壳等利气，气行则水行，尤以重用参术苓益气健脾，助其运化，对脾虚气滞水蓄，此方甚效。如见手足寒或畏寒肢冷，可加附子、桂枝以助脾肾阳气。

病案6：1994年1月治一冯某，肝炎后肝硬化腹水（中等量），症见腹胀满，尿少，大便稍溏薄，不欲食，脾于肋下三横指，肝功改变明显，血浆总蛋白低，球白比例倒置，总胆红素高，谷丙、谷草转氨酶高，巩膜轻度黄染，脉沉弦，舌淡紫，苔腻。给予上方15剂，尿量增多，一昼夜2500mL ~ 3000mL，腹水全消，腹胀满消除。后继以软肝消坚、益气血、健脾之剂调治5个月，肝功能全部恢复正常，脾回缩至正常，已上班工作多年。

按：肝硬化腹水，临床虽以湿热中阻偏多，但在腹水量小或中等量时，亦有因脾虚气滞水停者，因此临证中，张老审视病情，明辨寒证及热证，抓住病证的主要矛盾，在虚实夹杂的复杂病情中，果敢用药，药中病机，故能取得佳效。

3. 峻下逐水，用加味舟车丸

肝硬化肝功失代偿期，大量腹水，肿势较重，一般健脾行气利水毫无效果。只要患者尚未出现形脱、便血、昏迷，辨证尚在可攻之时，可果敢用峻下攻水以消除其腹水，缓解其胀满。张琪教授临床常用舟车丸改为汤剂，甘遂、大戟、芫花用醋炙为佳，量各 5g，大黄 10 ~ 15g，牵牛子 20 ~ 30g，用量可根据患者体质强弱及蓄水轻重而定。临证中用峻下逐水剂，待二便通利增多后，继用茯苓导水汤之类，健脾行气利水，尿量继续增多，腹水遂而消除。

4. 行气逐水消肿，健脾益气养阴，用自拟藻朴合剂

张琪教授自拟“藻朴合剂”乃治肝硬化腹水攻补兼施之方，药物组成：海藻 40g，厚朴 30g，黑白丑各 30g，木香 15g，槟榔 20g，生姜 25g，人参 15g，白术 20g，茯苓 30g，知母 20g，花粉 20g。

方中海藻为治疗腹水的有效药物，《本草纲目》记载其治大腹水肿，有软坚散结之作用，但治疗本证用量宜大，一般用 25 ~ 50g 为佳。黑白丑苦寒有毒，有泻下作用，逐水消肿，为治肝硬化腹水有效药物，配合厚朴、槟榔、木香行气利水，诸药合用，相辅相成。但肝硬化腹水患者体质日耗，气血不足，一味攻下则正气不支，故须掌握消补兼施之大法，正邪兼顾方能取效，于方中加人参、茯苓、白术益气健脾。此外，肝硬化腹水多出现肝阴亏耗、阴虚内热证候，如舌红绛、五心烦热等，故方中加知母、花粉，亦可加白芍以敛阴，防止燥热耗伤阴液。诸药合用，共成逐水行气，益气养阴之剂。

四、软肝化癥煎治疗肝炎后肝硬化脾大

对于肝炎后肝硬化，表现脾大，腹胀满，胁肋胀痛，食少纳差，面色黧黑或晦暗，张琪教授常用消补兼施与清热解毒相配伍，获效良好，自拟“软肝化癥煎”。药物组成：柴胡 15g，白芍 20g，青皮 15g，郁金 10g，人参 15g，白术 20g，茯苓 20g，黄芪 30g，山萸 15g，枸杞 15g，炙鳖甲

30g，茵陈30g，虎杖15g，黄连10g，蒲公英30g。

方中补药用参芪益气，苍术健脾，白芍养阴，山萸、杞子补肾；消法中重用炙鳖甲软坚散结，辅以青皮、郁金、丹皮、柴胡疏气活血化瘀。《金匮要略》鳖甲煎丸，君用鳖甲治疗久疟、疟母。疟母乃指久疟不愈胁下结成痞块，实即脾肿大。鳖甲既有软坚散结之功，又有滋阴清热之作用，脾大型肝硬化多出现五心烦热、舌红、脉细数等阴虚证候，故以鳖甲为首选药，辅以柴胡、青皮等行气活血之品，再与益气健脾柔肝补肾为伍合用，消补兼施，以达到“补而勿壅，消而勿伤”之作用。除此之外，在肝硬化辨证时又多见其有邪热内蕴证候，如口苦咽干、五心烦热、尿黄赤、巩膜黄染等，故在拟方中加用一些清热解毒之品，如茵陈、虎杖、黄连、栀子、蒲公英、大青叶、丹皮等。

此方药味虽多，但配伍严谨，张琪教授多年来治疗本病，总结其病理机制乃正虚邪实，正虚即肝虚、脾虚、肾虚，邪实即气滞、瘀血、痰浊、蓄水，湿热毒邪内蕴，正与邪相互交织，错综复杂，非一方一药所能奏效，尤其来请中医治疗者多是经用各种药物治疗不效，其难度之大可想而知。所以张琪教授治疗本病多用大方复方，无论对恢复肝功能，消除脾肿大，软肝护肝，以及改善体征，消除腹水等皆有良好效果。近二年总结了30例，大多属疑难久治不愈的肝病，临床收到较好疗效。如1994年初治一王某，脾大性肝硬化，脾大平脐，面色黧黑，体质瘠瘦，虚羸，气短乏力，手足心热，齿龈出血，鼻衄，食纳少，脘腹胀，无腹水，大便日1行，小便色黄，肝掌，蜘蛛痣，脾大，肝功能明显改变，血小板30×10^9/L，白细胞1.2×10^9/L，红细胞2.5×10^{12}/L。按上法施治，处方如下：红参15g，黄芪30g，炙鳖甲 30g，白芍 25g，柴胡 15g，郁金 10g，佛手 15g，白术 20g，茯苓 20g，砂仁 10g，枳实 15g，山萸肉 15g，枸杞子 15g，女贞子 20g，虎杖 15g，黄连 10g，丹皮 15g，焦栀 15g，茵陈 30g，甘草 10g，水煎，每日 1 剂服。以上方化裁连续服药 80 余剂，脾已回缩至正常，B 超脾厚 3.8cm，血小板 130×10^9/L，红细胞 3.5×10^{12}/L，白细胞 3×10^9/L。肝功除黄疸指数稍高外，余皆恢复正常，已上班年余，远期观察疗效巩固。本案益气柔肝补肾，与消坚疏肝、清热利湿等多种治法熔于一炉，刚柔相济，相互拮抗又相互协同，故能久服无弊，取得良好疗效。

病毒型肝炎及肝炎后肝硬化，中医辨证虽有比较规律的分型，但证型不是固定不变的，常因正邪相互拮抗，历经盛衰之变，且多经中西药物治疗而演变，固守一方一药的治疗，往往不能切合病情。张琪教授认为，本病病程多呈现虚实寒热夹杂，必须多法联用，才能收到事半功倍之效。多法联用即在一方之内，补益肝肾，疏肝理气，益气健脾，清热解毒，活血化瘀熔为一炉，当然更要注意权衡正与邪孰轻孰重，用药各有侧重，随机应变，证变药要随之变，才能如矢中的，取得良好效果。

痹证辨治心得

痹者闭也，气血凝涩不行之意。痹证临床以关节、肌肉、筋骨疼痛为主证，或兼感酸麻重着，甚则肢体肿胀，屈伸不利。现代医学的风湿性关节炎、类风湿关节炎、坐骨神经痛、神经根炎及某些结缔组织病等，在其病程中均可出现上述的临床表现，可按痹证辨证治疗。本文从五个方面介绍张琪教授临床辨治痹证的经验。

一、发病多由正虚邪恋，治疗勿忘扶正祛邪

由于素体虚弱，气血不足，腠理空疏，或既病之后，无力驱邪外出，故外邪易于入侵，风寒湿热之邪，得以深入体内，流连于筋骨血脉。《素问·痹论》谓：“风寒湿三气杂至，合而为痹。”“合而为痹”，言内外相合而形成痹证，即风寒湿邪外袭，与营卫相合而成。林佩琴谓：“诸痹……良由营卫先虚，正气为邪所阻，不得宣行，因而留滞，气血凝涩，久而成痹。”因此，合与不合，取决于营卫气血是否调和，张琪教授认为风寒湿等外邪侵袭是痹证发病的外在条件；正气虚弱，人体内部功能失调是痹证发病的内在根据，即所谓：“正气存内，邪不可干”。正气虚弱是由多方面造成的，如先天禀赋不足、后天失养、饮食劳倦、七情太过、久病伤正等。

因此，张琪教授治疗痹证尤其重视扶正祛邪这一治疗原则。如独活寄生汤、黄芪桂枝五物汤为临床常用治痹之方，前者用于肝肾两亏，气血不足，外为风寒湿邪侵袭而成，尤其对于产后腰膝冷痛，肢体酸痛，麻木无力等，常用独活寄生汤加减治疗。用此方扶正为主，祛邪为辅，用之屡效。而黄芪桂枝五物汤，原方主治为血痹病，治疗中常加桃仁、红花、牛膝以益气和营为主，活血通络为辅，治疗气虚外邪侵袭效果尤佳。关于黄芪用量，张老常用至75g以上，因“气为血之帅，气行则血行。”故重用补气，气旺血行，方能取效。

即使风寒湿热痰瘀之邪较盛，治疗中应用祛风除湿或散寒化瘀通络等祛邪宣通法的同时，张老亦视病者的体质情况，或病程长短，邪正虚实，而适量配伍参、芪、归、芍或熟地、狗脊、续断、牛膝等益气养血、调补肝肾之品以扶正。如对素体阴亏血热或病久伤阴之痹证，常用养阴清热与祛风除湿并用，养阴善用当归、白芍、生地、熟地等。

在痹证的恢复期，痹的症状（如肢体及关节疼痛、酸楚、麻木、重着、活动障碍）已基本消失，张琪教授常以调理气血之法善后，意在扶正以祛邪。对顽痹关节变形僵直者，张老应用活血通络，或虫类透骨搜风等药同时，也常配伍补肝肾养血之品。足见其重视正虚在痹证发病中的重要作用，而扶正贯穿治疗的始终。

病案1：王某，女，35岁，1999年3月31日初诊。

人工流产后两个月，双上肢酸楚，胀痛，两手指关节疼痛，活动后加重，周身无力，腰痛，舌质淡红，苔薄白，脉沉。辨证为肝肾不足，气血亏虚，络脉痹阻，以益气血，补肝肾，和营祛风通络法。拟方：当归20g，白芍20g，熟地20g，川芎15g，大活15g，秦艽15g，防风10g，细辛5g，桂枝15g，杜仲15g，牛膝15g，党参20g，甘草15g，鸡血藤30g，丹参20g，黄芪25g。

1999年4月15日二诊：患者服上方15剂，手指关节及双上肢疼痛均明显减轻。继以益气养血，和营祛风通络法治疗。拟方：当归20g，川芎15g，白芍20g，熟地20g，大活15g，寄生20g，桂枝15g，大艽15g，防风15g，细辛5g，茯苓15g，党参20g，杜仲15g，黄芪30g，川断15g，鸡血藤30g，丹参15g，甘草15g。

4月30日三诊：服上方14剂，患者关节疼痛已消失，周身仍稍觉乏力，已正常上班工作。

按：张琪教授认为，痹证发病多由正虚邪袭，治疗勿忘扶正祛邪。正如《济生方》谓："皆因体虚，腠理空疏，受风湿气而成痹也。"治产后风寒湿邪侵袭者，当以扶正为主，祛邪为辅，多用独活寄生汤、黄芪桂枝五物汤；治气虚络阻而致痹证，黄芪用量多在 30 ~ 75g，"气为血之帅，气行则血行"，故必重用补气药，方能取效。

二、痹多夹湿，治疗重视除湿通络

历代医家多认为风、寒、湿、热之邪是引起痹证的外在因素，但张琪教授临证中，发现四气中湿邪致痹最为多见。多因冒雨涉水，居处潮湿，或素体湿盛。湿性黏滞缠绵，酸痛重着，湿留关节则肿胀，苔白腻，脉濡。辨证要点在于肢体重着疼痛，麻木难以转侧，皮下结节，肢节肿胀，痹痛缠绵，舌苔白腻。另外湿邪的产生除由腠理空疏感于外湿外，亦可从内而生，与脾之运化有关，所以多兼胸闷，食少，纳呆，腹胀，大便溏，舌淡苔腻，脉濡缓等脾虚湿困症状。因此，张老治疗此类痹证，重视除湿通络，如用防风、羌活、桂枝、麻黄等祛风胜湿；用萆薢、薏苡仁、防己、茯苓轻宣淡渗除湿，使经气宣通；用泽泻、茯苓、茵陈、猪苓、苦参、黄柏清利湿热；用白术、茯苓健脾除湿。

三、热痹多见，临床酌用清热通络

痹证确以寒证为多，但临床观察热痹也较多见。其病因为风寒湿邪外侵，内蕴化热，"邪郁病久，风化为火，寒化为热，湿化为痰"，亦为热痹。或素体阴血亏虚，虚热内蕴，外感风寒湿邪，致湿热闭阻经络而致。而张琪教授临床数十年观察到，此种痹证之热候，相当多的患者常表现于舌脉上。患者外在症状与风寒湿痹无异，而舌苔燥，舌质红，脉沉滑，或数，或尿赤便燥，可作为痹证有热的依据。张老善以生石膏与祛风湿药、养血行血药合用，以解肌清热。如大秦艽汤方的应用：大秦艽汤内可养血清热，外能祛除风湿。方中石膏解肌清热，与祛风湿药合用，对风热或风湿夹热一类痹证确有良效；邪热内蕴，易耗阴伤血故用白芍、生地、当归、川芎以养血行血润燥，所谓“治风先治血，血行风自灭”，与祛风湿之秦艽、独活、防风等药配伍，可奏疏风养血清热之效。

热邪与湿热相合而为湿热痹，其临床特点除关节红肿疼痛麻木外，多见尿黄赤，舌苔白腻或黄腻，脉滑或脉缓有力等。辨证必须掌握如上之要领，方能准确。张琪教授常用清热除湿之品如防己、苡仁、萆薢、黄柏、苍术、山龙、地龙、知母等。

临床还有一类痹证，关节肌肉疼痛，关节肿胀，缠绵不愈，甚则变形；或见皮下结节红斑，颜色紫暗或肢节疼痛如锥刺。此乃湿、热、痰、瘀交织，壅滞经络关节，气血流行不畅所致，治疗非单一祛风寒湿法所能奏效，必须清化痰瘀，除湿清热，使痰瘀得去，湿热得清，气血周流，经络宣通。张琪教授临床常用朱丹溪之痛风方治疗，方中黄柏、苍术清热除湿，桃仁、红花活血化瘀，天南星、灵仙逐痰通痹，防己、羌活疏风胜湿，诸药配伍，疏散风湿，开发腠理，化痰通络，清热散结，活血祛瘀，面面俱到，上中下通治，用于此类痹证颇效。

其中天南星具有祛痰通络祛风之功，辛开走动，专疏经络，《开宝本草》谓：“主中风，除痰麻痹，……散血”，可见本品虽侧重于治痰祛风，但尚有散血活血之功。灵仙“消痰水，破坚积”，疏通痹阻之经络，畅行凝滞之气血，与清热除湿及活血之品配伍，则奏效更佳，对某些极重之痹证也常收效。

病案2：彭某，男，23岁，2001年12月12日初诊。

病程两月余，经西医院检查诊为“强直性脊柱炎”。就诊时主诉：颈部疼痛，难以转侧，伴背痛，腰痛，踝关节肿痛，舌质暗红，苔白腻，脉滑数。拟方：黄柏10g，苍术10g，南星15g，防己15g，桂枝15g，灵仙10g，桃仁15g，红花15g，胆草10g，羌活10g，白芷10g，川芎15g，乌蛇15g，土虫10g，地龙15g，甲珠10g，僵虫10g，蜈蚣1条，山萸15g，杞果15g，熟地20g，甘草15g，淫羊藿15g，水煎日2次服。

2002年1月5日复诊：服药7剂，将西药止痛药停服后，颈部疼痛有所缓解，但仍有疼痛，踝关节肿痛明显，舌质红，苔薄黄，脉滑数。仍以前法主治，拟方：生地15g，知母15g，川芎15g，川柏15g，苍术15g，牛膝15g，石斛20g，大艽15g，当归20g，地龙15g，乌蛇15g，僵虫15g，甲珠10g，全虫10g，玄参15g，羌活15g，红花30g，生石膏50g，灵仙15g，甘草15g。后以此方酌加狗脊15g，白芍15g，杞果20g，连服58剂，颈部疼痛明显缓解，能自由活动。

病案3：张某，女，38岁，2001年8月1日初诊。

类风湿关节炎，近期复发。就诊时，周身关节热痛，以膝关节为著，测体温37～37.6℃，舌紫暗，苔白或白腻，脉弦数。辨证为湿、热、痰、瘀交织，壅滞经络关节，气血流行不畅，以上中下通用痛风方加减治疗。拟方：苍术15g，黄柏15g，桂枝15g，防己20g，灵仙15g，桃仁15g，红花15g，胆草10g，羌活15g，白芷15g，川芎15g，神曲15g，青风藤30g，地龙15g，公藤30g，知母15g，牛膝15g，丹参20g，甘草15g，水煎日2次服。

以此方调治半年，调治期间患者关节疼痛加重，屈伸不利时，曾加蜈蚣2条，土虫10g，乌蛇15g，山龙30g，甲珠10g，全虫10g，白芍20g，炙川乌10～15g，关节痛好转明显；患者伴有乏力倦怠，曾加黄芪30g，党参20g，杞果20g等。至2002年春节过后，患者关节疼痛已不明显，屈伸自如，已上班工作。

按：此类痹证，关节肌肉疼痛肿胀，缠绵不愈，反复发作，甚则变形，或见皮下结节红斑，颜色紫暗或肢节疼痛如锥刺，此乃湿、痰、瘀、热交织壅滞经络关节，气血流行不畅所致。治疗非单一袪 风寒湿所能奏效，必须清化痰瘀，逐湿袪痰，使痰瘀去，湿热得清，气血周流，经络则宣通。张琪教授常用痛风方治疗，以黄柏、苍术、胆草清热除湿，桃仁、红花活血化瘀，天南星、灵仙逐痰通痹，防己、羌活、白芷疏风胜湿，酌加青风藤、地龙、公藤通络止痛，川芎、神曲行气袪瘀，诸药配伍，疏散风湿，化痰通络，清利湿热，活血袪瘀，上中下通用，疗效颇佳。尤以加用诸虫类药后，关节痛及屈伸不利明显大减，连续服药至症状消除。

四、久病多瘀，用药必须活血通络

王清任《医林改错》提出痹为瘀血致病说，创立身痛逐瘀汤；叶天士对于痹久不愈者，有“久病入络”之说，倡用活血化瘀及虫类药物搜剔宣通经脉。这些理论和经验至今仍在指导临床实践。张琪教授认为，痹证日久大多夹有血瘀证，因痹证以疼痛为其主要表现，其病机乃为气血阻闭不通，不通则痛。经脉气血长期不通畅，往往形成血瘀，瘀阻络脉，更加重了痹阻，使疼痛诸症加重，甚至骨节变形，活动受限，临床可见肢节疼痛如锥刺、舌质紫暗等，因此治疗必用活血通络之药，才能见功。临床常用王清任身痛逐瘀汤加减治疗，应用本方时除对有瘀血证可辨外，有些病例用祛风寒湿等常法治之无效，又无肝肾虚候者，以此方加减往往收效。其他各型痹证兼有瘀血见证者，均可加入活血化瘀通络之品。如对寒湿痹证夹有瘀血者，常用乌头汤与活络效灵丹同用，止痛效果明显，乃血活络通，寒湿得去而收效。再如湿热、痰瘀相兼致痹证，常用的痛风方中即有桃仁、红花、川芎等活血之品。另外在痹证辨证治疗方药中加一二味通络活血之品，可增加透达宣通之功，提高其疗效。

病案4：王某，女，30岁，2000年12月10日初诊。

因工作环境潮湿而致手指关节疼痛，膝关节痛且肢体沉重不适两年，肢软无力，畏寒，舌质紫，苔白脉沉，曾服数十剂中药治疗不效。辨证为寒湿痹阻，瘀血内停。拟方：牛膝15g，地龙15g，羌活15g，大艽15g，香附15g，当归20g，川芎15g，炙川乌10g，黄芪30g，桃仁15g，红花15g，麻黄10g，杜仲15g，大活15g，赤芍15g，甘草15g。服前方10剂，手指关节及膝关节疼痛有所缓解，但仍畏寒，舌质紫。继以前方加桂枝10g，此方连服27剂，患者上述症状均减轻，时值隆冬季节，患者关节痛未再发作。

病案5：张某，女，29岁，2001年8月1日初诊。

风湿病史6年，近日加重，周身关节疼痛，以膝关节为重，并于近期出现风湿结节，疼痛较重，腰痛，活动受限，晨起手指关节胀痛，舌质暗红，苔薄白，脉沉。辨证为风寒湿痹夹瘀血之证，以身痛逐瘀汤加减治疗。拟方：牛膝15g，地龙15g，羌活15g，大艽15g，香附20g，当归20g，川芎15g，丹参20g，桃仁15g，红花15g，青风藤30g，鸡血藤30g，山龙30g，赤芍15g，皂刺10g，甲珠15g，黄芪30g，炙川乌10g，大活15g，甘草15g。

8月28日复诊：以此方加减服用21剂，诸症减轻，风湿结节消失。因患者同时患有下肢静脉曲张，上方酌加王不留行20g，水蛭10g，寄奴20g等。

9月15日复诊：继服14剂，关节疼痛及腰痛症状消失，活动自如，仅遇阴雨天稍觉关节酸痛，病获缓解。

按：张老认为“痹久多夹瘀”，临床常用身痛逐瘀汤加减，活血化瘀治疗为主。并根据脉证，无肿胀，痛甚，舌淡脉沉者，酌加炙川乌；有风湿结节酌加皂刺、甲珠；必用羌活、大艽、大活祛风胜湿之品，共奏祛风除湿散寒，活血通络散结之效，是张琪教授常用的经验方药。

五、善用虫类药，旨在透骨通络疗变形

对于痹证日久，关节变形僵直，手指足趾关节呈梭形肿大，疼痛如锥刺，不能屈伸，甚则功能丧失者，常采用虫类搜剔之药治疗。此类痹证多由病邪壅滞不去，深入关节筋骨，痼结根深，难以驱除。张琪教授善用虫类药物透骨搜风，通经络止痛。其中白花蛇透骨搜风，通经络，《本草经疏》谓其“性走窜，亦善行而无处不到，故能引诸风药至病所，自脏腑而达皮毛也”，即言其搜剔风邪之力；全蝎、蜈蚣驱风通络止痛；穿山甲散瘀通经络；苏土虫活血散瘀止痛。数种虫类药配合，有较强的透骨搜风，通络止痛作用。然此类病证多病程长，气血亏耗，肝肾亏损，为此在搜剔风

寒湿邪基础上，加当归、白芍、熟地、仙灵脾补肝肾益气血，营筋骨利关节，体现了扶正祛邪的治疗原则。

病案6：王某，男，21岁，学生，2001年9月29日初诊。

患者系哈尔滨某大学在校学生，患腰骶部痛，不能久坐，坐2小时以上即疼痛难以忍受，经某医院放射线摄片，确诊强直性脊柱炎，转来中医门诊求治，病者体质消瘦，自述腰骶部痛，僵硬不能久坐，颈部亦僵，活动受限，舌紫少苔，脉象滑，辨证为肝肾素虚，血络瘀阻，宜补肝肾，强筋骨，活络化瘀法治疗。丹参20g，当归20g，乳香10g，没药10g，全虫10g，爵床20g，桃仁15g，红花15g，乌蛇15g，山甲珠15g，苏土虫10g，蜈蚣2条，地龙15g，牛膝15g，熟地20g，狗脊20g，山萸20g，寄生20g，炙川乌10g，水煎日2次服。

10月13日复诊：服药2周后，自觉腰骶部僵硬见轻，痛亦减，稍能延长坐时，但仍僵痛，舌紫脉滑。拟方：丹参20g，当归20g，土虫10g，甲珠15g，柴胡15g，花粉15g，乌蛇15g，地龙15g，爵床20g，全虫10g，桃仁15g，红花15g，山萸20g，熟地20g，枸杞20g，狗脊15g，牛膝15g，甘草15g，防风15g，羌活15g，大艽15g，水煎日2次服。

11月3日三诊：服14剂，腰骶僵痛明显减轻，颈部僵亦明显好转，舌有薄苔，脉象沉滑有力，继以上方化裁。当归20g，花粉15g，柴胡15g，申姜15g，土虫10g，甲珠15g，丹参20g，爵床20g，地龙15g，全虫10g，桃仁20g，红花15g，乌蛇15g，山萸20g，熟地20g，杜仲15g，狗脊20g，寄生20g，防风15g，羌活15g，大艽15g，川芎15g，甘草15g，水煎日2次服。11月17日至12月16日又二次复诊，服药4周。服药过程中，腰骶部僵硬痛逐渐减轻，能持续久坐4～5小时，稍痛，全身有力，现颈部僵不敢后仰，脉象较前有力，继以上方化裁治疗。葛根20g，丹参20g，赤芍15g，桃仁15g，红花15g，川芎15g，全虫10g，蜈蚣2条，僵蚕15g，乌蛇15g，甲珠15g，地龙15g，申姜15g，柴胡15g，花粉15g，当归20g，熟地20g，山萸20g，狗脊20g，杜仲15g，巴戟15g，大艽15g，防风15g，水煎日2次服。

2002年1月13日至3月9日二次复诊：患者仍继服上方，腰骶部已无痛，能久坐，无不适感，颈部亦活动自如，全身有力，精神转佳，能坚持上课，从而获得近期治愈。

按：当代名医焦树德教授认为强直性脊柱炎属于《内经》大偻病，从病因病机论述颇为精湛，张琪教授亦认为该病病位在于督脉与肝肾，病机则属督脉不充，肝肾亏损，筋骨失于濡养，外为风寒湿邪侵袭，经络痹阻所致。《内经》谓："督脉起于下极之俞，并于脊里，上至风府，入属于脑。"下极为人体躯干最下部，下极之俞即前后阴之间的会阴穴，也即督脉的循行部位，从会阴部上行至于脑部，可见人体脊柱属于督脉。又谓："督脉之为病，脊强而厥。"督脉行身之背，任脉行身之前，任、督二脉又统于肾之部位，《素问·宣明五气篇》谓："肾主骨"，主藏精，精生于髓，髓居属于骨中，赖精髓以充养，肾精充则骨骼得到滋养而强健有力，反之则出现骨骼脆弱，而肾之经脉循行……沿内踝后……直上股内侧后缘，贯通脊内（长强穴），穿过脊柱，属肾络膀胱。此外，《素问·宣明五气篇》谓："肝主筋"，肝藏血濡筋，筋之所以能司身之运动，主要赖于肝血的濡养。综上所论，可以认为强直性脊柱炎是病位在于督脉及肝肾，其病机则为肝肾亏耗，督脉不充，筋骨失于濡养，外为风邪侵袭，经络痹阻，属于中医学的骨痹证，治疗必须补肝肾之精血，充督脉以扶正，活络透骨搜风以除邪，尤必须用虫类药搜剔，本病例之治疗，即宗上述病因病机辨证与辨病结合而取得良好疗效。

心系疾病辨治要法

心在生理上为君主之官，主血脉而藏神，为五脏六腑之主，开窍于舌，其华在面。血液的运行有赖于心气的推动，神气的旺盛又以心血为物质基础。属心的病证主要表现为血行及神志的异常，涉及范围较广。本文主要介绍张琪教授对冠状动脉粥样硬化性心脏病、病毒性心肌炎、心律失常等，临床以胸痹、心痛、心悸、怔忡为主要表现的心系疾病的辨证治疗经验。

张琪教授认为，胸痹、心痛、心悸、怔忡等病证的辨证，大体可分为虚实两类。虚指心之气血阴阳不足，实则多指气滞、血瘀、痰浊等为患，然虚实之间亦常兼夹互见，病机复杂，其治法亦随机应变。

一、虚证辨治当分气血阴阳

1. 气虚证

气为一身之主，《灵枢·邪客》篇谓“宗气积于胸中，出于喉咙，以贯心脉而行呼吸焉”。说明宗气积于胸中，有走息道、司呼吸、贯心脉、行血气的功能。心肺居于胸中，宗气为心气、肺气之源泉，由于宗气贯心脉，心血才能运行不息，所谓气为血帅，气行则血行。反之如气虚无力推动血液运行，则可形成胸痹心痛。张琪教授经验：气虚为主的胸痹心痛在临证中颇不罕见，其主要证候为气短乏力、怔忡自汗、胸闷或疼痛，此痛多为隐痛，活动后则加重，舌淡，脉象虚或沉弱等体征。治疗用人参、黄芪以补气为主，自拟益气养心汤。方药组成：人参 15 ~ 20g，黄芪 30g，甘草 15g，川芎 15g，当归 15g，茯苓 15g，麦冬 15g，五味子 15g，石菖蒲 15g，远志 15g，丹参 15g，桂枝 10g，汗三七末 10g 分 2 次冲服，水煎服。

方用人参、黄芪益气为主，川芎、当归、丹参养血行血，五味子、麦冬与人参为生脉饮，补益心气养阴，桂枝与甘草合用助心阳，补益心气心阴，养心阳，使阴阳相济。茯苓、石菖蒲、远志养心宁神，三七具有活血之效，合丹参、川芎行血通络与补气养心之药配伍，可奏补中有通，补而勿壅之功效。此方治冠心病心绞痛以气虚为主者具良效，张琪教授屡用以收功。近治病例简介如下：

病案 1：田某，男，55 岁，退休，2001 年 3 月初诊。

患冠心病心绞痛 2 年，患者自述不能活动，上楼即心绞痛发作，卧床休息发作轻，来门诊求治，心电图示供血不全明显，患者气短乏力，胸憋闷痛，活动则心绞痛发作频繁，曾用多种西药治疗无效，用中药活血化瘀之剂亦未见效，诊其脉沉弱，舌淡，结合证脉分析，此属宗气虚无力推动心血运行，而胸痹心痛，投以上方，初服 7 剂，胸憋闷痛短气明显减轻，经服此方 20 剂后，患者来门诊喜形于色，自述从服此方 10 剂后，心绞痛未发作，短气大减，全身有力，精神改观，复查心电图供血不全亦有改善，嘱其再服若干剂以巩固疗效。后此人回山东未能远期观察。

病案2：徐某，男，57岁，1999年12月初诊。

经某医院诊断“冠心病心绞痛”，曾用中西药治疗不效，经介绍求治于张老，见其面色青暗，胸闷痛而气短，发作频繁，心悸怔忡，活动则增重，舌淡，边缘稍紫，脉象沉弱。综合证脉辨证当属气虚血虚，血脉不充，心失所养而痛，治疗投以本方，连服30余剂，全身有力，胸痛气短心悸等症均除，脉象亦有力。

2001年5月复诊：自述从服此方后心绞痛一直未发作，心电图检查已基本正常而愈。

2. 气阴两虚证

心气虚，心阴不足，气阴两虚，一方面无力推动营血之运行，另一方面又不能达到营养濡润功能，因而产生胸痹心痛，心悸心烦，肢麻等症。叶天士谓“营血不足，症见胸痛时痛时止，不饥，脉弦，治宜养营和胃”，又谓“风火内燃，营阴受劫，症见心痛彻背，胸胁皆胀，牙宣，遗精色苍，脉小数，治宜柔解息风缓急，用生地阿胶方（生地、阿胶、牡蛎、玄参、丹参、白芍、小麦）”。叶氏所谓之热炽伤阴之胸痛，临床所见甚多，除冠心病外，尤多见于心肌炎一类病。辨证特点：胸闷痛，气憋，心烦，手足心热，心悸烦热，口干，舌红少苔或暗红有薄苔，脉象细数或弦数。张琪教授治疗用自拟益气滋阴饮：西洋参15g，麦冬15g，五味子15g，生地20g，玄参15g，丹皮15g，玉竹20g，川楝子10g，丹参15g。

方中西洋参、五味子、麦冬、生地黄、玄参、玉竹益气滋阴，丹参、丹皮、川楝子行气活血通络，使其补中有通，以补为主，以通为辅，以达相辅相成之效。

病案3：宋某，女，11岁，2001年5月初诊。

经某医院确诊“病毒性心肌炎”，据其母述此孩因感冒发热后出现心律不齐，短气胸痛，疲倦不堪，经各大医院治疗效果不显，又服中药补剂皆无效，来门诊求治。见其舌红，脉细数，五心烦热，短气心悸，辨证此属热邪伤营耗气，宜益气滋阴养营通络法。拟方：生地 10g，西洋参 10g，麦冬 10g，五味子 10g，玉竹 10g，玄参 10g，牡丹皮 10g，白芍 10g，甘草 10g，川楝子 5g，葛根 5g，水煎日 2 次服。

服此方后，胸痛、五心烦热俱减轻，继以此方增减调治，服药 30 剂而愈。

3. 阴阳两虚证

心阳不振，鼓动无力，心阴亏虚，濡润营养失职，形成阴阳两虚证，表现为气短心悸，自汗，精神萎靡，口干不欲饮，脉弱或结代，多见于冠心病、心肌炎、心律失常等症。治疗当振奋心阳，滋养心阴，阴阳互助为治则，代表方剂为炙甘草汤。该方以炙甘草为主，调中益气，人参、桂枝、生姜、清酒益气助心阳以通脉络；生地黄、麦冬、阿胶滋养心之阴液，阴阳互根，“阳无阴则无以生，阴无阳则无以化”，故温助心阳与滋养心阴相伍，且桂枝、姜、枣调和营卫，清酒通利脉道，配伍精当，用方得法，多奏佳效。张琪教授用此方治疗心肌炎、冠心病、心律失常，或加玉竹、丹参助滋阴活血通络之力；审其气虚者加黄芪；如其阴虚较明显者，重用生地、麦冬、阿胶，加玄参、玉竹等；如阳虚较著者，重用桂枝、生姜，有时也稍加黑附子，温肾助心阳，多能取得良好疗效。方药组成：炙甘草 20g，生地黄 15g，西洋参 15g，桂枝 10g，干姜 10g，麦门冬 15g，阿胶 15g，麻仁 10g，大枣 5 枚，清酒煎，日 2 次服。

病案 4：倪某，男，53 岁，干部，1997 年 5 月 15 日初诊。

患者在林业系统担当某刊物编辑工作，自述因工作过劳昼夜不得休息，遂之气短，心悸怔忡，经某医院心动超声及心电系统检查诊为冠心病、房颤、阵发性心动过速140～150次/分，经治无显效来中医就诊，心悸怔忡不已，气短，手足凉，畏寒，舌质淡红，苔白，脉象促结代俱见，辨证此属心阴阳俱虚证，宜炙甘草汤化裁治疗：炙甘草25g，红参15g，生地20g，麦冬15g，五味子15g，桂枝15g，干姜10g，阿胶15g，玉竹20g，龟板20g，大枣5枚，水煎日2次服。

6月2日复诊：服上方14剂，心动过速大减，为110～120次/分，房颤次数亦减，近一周内发生1次，且发作亦减轻，脉象尚见结代，但亦少，舌仍红，手足转温，继以上方调治。

7月3日复诊：又服上方21剂，患者自感全身有力，心悸气短症状消失，房颤2周未出现，脉象未见结代，较前有力。因天气炎热，患者要求以此方配制丸药长期服用以巩固疗效，后经追踪病未复发，照常工作，嘱其避免过劳。

按：此患者心率快、舌红、心悸为心阴虚见证，手足凉、畏寒，属心阴阳两虚，心阴虚较甚，阳虚较轻，故而加重滋补心阴和肾阴，如玉竹、龟板、五味子等，方中之人参补心气，炙甘草与桂枝合伍为桂枝甘草汤扶心阳，方用补气扶阳与滋阴相伍，阴阳互补，又加丹参以行血，以期达到补而勿壅之效果。原方用清酒，张琪教授用此方未用酒，因心动过速，酒尤能助心阳加速心率，故未用之。

二、虚实夹杂证辨治当审度虚实通补兼施

1. 气虚血瘀证

益气养心汤适用于以气虚为主，无明显血瘀证者，如辨证气虚血瘀明显则前方不尽适宜。由于气血相互依倚，气旺则血行，气虚则血滞，如《灵枢·刺节真邪》篇谓：“宗气不下，脉中之血，凝而留止。”喻昌谓：“人身五脏六腑，大经小络，昼夜循环不息，必赖胸中大气，斡旋其间。”故凡气虚日久，必影响血之运行，致气血不畅，酿成气虚血瘀。张琪教授诊治有关心脏病，认为多属气虚血运阻滞所致，因而治疗此类心脏病及心律不齐等，用补气活血法治疗有较好疗效，拟益气活血汤。方药组成：黄芪 30g，红参 15g，麦冬 15g，五味子 15g，赤芍 15g，红花 15g，丹参 20g，柴胡 15g，川芎 15g，生地 20g，桃仁 15g，枳壳 15g，桔梗 15g，当归 15g，甘草 15g。

黄芪、人参、麦冬与五味子为益心气、滋阴首选药；血府逐瘀汤加丹参为用于血脉痹阻有效之方剂。心主血脉，赖大气斡旋，气虚而无力统帅血之运行，因而形成气虚血瘀同病，治疗一面补气之虚，一面又须活血化瘀，故两者合用以达气旺血通、气行血活之效。

病案 5：谷某，女，68 岁，2001 年 5 月 3 日初诊。

素有陈旧性心梗一向病情稳定，近因过劳，阵发性心前区痛，气短心悸，全身无力，曾用治疗冠心病多种药，有小效，患者恐惧心梗再发，来中医就诊，脉象虚数，舌质紫干少津，辨证为气阴两虚，血脉瘀滞，宜益气阴，活血通络法：红参 15g，黄芪 30g，麦冬 20g，五味子 15g，丹参 20g，赤芍 15g，红花 10g，柴胡 15g，川芎 15g，生地 20g，桃仁

15g，枳壳 15g，桔梗 15g，当归 15g，甘草 10g，水煎日 2 次服。

经 3 次复诊，服药 21 剂，气短心悸明显好转，心绞痛亦未发作，精神体力均较前大好，心电图示病情稳定。张琪教授经验：有关气虚血瘀之冠心病治疗较多，用此方大多有效，纯用活血药初服有效，久则不仅无效，反而气短乏力加剧，所见甚多，极应注意。

2. 气阴虚血瘀证

气虚、阴虚、血瘀涉及心、肺、肾三脏，肺主气，肾纳气，心与肾相互制约，气阴亏耗日久，穷必及肾，阴亏阳浮，坎离失调，则心悸怔忡，心动过速兼夹血行瘀阻，经脉不得流畅，于是心房颤动、心律失常等症不断出现。但属于阴虚阳气浮越者，则心动过速；属于阳虚阴盛者，则心动过缓。治疗当别阴阳，庶可无误。气阴虚血瘀，临床表现：胸痛气短乏力，腰痛，头晕耳鸣，五心烦热，心悸怔忡，舌红少津，脉虚数，治疗以益气活血，滋补肾阴，拟用益气活血滋阴合剂。方药组成：黄芪 30g，太子参 20g，麦冬 20g，五味子 15g，生地 20g，当归 15g，川芎 15g，丹参 20g，红花 15g，柴胡 15g，赤芍 15g，桃仁 15g，枳壳 15g，女贞子 20g，玉竹 15g，龟板 20g，枸杞 20g，甘草 15g。

病案 6：王某，男，65 岁，退休干部，2001 年 4 月 1 日初诊。

心悸怔忡气短，频发室性早搏三联律、二联律，心动过速最快每分钟 160 次，经某医院诊断甲亢性心脏病、心动过速、心律失常。曾用抗心律失常药物及倍他乐克，心率稍减，达 120 次 / 分，但频发早搏不减，求治于中医。患者面容憔悴，精神不振，疲惫不堪，入夜则心悸动不宁，夜难入睡，舌苔薄，边缘紫。分析证脉，此属心气虚阴虚夹有血瘀之候，以益心气养阴活血法：黄芪 50g，党参 20g，寸冬 20g，五味子 15g，生地 20g，桃仁 15g，红花 15g，枸杞 20g，当归 20g，枳壳 15g，川芎 15g，柴胡 15g，丹参 20g，夏枯草 30g，玉竹 20g，首乌 20g，甘草 15g，水煎日 2 次服。

4 月 17 日复诊：服上方 15 剂，心率稍慢，每分钟 100 ~ 110 次，早搏减少，脉未见促代间歇，全身较前稍有力，但仍全身疲倦，体力不支，腰酸腿软无力，手足心热，此属肾阴亏耗，继以上方加滋补肾阴之品：黄芪 50g，党参 20g，寸冬 20g，五味子 15g，川芎 15g，丹参 20g，红花 20g，柴胡 20g，赤芍 15g，当归 20g，生地 20g，桃仁 15g，枳壳 15g，枸杞 20g，女贞子 20g，首乌 20g，玉竹 20g，龟板 20g，水煎日 2 次服。

6 月 5 日复诊：服上方 30 剂，心率 80 次 / 分左右，早搏未出现，自感全身有力，腰膝酸软减轻，怔忡已除，经检查 T_3–T_4 已恢复正常而愈，嘱继服此方若干剂以巩固疗效。

按：本案西医诊断为甲亢出现心动过速，频发早搏三联、二联律，心率可达 160 次 / 分，经用倍他乐克心率下降至 120 次 / 分，但早搏不减，夜不能寐，患者十分痛苦，面容憔悴，表情淡漠，呈现气短不能续，心悸怔忡，舌质紫，苔白，脉象虚数。张老通过辨证与辨病结合，认为属气阴两虚夹有血瘀。第一方以益气活血法治疗，经过服药 15 剂，早搏明显减少，只是阵发，心率亦稍缓，全身稍有力，夜能入睡。二诊考虑脉象虚数，气阴两亏，气之根在肾，阴虚阳无所附，故心悸动，脉虚数，加入枸杞、女贞、玉竹、龟板以补肾阴摄纳。6 月 5 日复诊服后方 30 剂，早搏完全消失，心动过速明显减慢，且血清 T_3–T_4 亦恢复正常水平，组方以益气阴、补肾摄纳、活血化瘀三方面治疗取得良好疗效。重用黄芪治疗甲亢之属于气虚者甚效，本例患者用后，不仅症状好转，T_3–T_4亦随之恢复正常，可见中医辨证论治之特色。

3. 气虚阳虚血瘀证

肺为气之主，肾为气之根，心主血脉，心与肺气血相互依存，心病一方面与气虚血瘀有关，又与肾阳式微，元气不能上达有关，临床表现心悸，胸憋闷或胸痛，气短不能续，动则气乏声嘶，懒言神倦，口唇发绀，腰背酸痛，耳鸣，头昏眩，小便频，尿有余沥，舌淡，质紫暗，脉沉迟微弱，治疗以补气活血，又需温补肾阳以纳气归元，拟有益气温阳活血合剂。方药组成：红参 15g，黄芪 25g，川芎 15g，丹参 15g，当归 15g，桃仁 15g，红花 15g，枳壳 10g，柴胡 10g，肉桂 15g，附子 10g，生姜 10g，寸冬 15g，五味子 15g，水煎日 2 次服。

病案 7：申某，女，63 岁，某大学教授，1997 年 10 月 1 日初诊。

患者在沈阳某大学任教，一年前患冠心病、三度房室传导阻滞，经当地医院安起搏器一直维持良好，近两个月因家务事繁冗加之工作过劳，出现心律不齐而频发早搏及心房颤动，并曾发生晕厥 2 次，经当地中西药治疗无显效，于 1997 年 10 月 1 日由其子陪同乘车来哈到张琪教授家就诊。症状头昏眩，心悸短气，心前区憋闷，诊其脉象迟而涩，舌质紫暗，血压 90/55mmHg，辨证为心气虚，肾阳虚不能上达，血运受阻，治疗以补益心气，温肾阳活血法：红参 15g，黄芪 25g，川芎 15g，丹参 20g，当归 20g，桃仁 15g，红花 15g，枳壳 15g，柴胡 15g，赤芍 15g，附子 10g，桂枝 15g，干姜 15g，寸冬 15g，五味子 15g，甘草 15g，水煎日 2 次服。

11 月 3 日复诊：服上方 20 剂，头晕大减，心悸短气均明显减轻，自感全身有力，自从用中药后，仅发生房颤 2 次，时间甚短即逝，早搏完全消失，亦未出现晕厥，能坚持上班工作。近日因稍过劳下肢有轻度浮肿，故由沈阳来哈复诊，诊其脉象缓，无结代，舌质仍稍紫，前方黄芪改为 30g，附子 15g，另加泽泻 15g，猪苓 15g。

1998 年 5 月 10 日来电话述其连续用上方 30 剂，头晕心悸短气基本消失，体力较前增强，精神转佳，仍继续留校工作，来信不断称赞中药之效。

按：此患者三度房室传导阻滞，经当地医院以起搏器治疗，一切情况良好，因家务及工作过劳出现心律不齐（缓慢型），频发早搏及房颤，并出现晕厥 2 次，经中西药治疗效不显，来哈就诊。据脉证分析为心气虚、肾阳式微、血运阻滞，以补益心气肺气之人参、黄芪，温肾阳之附子、肉桂，活血之川芎、丹参、当归、红花等，以柴胡、枳壳疏郁行气，使气行血行，佐以五味子、麦门冬以滋敛阴液，防助阳伤阴，经治疗有明显疗效，获得缓解。

以上两案，皆心律不齐，频发早搏，前案为心动过速，脉象虚数，舌紫而苔干，属肾阴亏耗，阳气浮越，故以益气滋补肾阴，辅以活血；后案脉迟结涩，舌紫苔白滑，乃属肾阳虚不能上达，故用益气温肾阳，辅以活血，益气活血相同，滋阴温阳则异，体现同病异治之特色。

4. 气虚胸阳痹阻

胸中为阳气所司，心居胸中，胸阳即心阳。若阳气充沛，喻昌所谓“离照当空”，阴得阳气之施化，则水津四布，灌溉于周身，气血运行调达无阻；若阳气不振，则痰湿留滞，影响气血之运行，心之脉络瘀阻，因而产生冠心病一系列症状。主证为胸前痛，或连后背，短气，舌体胖嫩，苔白腻，脉象沉滑或短促，宜益气通阳宣痹法，拟用加味瓜蒌薤白汤。方药组成：瓜蒌 20g，薤白 20g，桂枝 15g，半夏 15g，郁金 10g，茯苓 15g，人参 15g。

本方以瓜蒌、薤白二药为主，瓜蒌开胸涤痰，薤白辛温散胸膈结气，二药具有开胸宣痹通阳作用；半夏、茯苓化痰，桂枝辛温，温通和营，郁金开郁理气。然本病之根源为心气不足，故加人参以补气，通补兼施，使痹开阳气通，心气振则诸症自除。

临床观察冠心病此证型较多见，本方疗效显著，伴随胸痹心痛症状缓解，部分病例心电图亦随之明显改善。人参，《本草纲目》谓有补气宁神、养心益智等作用。据张琪教授经验，此证型有时用瓜蒌薤白汤疼痛不能控制，加用人参后，疼痛即缓解。冠心病以心虚为本，人参补气养心，为治本之药，尤以与黄芪合用其效更佳。

病例 8：王某，女，54 岁，助产士，1999 年 5 月 15 日初诊。

素患冠心病，经用西药治疗病情稳定，近来因家中不如意事而发作，胸闷气憋，心绞痛发作频繁，夜间加剧，不能入睡，全身衰弱，气短，心电 V_5 ST 段下移，Ⅱ、Ⅲ导联 T 波倒置，曾用诸多西药，如美心力等均无明显效果。就诊中医，查脉象沉短促，舌边缘紫，苔白腻，辨证为心气虚，心阳不振，痰湿痹阻，宜加味瓜蒌薤白汤治之：人参 15g，黄芪 30g，瓜蒌 20g，薤白 20g，半夏 15g，桂枝 15g，石菖蒲 15g，郁金 10g，茯苓 15g，五味子 15g，丹参 20g，甘草 15g，水煎日 2 次服。

5 月 24 日二诊：服药 7 剂，心绞痛大减，发作较少，痛亦轻，近 3 天来未发作，夜间仍胸闷气憋，活动后偶尔有诱发现象，全身较前有力，脉象左右沉，效不更方，继用上方治之。

6 月 5 日三诊：心绞痛十余天未发作，全身有力，精神恢复正常，但胸中仍有不适现象，脉象沉有力，舌苔转薄，经查心电图 V_5 ST 段已恢复，Ⅱ、Ⅲ导联 T 波倒置转低平，嘱其继服前方以巩固。

按：本案冠心病、心绞痛发作频繁为不稳定型，诸治罔效，根据其舌苔白腻，脉象沉短弱，全身极度衰弱，虽属胸阳为痰湿痹阻，仍以气虚为主，故加人参、黄芪以补气，通与补兼用之，故收到良效。

5. 阴虚阳亢证

阴虚阳亢多见于心肝同病，肝郁化热，心阴亏耗，阴虚阳亢化热生风，除心痛胸憋闷之外，同时伴有烦躁易怒，头昏眩或痛胀，目干涩耳鸣，肢麻或手足震颤，舌红绛，苔薄燥，脉弦数或弦滑等，宜滋阴潜阳平肝清热法，拟用滋阴潜阳汤。方药组成：钩藤 20g，决明子 20g，怀牛膝 15g，黄芩 15g，菊花 15g，玄参 20g，生地 20g，玉竹 20g，生牡蛎 20g，生赭石 30g，珍珠母 30g，白芍 20g，甘草 15g。

本方生地黄、玄参、玉竹滋阴养阴，代赭石、珍珠母、生牡蛎以潜阳，白芍、黄芩、决明子平肝泄热，钩藤、菊花清头目息风，怀牛膝引热下行，为治疗阴虚阳亢之有效方剂。

此证型多见于高血压合并冠心病，不少患者用降压药使血压下降，但症状不除或仅头昏胀轻减而心悸不宁，五心烦热，胸痛不减，用此方热除，胸痛减，诸症消除，血压亦随之下降，但辨证必为阴虚阳亢者方效。

病案9：张某，男，48岁，1999年8月15日初诊。

患高血压、冠心病，血压180/110mmHg之间，头胀痛，五心烦热，胸闷短气，舌红，苔白干，脉弦数，用降压药波依定每日早晨服1片，血压即可下降，但头胀痛，心烦，心悸少眠，手足热不减，求治于张老。据以上脉证辨为肝阳上亢，心阴亏耗，投以此方，连服20余剂，血压稳定在150/90mmHg之间，头昏胀痛、心烦热俱除，从而缓解。

三、实证辨治当分血瘀痰阻

1. 心血瘀阻证

心主血脉，血行不畅，日久则酿成心血瘀阻，主要症状有心悸胸闷，心前区憋闷或刺痛，痛引肩背，重则痛不可忍，唇甲青紫，舌暗红或有瘀斑，脉涩等。此因瘀血内阻，心脉气机不畅所致，宜用活血化瘀，通络宣痹法，张琪教授喜用加味血府逐瘀汤治疗。药物组成：当归15g，生地15g，桃仁15g，红花15g，枳壳15g，赤芍15g，川芎15g，柴胡15g，桔梗10g，丹皮15g，怀膝15g，丹参15g，甘草10g。王清任立此方治血府血瘀，从脏腑探索，当属心肝二脏，以心生血，肝藏血，尤以足厥阴肝之经脉络于胸胁，喜条达恶抑郁，条达则气血通畅，抑郁则气血郁滞。本方为治肝血瘀滞之良方，加入丹皮、丹参其效尤佳。如张老曾治一妇女，43岁，心悸胸闷，心烦难忍，午后尤甚不能忍受，在某院住院，疑诊冠心病，但心电图无典型心肌缺血改变。诊其脉弦，舌质紫，五心烦热，辨证为肝血郁阻，郁热扰心，投本方4剂，五心烦热大减，心悸胸闷均减轻，继以此方调治半月而愈。再如治李某，女性，41岁，患冠心病3年余，现胸闷憋气，时有剧烈刺痛，痛引肩背，并有阵发性胸中窒闷，难以忍受之感，心电图呈冠状动脉供血不足。曾用潘生丁、瓜蒌薤白汤等稍有缓解，但屡次复发，舌质紫暗，苔白，脉沉迟，自诉每于生气或劳累时发病。辨证属心血瘀阻，气机不畅，治以活血化瘀法，投前方加薤白、桂枝以通心阳，服药 6 剂后，胸闷大减，诸症明显减轻。守法用上方略有加减，连服药 40 余剂，心电图恢复正常，诸症消失而病情稳定，随访半年，一直未复发。

肺源性心脏病多合并感染，痰热蕴蓄气逆，导致血行瘀滞，酿成痰瘀阻塞为患，临床表现胸闷气喘，咳嗽痰稠黏不易咳出，常出现心衰症状，口唇青紫，舌紫暗，肝肿大等。此时单用清热化痰，效多不显，应用本方，活血疏郁，合清肺化痰，疗效较佳。活血化瘀可调整心血运行功能及降低血液黏度，改善和促进血液循环，增加肺血流量和心肌供血，故用于肺心病心衰有良好疗效。本方亦可用于治疗脑动脉硬化、腔隙性脑梗死、高脂血症，临床见头昏健忘，心烦易怒等属气滞血瘀者。如治张某，男，53 岁，西医诊断为脑动脉硬化，高脂血症，曾静脉滴注维脑路通及胞二磷胆碱等，用后头胀更甚，心烦。延中医治疗，见其形体较胖，外观健康，面色红润，主诉头昏头胀，健忘嗜睡，脑 CT 诊为轻度脑萎缩。观其舌下静脉青紫，脉沉滑有力，血压正常。投以本方加菊花 15g，草决明 15g，沙蒺藜 15g，桑叶 15g。连服 10 剂，头昏明显减轻。继以上方治疗半月，头已不昏，心烦消失，精神转佳，诸症消失，随访半年未复发。

2. 气滞痰湿阻络证

心与脾为母子关系，心气虚则影响脾之运化，脾与胃相表里，脾胃功能失调则痰湿内生，胃气不和而上逆，痰湿与气逆交织，影响络脉通畅，形成冠心病又一证型。《金匮要略》“胸痹，胸中气塞短气，茯苓杏仁甘草汤主之，橘枳姜汤亦主之。”橘皮、枳实、生姜、茯苓、杏仁皆为和胃化痰下气之药，以之治疗此类冠心病当为适宜。本证与胸阳痹阻病机同中有异，胸阳痹阻在心肺，如“胸痹之病喘息欬唾，胸背痛，短气，寸口脉沉而退，关上小紧数……”。喘息欬唾、胸背痛乃肺痹、心痹之证，本证则由心涉及脾胃，其临床表现特征多伴有消化道症状，如恶心吐逆，心绞痛发作时气憋欲吐，伴有气上逆攻冲，舌体胖大，苔白腻，体质多肥胖，多痰，头晕，心悸等，宜和胃化痰通络法治疗，用加味温胆汤。方药组成：半夏 20g，陈皮 15g，茯苓 20g，甘草 15g，竹茹 15g，枳实 15g，石菖蒲 15g，生姜 15g，郁金 10g，杏仁 15g。

本方特点是心胃同治，温胆汤具有和胃化痰，降逆和中之作用，郁金、菖蒲开郁通络，杏仁利肺降气，生姜温中。如见舌质红、手足心热等阴虚证，可加入石斛、五味子、麦冬等滋养胃阴之品，如见畏寒、手足冷、便溏等脾阳虚证，可加入白术、肉桂等健脾温中之品。

冠心病此证型，临床并不罕见，极易与胃病相混，误诊为胃病者颇多，遇到这种情况，必须详加诊察，首先要考虑做心电图，以排除是否心绞痛，以免误诊误治。

病案 10：吴某，59 岁，男，干部，1999 年 11 月 2 日初诊。

经某医院确诊冠心病，胸闷短气，发作时则心窝部气憋，攻冲作痛，呕恶。曾在外地某医院治疗无效，来哈经确诊冠心病后给予丹参注射液、心痛定、鲁南欣康等，效不显，来中医就诊。除上述症状外，食纳极差，食量稍多则心窝部胀痛，呕恶，舌苔白腻，脉象沉缓，辨证为气郁痰湿阻滞，宜疏郁化痰通络法：半夏20g，陈皮15g，茯苓15g，石菖蒲15g，郁金10g，枳实15g，甘草10g，党参15g，香附15g，川芎15g，苍术15g，神曲15g，竹茹15g，川连10g，生姜10g，水煎日2次服。

11月16日复诊：服药14剂，胃脘胀痛大减，气逆上冲明显减弱，次数减少，自感胸中宽畅舒适，嘱继服此方。

12月3日复诊：上述症状基本消失，舌苔薄润，脉象缓，心电图复查供血不全已明显好转，但T波略低平，较前缓解。

据张琪教授临床观察，冠心病其病因病机与饮食失节、醇酒厚味无度、脾胃损伤有关。脾胃失调，运化功能失司，气逆津液不能敷布，聚而生痰，痰浊瘀阻，随气升降，在肺则咳，在胃则呕，阻碍清阳则头眩，在心则悸动，在背则冷，在胁则胀等。前人认为善治痰者，不治痰而治气，气行则一身津液随气顺，则痰自消也。当然，控制饮食，也是更为重要的环节。本方温胆汤加顺气之药意即在此。如症见连连呕呃、胸满胁胀、心悸等，皆是气滞痰郁作祟，本方中枳实、竹茹、陈皮、菖蒲、郁金、香附皆疏郁理气之药，半夏辛温化痰，茯苓养心淡渗除湿，甘草和中，生姜温中降逆，稍佐党参益气以防伤正，诸药配伍为治气郁痰湿阻络之有效方剂。

从心肝辨治神志病

心主神志，故神志之病多责于心。神志病可分为虚实两大类，发病又常与其他脏腑相关，尤其与肝、胆相关者多见，虚实寒热亦多相互错杂出现。仅将张琪教授近年来运用心肝辨证治疗神志病的经验，总结如下。

一、心胆气虚证，治以补心气益肝胆

心主神志，胆主决断，《素问·灵兰秘典论》谓“心者，君主之官，神明出焉”，又谓“胆者，中正之官，决断出焉”，精神、意识、思维活动总属于心，判断事务，做出决断又取决于胆，说明心和胆在精神情志活动上的密切关系。若心胆气虚，则神志出现异常，如不寐、噩梦纷纭、惊惕不安、气短倦怠、舌质淡、脉沉细等，以补心气为主，辅以益肝胆，宁神益志之品，多能取效和治愈。张琪教授常用加味珍珠母汤治疗，方药组成：人参 15g，珍珠母 20g，当归 15g，白芍 15g，生龙骨 20g，酸枣仁 20g，柏子仁 15g，五味子 15g，茯神 15g，生赭石 20g。

张琪教授用此方治疗此类病颇效。原方谓治肝虚邪袭，卧则魂不安而惊悸，实际是心气虚，肝血亏耗，卧则血不能归而惊悸，本方人参益心气，当归、白芍补血柔肝，珍珠母、生赭石、生龙骨镇潜摄纳，酸枣仁、柏子仁、茯神养心安神，心与肝胆同治，其效甚佳。

病案 1：段某，女，19 岁，学生，2000 年 11 月 12 日

初诊。

因学习紧张，智力较差，成绩不佳，精神抑郁，心情苦闷，日久遂得此病，睡眠不实，多梦易醒，噩梦纷扰，惊恐心悸，幻觉如有异物状，久治不愈而辍学，求治于张老。此属心胆气虚，肝血亏耗，魂不得藏，故夜噩梦，如见异物而惊醒。宜养心益肝胆法，拟方：珍珠母 30g，龙骨 20g，石菖蒲 15g，酸枣仁 20g，远志 15g，生地 15g，当归 20g，党参 20g，白芍 15g，生赭石 30g，柏子仁 20g，川芎 15g，龟板 20g，甘草 15g，水煎日 2 次服。

连服此方 28 剂，能入睡，梦大减，幻觉消失，无惊悸恐惧感，精神愉快，诸症均愈而恢复入校学习。远期复诊，疗效巩固。

二、心气虚肝郁证，治以疏泄肝胆养心宁神

心藏神，主血脉，肝喜条达，主疏泄。肝的疏泄条达正常，则气血和顺，血脉通调，运行无阻，心神疏畅，说明心与肝之功能相互关联。反之肝的疏泄功能失常，则气机失调而郁滞，临床表现抑郁不乐，多疑善怒，心烦不宁，心悸怔忡，胸闷胁胀，或胁肋痛等。病机为肝气郁，心气虚。以肝主疏泄，在志为怒，肝气郁而不达，则心烦易怒，胸满胁肋痛，善太息，抑郁不乐。肝以阴为体，阳为用，肝郁则易化火伤阴，出现口苦、咽干、心烦不宁。心藏神，心气虚，则神气浮越，重则不守舍，出现惊悸不寐等证。二脏一是肝气郁，一是心气虚，虚与实夹杂，为神志病多见之证，张琪教授以柴胡加龙骨牡蛎汤化裁，治疗此类病，常随手奏效。

该方用柴胡、黄芩、大黄以疏泄肝胆郁热，又用人参、大枣、龙骨、牡蛎以补心气敛神、镇惊，复用桂枝、半夏、

生姜以温阳化痰利湿，虚实寒热兼顾，配伍严谨，切中病机，令人叹服。

病案2：孙某，男，44岁，某公司经理，2000年5月6日初诊。

一年余睡眠不佳，噩梦纷扰，头昏胀，终日惊悸不宁，心烦焦虑，口干苦，舌红少苔，脉弦数，辨证心气虚，肝胆郁热，宜疏泄肝胆，养心宁神法。拟方：柴胡20g，龙骨20g，牡蛎20g，半夏15g，黄芩10g，大黄7g，太子参20g，生地20g，寸冬15g，柏子仁20g，石菖蒲15g，炒枣仁20g，桂枝10g，茯神20g，远志15g，夜交藤30g，甘草15g，水煎日2次服。

6月11日二诊：服药21剂，睡眠明显好转，焦虑惊悸均大好，继以上方增减治疗：柴胡20g，龙骨20g，牡蛎20g，半夏15g，黄芩10g，生地20g，寸冬15g，柏子仁20g，远志15g，石菖蒲15g，太子参20g，桂枝10g，枣仁20g，珍珠母30g，夜交藤30g，甘草15g，大黄7g，水煎日2次服。

7月1日三诊：继服上方14剂，睡眠好转，精神大好，恐惧感消除，体力增强，脉象缓，舌转淡红，苔薄润，继以上方调治而愈。

按：此患者患病一年余，精神抑郁，心情苦闷，心烦焦虑，惊悸不宁，夜梦纷扰，不能工作，属心气虚，肝胆郁热，用柴胡加龙骨牡蛎汤酌加养心安神之品，前后共服四十余剂而愈，现已上班一年余，精神状态一直良好。

病案3：王某，男，44岁，某企业干部，1998年8月27日初诊。

患者在公司担任领导，终日操劳不得休息，日久遂罹此病，心悸怔忡不宁，自感心似在胸中悬荡，烦乱难忍，恐惧感，睡眠不实，多梦，胸满气短，自汗出，舌苔白干，舌质紫，脉象数有力，心率120次/分，曾经京哈各医院系统检查，心脏无异常，经治疗不效，来门诊治疗。

辨证为肝气郁不疏，化热伤阴，心气虚，神气浮越，治宜疏肝气之郁，补心气之虚，滋阴宁神镇潜法。拟方：柴胡15g，半夏15g，黄芩15g，龙骨20g，牡蛎20g，大黄7.5g，桂枝15g，人参15g，生地15g，寸冬15g，五味子15g，茯神20g，石菖蒲15g，远志15g，珍珠母30g，生赭石30g，炒枣仁20g，甘草15g，水煎日2次服。

9月4日二诊：服上方7剂，心悬荡大好，心悸亦减，精神稍好，仍睡眠不实多梦，头额出汗，稍遇事紧张则加重，脉象数而渐缓，上方加龟板20g，继服7剂复诊：心悸大减，悬荡感已除，未再出现，精神体力均较前增强，汗亦减少，睡眠好转，仍多梦，不能适应内外环境，稍遇不顺心事，即心怯紧张，心悸汗出。

10月23日复诊：继服上方21剂，前症基本消除，唯仍怕事纷扰，每日晚6～7时出现心悸怔忡，约数分钟即逝。“心为君主之官”，考虑此乃心气虚未全复之故，当在原方基础上加重补心气之品，拟方：甘草30g，小麦30g，红枣5枚，龙骨20g，牡蛎20g，珍珠母30g，赭石30g，茯神20g，远志15g，石菖蒲15g，炒枣仁20g，柏子仁20g，夜交藤30g，五味子15g，人参15g，桂枝15g，柴胡15g，文军7.5g，川连10g，水煎日2次服。

11月6日复诊：又服上方15剂，诸症皆未出现，精神好，全身有力，睡眠7小时，梦已减少，恐惧感已无，能适应一般事务，已上班1月余，脉象缓，舌转淡红，遂痊愈。

按：本案以心悸怔忡，心悬心荡，惊悸不寐为主症1年余，不能工作，曾经在某医院住院系统检查无结果，诊为“植物神经功能紊乱”，经治无效，来中医治疗，辨证病位在心肝二经，心之气阴亏耗，则心悸怔忡，神无所依，肝气郁而不达，失于疏泄，则魂不得藏，卧则不寐，多梦纷纭，心肝俱为牡脏，营阴亏耗，阳气浮越，不得潜藏，故呈现胸中悬荡、惊悸不宁、神无所主等候。舌质红，苔白少津，脉象数，结合上述症状，辨证乃属心气阴亏耗，肝郁化热上亢之证，二者一虚一实交织，故曾用多种中西药皆未对症，治疗以疏泄肝气之亢逆，益心气养阴，镇摄以宁神，补与泄、散与敛相反相成，经过治疗而痊愈。

二方加入甘麦大枣汤以增补心气之功，原方治“妇人脏躁，悲伤欲哭，数欠伸”。张琪教授用于治疗心气虚之失眠颇效，功能养心安神，和中缓急，药虽平淡而确有卓效。

三、心肝郁热证，治以清肝泻火养心安神

除上述心气虚，肝气实证治外，尚有心肝郁热证。心藏神，肝在志为怒，心火盛，肝气郁热，出现心中炽热失眠，心悸怔忡不宁，肝火燔灼，常见目赤颧赤，痉厥狂躁，多怒烦躁不寐等，张景岳谓“肝火多见于郁怒伤肝，气逆动火，炽热胁痛”等，种种见症不胜枚举。心为肝之子，心肝火盛，相互肆虐，既要清肝火，又要泻心，所谓实则泻其子。张老近治一极重之神经强迫症，用此法获效。

病案4：李某，女，65岁，退休干部，1998年11月16日初诊。

2年前患神经强迫症经张老治愈，本年9月因暴怒犯病，曾自用张老前方20余剂不效。家住外地，与其家人来哈就医，症状表情淡漠，苦闷状，情绪不稳，悲观失望，惊悸失

眠，服舒乐安定4片，始能蒙胧入睡3～4小时，多梦幻想，终日痛苦，不能自拔，自感病已陷入绝境，无痊愈之望，对治疗失去信心。张老开始以安神养心之剂，二次复诊，又以温胆汤加味主治均无效，后去深圳疗养、去广州就医均无效，本次又来哈求治。观其神志呆板，沉默不语，面色暗无光泽，舌红，苔白燥，脉象弦滑，重按有力，询其大便秘结不通，小便黄赤。综合分析，得之于暴怒，不得发泄，精神恍惚，此乃五志过极，肝郁化火，津液遇热酿成痰浊，扰于心神，《赤水玄珠》所谓“火郁”“木郁”。不宁则郁，郁则不达，因予疏畅气机，清泄肝火，涤痰安神法治疗。拟方：川芎15g，苍术15g，香附20g，郁金15g，川连15g，黄芩15g，大黄10g，山栀15g，生地20g，玄参15g，麦冬20g，石菖蒲15g，远志15g，炒枣仁20g，胆星15g，竹茹15g，橘红15g，半夏15g，茯苓15g，甘草15g，水煎日2次服。

11月24日二诊：服药7剂，大便日行1～2次，下黏秽便，色污奇臭，睡眠明显好转，精神苦闷大减，来诊时面露笑容，情绪有一定程度稳定，多疑幻想亦有好转，患者对治疗有了信心，自感有痊愈之望。继以上方化裁调治，拟方：川连15g，黄芩15g，大黄10g，栀子15g，礞石20g，沉香10g，郁金15g，柴胡15g，石菖蒲15g，胆星15g，远志15g，半夏15g，香附15g，生地20g，麦冬20g，玄参20g，炒枣仁20g，百合20g，白芍20g，茯神15g，水煎日2次服。

12月10日复诊：服上方7剂，大便日1次，大便污秽转黄，精神苦闷及心烦不宁、悲观、恐惧、多疑、幻想皆顿除，精神一如常人，舌红转浅，脉象亦转缓，嘱继服上方以巩固。

1998年1月7日复诊，诸症皆愈，未再复发，一如常人，嘱其戒怒，保持心态乐观，迄今二年余一直很好。

按：张琪教授治此类病，辨证多见肝气郁、心气虚证，喜用柴胡加龙骨牡蛎汤、甘麦大枣汤、百合地黄汤等方配合化裁，应用疗效甚佳。本案患者亦曾用过20余剂，未见好转。在总结前法无效的基础上，考虑仍属辨证未能中肯。审证求因，患者得之暴怒，肝郁化火伤阴，见舌红少苔，大便秘，小便赤，脉象弦滑实，则属热邪内郁不得外泄，津液遇热化成痰浊，气郁、痰浊、热邪交织，郁而不得外达，扰于心神，故表现以上一系列症状，治疗以大黄、黄连、黄芩、栀子苦寒泻心火，香附、柴胡、郁金、沉香疏散气郁，胆星、半夏、礞石、石菖蒲化痰浊开窍，远志、枣仁、茯神养心安神，热炽伤阴，复用生地黄、麦门冬、玄参、百合、白芍以滋养阴液，针对病机组方从四方面入手，药味繁多，但配伍严谨，服药后大便畅通，下污秽黏液便甚多，遂之心情舒畅，烦躁不宁等症顿除而愈。

四、心气阴两虚痰瘀互结证，治以养心疏肝活血化痰

心气阴两虚，肝气血郁滞，痰浊郁火内扰心神，则神明受阻，气血不能通调，出现神志异常。前人分为癫、狂、痫三病，又谓“重阳则狂，重阴则癫”。阴阳乃相对而言，癫证绝非阴证，如《灵枢·癫狂》论“癫始生，先不乐，头重痛，貌举目赤，甚作极，已而烦心”。目赤烦心，头重痛，皆非阴证。癫证特征为精神抑郁，表情淡漠，沉默痴呆，语无伦次，静而少动，乃针对狂证躁扰不宁、打骂、动而多

怒、精神亢奋等，故癫证并非阴证。张琪教授临床观察癫证多见心气虚，肝气实，痰浊瘀血，火热扰于心神所致。

病案5：于某，女，23岁，工人，1998年5月15日初诊。

病因情志不遂，日久不解，遂致失眠，阵喜笑不休，阵又发怒不能控制。在哈市专科医院诊断为精神分裂症，用冬眠灵、卡马西平收到一定的催眠效果，但日久又不能入睡，症状逐渐加重，医院用前药加大剂量亦无效，家属甚为忧虑，由其父携同来门诊就医，除其父代述以上症状外，观其神志呆板，苦闷表情，默默不语，舌体胖大，质紫暗有瘀斑，苔白腻，脉象滑有力。辨证为心气虚，肝气郁血瘀，痰浊扰于神明，治宜养心疏肝，活血化痰浊法，拟方：小麦20g，甘草25g，红枣5枚，百合20g，生地20g，枣仁30g，香附20g，青皮15g，柴胡15g，半夏20g，陈皮15g，苏子25g，赤芍20g，胆星15g，郁金15g，石菖蒲15g，大黄10g，水煎日2次服。

6月8日至6月22日2次复诊，共服上方28剂，睡眠明显改善，能入睡，一夜8小时，但有时多梦，心烦不宁，无端喜笑及愤怒近二周未出现，精神状态稳定，现头昏，记忆力差，舌苔薄，质稍紫，瘀斑已无，嘱继服用上方不变，以求进一步巩固疗效。

7月8日复诊：继服上方14剂，睡眠佳，不用安眠药能入睡，一夜7～8小时，精神稳定，自述一切症状均消失，家属为求巩固，又来复诊。

按：本例西医诊断为精神分裂症，中医属于癫证，如思维障碍，情感淡漠，无端自笑与愤怒不能控制，伴失眠多梦，烦躁不宁等，用西药冬眠灵、卡马西平初服有效，继则无效，据其证脉分析病在心肝二经，心气阴两虚，肝气血郁滞，痰热内扰，治疗双补气阴以宁心，疏气活血，清泄痰热，以调达肝气之郁，旨在使痰热除，气血调畅，心气复，肝气疏，则神自归舍而安。

《内经》谓“心藏神”，“神有余则笑不休”。张琪教授体会，神有余，系指邪气盛，即痰浊瘀血类扰于神明，非生理之正常有余。本病例之阵笑不休，乃为痰浊扰于心神，阵愤怒不能自控，为肝郁气血不能调畅。二者脏腑相关，内涵相互影响，不能孤立看待。

病案6：刘某，男，19岁，学生，1997年7月3日初诊。

该患者住黑龙江省佳木斯市，系高三毕业生，成绩优良，曾获黑龙江省高中化学奥林匹克竞赛第二名，荣获全国竞赛三等奖，被天津南开大学免试录取，因未获初衷（入清华大学），郁闷忧思过度，不幸罹患神志异常症，经哈市专科医院诊断为“神经强迫症”，多处求医，服中西药均未见效，本人及家长十分忧虑，经介绍来门诊求治。

患者神情呆滞，思维混乱，偏执甚重，不能自拔，沉默不语，表情淡漠，苦闷、失落感明显，对入学失去信心，舌苔白厚，脉弦滑。审证求因，病得之于所欲未遂，思虑过度伤心脾，心脾气虚。肝气失于条达，气滞血瘀，为虚中夹瘀之证。治疗一方面疏气活血，化痰开窍，另一方面益气阴，养心脾。拟方：川芎15g，苍术15g，焦栀子15g，神曲15g，香附20g，郁金20g，石菖蒲15g，半夏15g，桃仁30g，柴胡20g，苏子15g，甘草25g，小麦50g，红枣10枚，百合30g，生地20g，水煎日2次服。

8月6日二诊：服上方7剂，自觉症状稍有减轻，上述症状均存在，但皆稍轻，表情呆板稍好，尤以对话条理化有明显好转，仍用前方加胆南星 15g 治之。

8 月 13 日三诊：继服上方 7 剂，心烦乱、偏执、悲观失落感均大见好转，面带笑容，自感9月1日可以报到上学，有了信心。再以上方化裁：石菖蒲 15g，郁金 15g，桃仁 30g，赤芍 20g，半夏 20g，胆星 15g，山栀 15g，香附 20g，苏子 20g，柴胡 20g，生地 20g，百合 30g，甘草 30g，小麦 50g，大枣 10 枚，水煎日 2 次服。

服上方 7 剂，患者自述诸症趋于消除，仍有轻微思维混乱，患者对入学有了信心，于本年 9 月 1 日携带 1 个月药（经本院煎好密封）在学校服之，以冀根除，患者在学校曾 2 次来信谓上述症状基本消除，据述开始几天上课不能投入，经过几天后渐能适应正常学习进度。

1998 年 7 月 22 日暑假来哈复诊，据称学习已适应，且成绩较好，病已痊愈。

按：本病例中医诊断为郁证，西医诊断为强迫症，得之于所欲未遂，忧虑成疾。病因病机为忧思过度伤心脾，心脾气阴两虚；其次肝气失于条达，气机不畅导致气滞痰郁血瘀，为虚中夹瘀之证。治疗一面疏气活血化痰，以条达肝气之郁；一面又须补养心脾，宁神益志。前者用癫狂梦醒汤、越鞠丸化裁，后者用甘麦大枣汤、百合地黄汤以益心脾气阴，胆南星、石菖蒲、郁金开窍化痰。药味组成均针对病机有的放矢，药味多，配伍严谨不滥，为大方复方之特点。仅 3 次复诊，服药 20 余剂，强迫偏执诸症大见好转，从而树立了学习的信心，能按期入学，在学校继续服药，直至痊愈，可见中医药治疗之效。

五、心火亢盛痰热内扰证，治以泄热化痰开郁通窍

心火亢盛，痰火内扰神明，多见于狂证。由于痰热闭塞心窍，呈现精神亢奋，躁狂不宁，骂詈不避亲疏，甚至登高而歌，弃衣而走，其力倍于平时，脉象多见滑实有力，舌苔燥或薄黄。治宜泄热化痰开郁法。

病案7：张某，女，38岁，工人，1996年4月12日初诊。

因与丈夫口角，惊吓气愤中致精神失常，语无伦次，骂人毁物，通宵不寐，欲出外奔走，手足心热，头额痛，大便秘数日不行，小便赤，舌苔白厚少津，脉弦滑数，经哈市专科医院诊为精神分裂症，经治效不显，来中医就诊。证脉分析为气郁生痰，志极动火，痰热内结，扰于神明，神不归舍，遂致狂证。宜泄热化痰，开郁通窍法，拟方：青礞石25g，大黄25g，黄芩15g，沉香15g，广木香10g，石菖蒲15g，郁金15g，半夏20g，槟榔20g，元明粉15g另行冲服，水煎日2次服。

4月15日二诊：4月12日当夜服1剂，次日晨腹泻2次，所下稠黏，粪便奇臭，小便色黄，患者意识稍转清，似稳定。继续给药3剂后，患者泻下数次，所下皆黏秽便，污黑转黄，患者意识转清醒，语言恢复正常，唯有胃脘不适，纳差，全身乏力，欲睡，舌苔薄白，脉沉滑，继以和胃化痰调治而愈。

按：本病例属于狂证，西医诊为精神分裂症，中医诊为狂证，系因五志过极，痰火壅盛，蒙闭心窍，神不守舍，以精神亢奋，狂躁不安，打骂不避亲疏，以阳盛为特征，所谓

"重阳则狂"。《素问·至真要大论》谓"诸躁狂越，皆属于火"。张琪教授临床观察此证甚多，其狂躁怒骂，其力倍于平时，曾遇一狂证患者乘出租车来门诊途中，竟用力把车捣毁；另外还有一患者逾垣上屋，竟把板棚捣毁，可见其力强大超越平时。张琪教授治疗此证喜用礞石滚痰丸方增味，加玄明粉，协同大黄以泄壅结之热，青礞石为逐顽痰之要药，以除顽痰著称，沉香、木香疏气开郁，石菖蒲、郁金、槟榔开窍豁痰，诸药合用，具有泄热逐痰，开郁通窍之功，故用于狂病属痰热扰于神明者有较好疗效。

内科疾病从脾胃论治的经验

脾与胃相表里，《内经》谓为仓廪之官，二者在生理上既有合作又有分工，如胃主受纳腐熟，脾主运化水谷精微，脾主升清，胃主降浊，一升一降共同完成饮食的消化吸收与输布。此外，脾胃又为气血生化之源，故称后天之本，《内经》谓："中焦受气取汁，变化而，赤是为血。"血液的生成与脾胃有密切关系，同时脾又有统血、主四肢、肌肉等功能。从脏象角度脾胃病证治及西医疾病较多，除消化系统外，还包括泌尿、循环、血液等系统的疾病。张琪教授依据脾胃生理病理特点治疗有关上述部分疾病获得较好疗效，积累了丰富的经验，现介绍如下。

一、健脾养胃，须辨别阴阳寒热

脾胃虚弱在慢性胃炎，胃、十二指肠溃疡，消化不良等脾胃病中最为常见，治当健脾养胃。但脾胃虚弱者，或寒重，或热盛，或寒热互结。因此，张琪教授认为：健脾养胃，须辨别阴阳寒热。寒重者治当温阳以散寒，热盛者治当养阴以清热，寒热互结者治当分清寒热。

1. 脾胃虚弱证

脾胃虚弱证，临床表现呈胃脘胀满疼痛，消化不良，大便溏，食少纳呆，四肢乏力，短气倦怠，舌润口和，或舌淡苔白润，脉象沉弱等。治疗以益气健脾为主，方用四君子汤、六君子汤等。四、六君子汤甘温，益气健脾强胃，除湿化痰。张琪教授多用于治疗各种胃肠功能减弱、消化不良等证，方中人参甘温，益气健脾；白术苦温健脾助运化；茯苓淡渗，健脾除湿；甘草和中；半夏、陈皮理气化痰。消化不良可加神曲、麦芽、鸡内金、焦山楂等；泄泻为主宜用参苓白术散等。

病案 1（萎缩性胃炎）：李某，女，62 岁，2000 年 6 月初诊。

一年来食欲不振，进食后胃脘胀满，空腹则胃脘舒，不能食物，嗳气恶心，经胃镜检查为“萎缩性胃炎”，几经治疗无效，门诊就诊。验其舌白苔腐，脉象沉，结合以上症状，辨证为脾胃虚弱，消化不良，多因饮食失节，脾失健运，胃失和降，因而消化迟滞，宜健脾和胃治疗。处方：太子参 15g，白术 15g，茯苓 15g，神曲 15g，麦芽 30g，山楂 15g，莱菔子 15g，鸡内金 20g，陈皮 15g，紫苏 15g，甘草 15g。

连服此方 20 剂，食欲增进，胃脘胀满消除，大便日 1 行，诸症痊愈，未做胃镜复查，但体重增加 1.5kg，面色转润，精神体力均有所恢复。

按：此方即四君子汤加神曲、麦芽、山楂、鸡内金助消化之剂，消补兼施法，治疗取得好的疗效。

另按：六君子汤加当归、白芍，命名归芍六君子汤。张琪教授常用此方治疗肾功不全贫血及其他类贫血病有一定疗效，取六君子汤补脾胃气虚，当归、白芍养血柔肝以利脾胃之生化，气血双补，气味中和不燥不柔，相互调济，共收疗效。

2. 脾胃虚寒证

脾胃虚寒证，临床表现呈脘腹胀满，食少纳呆，或胃脘痛，泛酸，或口吐清涎多唾，舌滑润者。用六君子汤加公丁香、砂仁、炮姜以温脾阳，此类脾胃虚寒症常见于慢性胃炎，胃、十二指肠溃疡等病，只要辨证属于虚寒，用之无不收效。

病案2（十二指肠球部溃疡）：郑某，男，25岁，学生，1995年8月15日初诊。

自述胃脘痛一年余，经胃镜检查诊断“十二指肠球部溃疡”，经治效不明显。现在症状：胃脘痛，喜按喜暖，发作时以手按及热水袋熨之痛稍缓解，空腹时较重，食后稍缓解，痛时泛清水，全身乏力，大便溏，日1～2次，无潜血，舌滑润，脉象沉迟，此属脾胃虚寒证，宜健脾胃温中之剂。处方：党参15g，白术20g，茯苓15g，甘草15g，半夏15g，陈皮15g，公丁香10g，砂仁15g，干姜10g，紫苏10g。

9月2日复诊，服上方21剂，脘已不痛，未泛清水，大便日1次，成条不溏，食欲增进，全身有力，面色转润，停药观察，2个月后，经胃镜复查，溃疡愈合而痊愈。

病案3（消化不良）：吴某，男，47岁，2001年5月初诊。

胃脘胀满，食少纳呆，大便溏，日 1 ~ 2 次，稍食凉物即胃脘隐痛，检查未见器质性病变，脉象沉，舌苔白滑。由于长期消化不良，食纳减少，体质消瘦，面白体倦乏力，予以六君子汤加公丁香 10g，砂仁 10g，生姜 10g，服药后食纳增，胃脘胀满减轻，大便日 1 次呈条状，连续服药治疗而愈。

按：张琪教授认为：健脾胃，温阳不宜过猛，宜从小量开始，如公丁香、砂仁、干姜等温阳之品，初用 10g 即可，如此徐徐收功多能治愈。

另按：脾胃虚寒证见脘腹胀满疼痛，呕吐，泄泻，或寒邪凝聚，气化失司，腹胀满，呕逆不能饮食，或四肢厥逆，吐涎沫，舌苔白滑，脉象沉紧或沉迟，当用理中丸温脾胃治疗，吴茱萸汤亦为治脾胃虚寒之有效方剂，《伤寒论》“有食谷欲呕，属阳明之证。”吴茱萸汤温脾胃散寒湿，为治慢性胃炎、肠炎属虚寒者的有效方剂。《金匮要略》之附子粳米汤治“腹中寒气，雷鸣切痛，胸胁逆满呕吐”，方用附子、半夏、甘草、大枣、粳米。此方为治疗脾胃虚寒之有效方剂，临床特征腹痛喜按，喜温，肠鸣上逆，胸胁满，呕吐清涎，脉弦缓，舌苔白滑，张琪教授屡用此方而收效。

病案 4：许某，女，21 岁，2001 年 10 月初诊。

腹中雷鸣绞痛上攻，胸胁胀满，呕吐涎沫，舌白苔滑，手足厥冷，不能进食，食后则痛胀益甚，经用中西药治疗一年余，无明显疗效。辨证为脾胃虚寒，处方：附子 25g，半夏 20g，甘草 15g，大枣 5 枚，粳米 25g，生姜 20g，砂仁 15g。

服药 7 剂腹痛肠鸣大减，连服药 20 余剂痊愈。1 年后来复诊，自述饮食均佳，但仍不敢食凉物，食后即胀，体重增加 3kg，嘱其注意饮食规律，防止暴饮暴食以善后。

按：附子与半夏合用，药局投药每每提出疑问，以乌头与半夏相反。实际不仅用之无任何副作用，且用之其效更佳，因附子散寒温中，寒气散则阴霾自消，半夏降气相辅相成，具有他药不可替代的疗效。临床观察凡慢性胃炎、溃疡病、胃肠痉挛属于虚寒者，此方效如桴鼓。

3. 脾胃阴亏证

脾与胃以膜相连，《内经》谓："脾气不濡，胃气乃厚"。有属素体禀赋阴亏者，有属于热炽伤阴者，呈现脾胃阴虚证。脾与胃相表里，脾胃阴虚，虽有区分，又有联系，临证观察，脾阴虚多见纳食减少，口干，腹胀，大便秘，如《伤寒论》之脾约证；胃阴虚则多呈现胃脘隐痛，饥不欲食，口干，纳呆，干呕，呃逆，舌红少津，脉细数或胃中嘈杂，五心烦热等，多由胃热伤阴，宜在滋养胃阴之品中稍辅以清热之品。张琪教授治疗脾胃阴虚证，常用如下三方。

（1）加味甘露饮（自拟方）

生地 15g，茵陈 15g，枳壳 15g，枇杷叶 15g，石斛 20g，麦冬 15g，黄芩 10g，炒麦芽 20g，鸡内金 15g，百合 15g，白芍 15g，甘草 15g。

此方以滋养胃阴为主。然胃阴亏耗，多由胃热耗伤，故用黄芩、茵陈苦寒清热；芍药、甘草酸甘化阴，并与石斛、麦冬、生地、百合等滋养胃阴之品相互协同，其效益彰；又加麦芽、内金开胃资助运化，且防甘寒碍脾，为治胃阴不足之良方。

（2）地芍止痛饮（自拟方）

生地 20g，公丁香 5g，陈皮 15g，枳壳 15g，川朴 15g，石斛 15g，麦冬 15g，白芍 20g，甘草 15g。

此方治疗胃阴亏耗之胃脘痛颇有效，方用生地黄滋养胃阴为主，辅以石斛、麦冬增强养胃益阴之功，少佐公丁香芳香醒脾胃，使其滋而不腻；芍药、甘草酸甘化阴，缓急止痛，厚朴、枳壳、陈皮理气和胃，全方具有滋阴养胃理气止痛之功，治疗胃炎，胃、十二指肠溃疡，胃脘痛，证见舌红少苔，或无苔，手足心热，脉细或细数等均可用之。

（3）益胃汤（叶天士方）

沙参、麦门冬、生地黄、冰糖、炒玉竹各20g。

治胃阴受损，以生地、麦冬甘寒柔润之品，所谓“阳明燥土得阴自安”（《临证指南医案》）。柔润之品使胃气息息下行，通降和胃，亦为治胃阴亏耗之佳方。

病案5（萎缩性胃炎）：刘某，男，67岁，2001年3月15日初诊。

胃脘胀满，食后益甚，大便不爽二年余，经哈医大胃镜检查诊为萎缩性胃炎，经治无明显效果，又去外地治疗无效，来门诊求治。观其体质消瘦，体重53kg，食欲不佳，食后胃脘胀满，大便不畅，舌红无苔，脉象弦无力，此属胃阴亏耗，气滞不畅，消化功能减弱之证，宜养胃阴为主，辅以疏郁助消化之品治疗。处方：生地20g，寸冬15g，石斛20g，百合20g，白芍15g，陈皮15g，枳壳15g，鸡内金15g，神曲15g，麦芽30g，山楂15g，川朴15g，槟榔15g，甘草15g。

4月10日二诊：服药14剂，胃脘胀满大轻，食欲亦大好，大便通畅，舌红稍润，脉弦，此胃阴渐复，气郁得疏，消化功能亦增，继以上方不变。

5月14日三诊：服上方21剂，饮食大好，食后胃脘一般不感胀满，但食过多则感胀，大便通畅成形，消化功能大好，体重增1kg，精神体力均好，继以上方化裁。处方：生地20g，寸冬15g，石斛20g，百合20g，砂仁15g，陈皮15g，鸡内金15g，神曲15g，麦芽30g，山楂15g，川朴15g，槟榔15g，乌药15g，紫苏10g，八月札15g，甘草15g。

4月28日三诊：继服上方14剂，胃胀痛已消除，食欲大增，大便通畅，日1次，舌正红，薄苔，脉缓，嘱继用14剂观察，嘱其注意勿过劳。后随诊经胃镜检查已痊愈。

按：根据此患者舌红无苔少津，大便不爽，口干，体瘦，辨证为胃阴不足，失于濡润，运化迟滞，故食后胀满，当以甘寒，滋养胃阴，然甘寒之药多碍脾之运化，故伍以曲、麦、山楂、鸡内金以助脾运，枳、朴、槟榔以行气快脾，予清润滋养之中又伍以行气助运化之品，合而收功。此患者曾服中药数十剂，未效，皆宗从滋胃阴，或健脾之剂入手。可见，清补又必须伍以助运化之品为佳，于本案可见一斑。

病案6（萎缩性胃炎）：吴某，女，65岁，2001年3月17日初诊。

病一年余，胃脘胀满，食后益甚，两胁胀，唇干，口干，空腹饥饿，上泛黏沫，从口出，大便秘结不爽，2～3天一行，舌质红少津，薄苔，体消瘦，脉象弦。经胃镜检查诊断："萎缩性胃炎，胆汁反流"，辨证为胃热伤阴，脾失濡润，肝郁上逆，治法宜清胃热养阴，疏肝开郁之品。处方：生地15g，百合20g，沙参15g，砂仁15g，石斛15g，寸冬15g，川连10g，柴胡15g，川朴15g，青皮15g，瓜蒌仁15g，半夏10g，大黄7g，内金15g，麦芽30g，神曲15g。

4月3日复诊，服上方胃胀满明显减轻，空腹上泛黏沫未出现，大便日1行，但仍秘不爽，食量仍不能多，多则胀满，口仍干，舌红稍润，两胁胀痛减轻，继以上方化裁治疗。处方：生地 20g，百合 20g，沙参 15g，寸冬 15g，川连 10g，乌药 15g，瓜蒌仁 15g，茵陈 15g，砂仁 15g，川朴 15g，青皮 15g，半夏 15g，大黄 10g，石斛 20g，柴胡 15g，内金 15g，麦芽 30g，神曲 15g，甘草 15g。

4 月 23 日复诊：服上方 14 剂，胃胀满及反酸均除，大便日 1 行通畅，饮食亦佳，每日三餐饭后无不适，舌薄苔，脉象沉滑，继以上方化裁调治以巩固疗效。本年 10 月经胃镜复查，萎缩性胃炎转为浅表性胃炎，从而缓解。

按：此病案与上病案相同，均属脾胃阴虚，但治疗在以滋养脾胃阴分的同时，必须兼顾脾之运化。本病案兼有胆囊炎，胆汁反流，故加曲、麦、内金以助运化，又伍以柴胡、青皮、川朴、乌药、茵陈以疏肝利胆，尤其加入大黄，以泄热通利大便，大便得下，胃气下行，则胆胃症俱遂之而除。

4. 脾胃寒热互结证

脾与胃居于中洲，脾喜燥而恶湿，喜热而恶寒；胃喜润而恶燥，喜清凉而恶浊热；脾主运化，主升清；胃主受纳，主降浊，二者相互为用，为气机升降之枢纽。居中宫，灌四旁，脾胃气机升降正常，则其他脏腑气机升降亦随之而安，反之各个脏腑气机升降紊乱而诸证蜂起。黄坤载谓：“脾升则肾肝亦升，故水木不郁；胃降则心肺亦降，故火金不滞”。说明脾胃气机升降与其他脏腑的气机升降密切相关。仲景之半夏、甘草、生姜三泻心汤，芩连与干姜配伍为辛开苦降合用治疗脾寒与胃热互结之心下痞，脾寒则清阳不升，胃热则浊阴不降，于是清浊混淆而心下痞满作焉。张琪教授用此方治心下痞满诸证及胃脘痛，属脾胃不和，升降失司，见痛、呕、胀满等疗效甚佳。如对胃炎，胃、十二指肠溃疡，胃肠功能紊乱，见舌红苔白、口干苦、胃脘胀痛、泛酸。呕逆者用半夏泻心汤有桴鼓之效，但辨证应注意脾寒胃热轻重之比重，若脾寒甚者，如脘腹遇寒则痛胀加重，或有便溏，可加重干姜用量，亦可酌加公丁香、砂仁温脾祛寒；若胃热偏重，如舌干，口苦臭，胃脘灼热，可加重芩、连用量，亦可酌加胆草，大便秘，尤须用大黄以泻热通便。

病案7（十二指肠球部溃疡）：康某，男，55岁，1989年2月18日初诊。

自述半年来胃脘痛时胃部灼热兼吞酸，痛如刀割样，有时饥饿痛，得进食稍缓解，大便2天一行较秘，舌苔白少津，质红，脉象弦滑，经胃镜检查诊断：十二指肠球部溃疡，辨证为脾胃不和寒热互结之证，宜甘草泻心汤增味，温脾清胃法。处方：甘草20g，川连10g，黄芩15g，干姜7.5g，半夏15g，人参15g，吴茱萸5g，公丁香7.5g，大黄5g。

3月1日复诊：服药8剂，胃脘胀痛灼热吞酸俱消除，大便日1行不秘，自觉胃脘舒适，食欲增进，舌白苔已退，质淡红，脉象沉缓，宗前方增减。处方：甘草20g，川连10g，黄芩15g，干姜7.5g，砂仁15g，人参15g，陈皮15g，公丁香5g，枳壳10g。

3月18日复诊：又服前方10剂胃脘未痛，无自觉症状，3月10日经X线胃透复查，龛影缩小，嘱继服前方观察。

按：此病案十二指肠球部溃疡，属于寒热互结，用甘草泻心汤加公丁香、吴茱萸以温脾寒，加小量大黄协同黄连、黄芩清泻胃热，寒温并用，甘草缓急止痛。二诊因吞酸便秘已解，故去大黄，加砂仁、陈皮温脾和胃，枳壳宽中利气，药后病除而愈。张琪教授常用此方治疗胃、十二指肠溃疡，慢性胃炎，凡辨证属寒热互结脾胃不和者，皆可获效。

二、健脾除满，应分清寒胀热胀

1. 脾胃湿热证

《兰室秘藏》载有中满分消丸（黄连、黄芩、砂仁、厚朴、枳实、半夏、陈皮、泽泻、茯苓、猪苓、干姜、姜黄、人参、白术、知母、甘草），原书谓治中满热胀、鼓胀、水肿。此亦寒热互结之证，但其湿热较重，故多用清热利湿之品，方中用黄芩、黄连苦寒除湿，干姜、厚朴、砂仁辛开温脾，参、术、苓、草、泽泻健脾利湿，半夏、陈皮和胃化湿，依据《内经》“中满者泻之于内”，以辛热散之，以苦泻之，淡渗利之，使上下分消其湿而立方，熔泻心、平胃、四苓于一炉，用分消法利脾胃之枢机，湿热得除，升降和调，则腹胀满蠲除。张琪教授也常用此方治肝病腹水，肾炎、肾病综合征腹水及胃肠功能紊乱之气胀热胀，辨证符合脾胃不和，湿热壅结，升降失调者，皆有良效。

病案 8（肝炎后肝硬化）：冯某，男，40 岁，1998 年 7 月 10 日初诊。

本年 7 月 1 日，由伊春市来哈就诊，腹膨大，腹围 98cm，高度腹水，腹壁静脉曲张，小便不利，大便日 1 行，巩膜及躯干黄染，呕恶不欲食，面色黄暗，五心烦热，口唇紫，舌苔厚腻，脉弦滑，白细胞 3.5×10^9/L，血小板 60×10^9/L，血清白蛋白 30g/L，球蛋白 47g/L，谷丙转氨酶 150U/L，谷草转氨酶 170U/L，总胆红素 55μmol/L，直接胆红素 31.5μmol/L。西医诊断：肝炎后肝硬化，失代偿期（腹水），中医诊断：单腹胀、黄疸，先以茵陈五苓散加味主治。处方：茵陈 50g，白术 30g，泽泻 30g，猪苓 20g，茯苓 40g，桂枝 15g，山栀 20g。

二诊：服药7剂有小效，小便较前略增，约500mL，腹胀满不减，考虑此为脾胃湿热，水邪壅结不行，肝气不得下行，改用中满分消丸为汤剂增味主治。处方：黄芩15g，川连15g，砂仁15g，川朴30g，枳实15g，半夏15g，陈皮15g，知母15g，泽泻20g，干姜15g，茯苓30g，猪苓20g，党参20g，白术30g，姜黄15g，茵陈50g（后下），山栀20g，二丑各20g。

三诊：服药7剂后，小便增至1500mL，腹部见软疏松，继服上方不变。

8月15日四诊：服上方14剂，小便增多，24小时达3000mL，腹部明显见小，胀满大减，有食欲，精神好转，舌苔渐退转薄，前方加槟榔30g继服。

9月2日五诊：服上方14剂，小便一昼夜达3500mL，腹水全消，叩诊已无腹水，食欲转佳，精神大好，躯干及巩膜黄明显见退，烦热亦除，经哈医大二院检查，谷丙转氨酶45 U/L，谷草转氨酶55 U/L，血清白蛋白上升至45 g/L，胆红素37 μmol/L，患者面色转润，舌苔薄，质紫，脉弦，脾大四横指，白细胞4.0×10^9/L，血小板60×10^9/L。医生建议切除脾脏，患者不接受，要求继服中药，继以疏肝健脾活血柔肝软坚清热解毒法。处方：柴胡20g，白芍30g，枳实15g，甘草15g，白术20g，茯苓20g，川朴15g，枳壳15g，砂仁15g，党参20g，茵陈30g，川连10g，山栀15g，大青叶20g，板蓝根20g，炙鳖甲25g，丹参20g，黄芪20g。

患者服上方70余剂，中间稍有加减，经3次检查，肝功全部恢复正常，脾大一横指，厚4.7cm，血小板80×10^9/L，白细胞6.0×10^9/L，后上班，疗效一直巩固。

按：此患者前后基本服用二个方。前方即中满分消丸加味，因脾胃不和，湿热壅结，水蕴不行，治疗分消，清利湿热，平肝气泄腹满，以利脾胃之气机，气机通利则小便畅通，从而使腹水得以消除，肝功亦随之明显好转，可见本方分消法治疗脾胃不和、湿热壅结、升降失调腹水之效。后方则是张琪教授多年来治疗肝炎、肝硬化之有效方，将柔肝理脾、益气软坚、清热解毒、扶正祛邪诸药融为一方，药味虽多，但配伍严谨，用之每获佳效，此患者服70余剂，肝功全部恢复正常，脾大亦明显缩小，从而获得缓解。上班工作7年余，远期疗效亦佳。

病案9（肾病综合征）：张某，女，55岁，1998年10月5日初诊。

患者由黑龙江省海伦市来哈入院，高度腹水，胀满，小便不利，一昼夜300 ~ 400mL，口干苦，恶心不能食物，舌质红苔白腻，脉沉滑稍数，尿蛋白＋＋＋＋，血浆总蛋白38g/L，白蛋白18g/L，血胆固醇10.9mmol/L，甘油三酯2.4mmol/L。诊断：肾病综合征。患者慕名来哈求治，要求中药治疗，在当地曾用速尿等利尿剂未效，据上述证脉辨证为脾胃不和，湿热壅结，升降失司，水不得下，予中满分消丸加味主治。处方：黄芩15g，川连15g，砂仁15g，川朴20g，枳实15g，半夏15g，陈皮15g，泽泻25g，知母15g，茯苓30g，猪苓20g，太子参20g，白术20g，姜黄15g，干姜15g，槟榔20g，车前子30g，二丑各25g，甘草15g。

连服上方14剂，小便增多，一昼夜1500 ~ 2000mL，腹胀减轻，见柔软，下肢肿亦明显见消，能进少量食物，口干苦、呕恶等俱见轻，继用上方不变服之。

11月18日病房查房，继服上方16剂，小便24小时达3500mL以上，浮肿全消，腹胀已除，能进食，精神大好，大便日1～2次，全身感乏力，舌润，脉象沉弱，尿蛋白++，血浆白蛋白略升，其他无变化，继以益气补肾之剂。处方：红参15g，黄芪30g，熟地20g，山萸15g，山药15g，茯苓15g，丹皮15g，泽泻15g，石莲子20g，地骨皮15g，枸杞20g，菟丝子15g，芡实20g，白花蛇舌草30g。

连续服上方30余剂，尿蛋白±～+，血浆白蛋白23g/L，球蛋白22 g/L，有明显好转，继以益气补肾健脾之剂服药30余剂，尿蛋白－～±，血浆蛋白恢复至正常值，脉象沉滑，舌润，病情缓解。

按：本病案为肾病综合征，高度腹水，曾用速尿、强的松等药无明显疗效，辨证按脾湿胃热、湿热壅结治疗，小便通利，浮肿全消，后以益气补肾治疗而缓解。张老治肾病综合征、慢性肾小球肾炎水肿甚多，凡辨证属脾胃湿热壅结，小便不利，用此方皆效。

此外，本方对胃肠功能紊乱之脘腹胀满，中医辨证属脾胃湿热，升降失调者亦有佳效。此方乃从仲景泻心汤衍化而来，辛开与苦降、淡渗利湿并用。泻心汤干姜与芩、连并用只除胃脘胀满，此方则多行气利水之品，故治热胀水肿气胀，东垣引《内经》“中满者泻之于内”，此泻乃指分消之法，与十枣汤、承气类泻实热、逐蓄水不同。

2. 脾胃寒湿证

东垣有寒胀中满分消汤，治中满寒胀寒疝，大小便不通，阴燥，足不收，四肢厥逆，食入反出，下虚中满，腹中寒，心下痞，下焦燥寒沉厥，奔豚不收。组方川乌、泽泻、黄连、人参、青皮、当归、生姜、麻黄、柴胡、干姜、荜澄茄、益智仁、半夏、茯苓、木香、升麻、黄芪、吴萸、厚朴、甘草、蔻仁、黄柏。

本方属辛热散寒法，由21味药组成，药味多，而配伍严谨，疗效甚佳，张琪教授常用以治疗脾胃寒湿壅滞，运化受阻，风寒水湿停蓄不利之肾炎、肾病综合征、胃肠功能紊乱之腹水胀满，只要辨证属于寒湿阻遏，水湿停聚，服药后小便增多，腹胀满消除，有良好疗效。

方中用人参、黄芪补中气健脾，取其补而兼运；川乌、吴茱萸、荜澄茄、干姜、草蔻辛热散寒开郁；益智既温肾又暖脾两擅其功；青皮、陈皮、厚朴疏肝郁泄满；升麻、柴胡升清阳；茯苓、泽泻利湿浊；麻黄宣发透达以通阳气；半夏降逆化痰浊；黄连、黄柏苦寒反佐，予大剂辛热药中少佐苦寒乃温中有凉，防辛热过剂伤阴。全方以辛热散寒为主，辛热散之，复以淡渗利之，甘温补之，苦温泻之，多方分消其邪，又用参芪以扶正，正邪兼顾，以恢复脾胃运化、升清降浊之功能，可见其配伍之妙，令人叹服。

病案10（肾病综合征）：林某，女，30岁，2001年5月8日初诊。

林某入院时，蛋白+++，血清白蛋白低，胆固醇及甘油三酯均高，经用西药激素及速尿利尿剂，腹水不消，其大便和小便不利，腰部腹部俱寒凉，大便不通畅，呕逆清涎，舌白滑，脉沉迟，手脚厥冷，面色皖白，形寒畏冷，综合证脉，当属脾胃寒湿，水湿停蓄不化所致，宜辛热散寒，温脾胃助运化之法：黄芪15g，党参15g，茯苓15g，半夏10g，泽泻15g，川乌15g，厚朴15g，吴萸15g，麻黄15g，荜澄茄10g，干姜15g，木香7g，草蔻10g，升麻10g，柴胡10g，青皮10g，川连10g，川柏10g，益智15g，甘草10g。

初服7剂，小便略增，腹部稍宽松，继服7剂，小便增多至1500mL，原方加槟榔15g继服14剂，小便增至

3000mL 左右，腹胀大减，继续用前方，腹水全消，腹部寒凉感改善而愈，此患者自用中药后未用西药，疗效明显，且远期追踪一直巩固。

按：脾胃寒湿与前述脾胃虚寒，虽均有脾胃虚弱，寒湿内停，但两者仍有一定的区别，脾胃寒湿当属寒湿困脾，治应重在散寒除湿，兼顾健脾；脾胃虚寒乃脾虚湿停，治应重在健脾，兼以除湿。本例属脾胃寒湿，故重在散寒除湿，虽用参芪，但用量较小。

三、健脾补中，宜斟酌升举阳气

脾气主升，脾气不足，则中气下陷，临床可见虚劳内伤、气虚发热、泄泻、眩晕、便秘等病症，多伴有四肢倦怠乏力，不耐过劳，劳则气短喘息，不思饮食，脉沉弱或虚大无力，舌润，亦可见身热心烦，自汗恶寒，头痛口干等，东垣谓：劳役饮食失节伤脾，清阳不升所致。补中益气汤为代表方，健脾补中，举气升阳。

补中益气汤方中人参、黄芪、白术、甘草甘温益气健脾胃，为治疗脾胃内伤之主药，为了增加脾胃阳气之升腾功能，又用柴胡、升麻升阳之品以助脾胃之气上升，所谓脾气升则阴火降。东垣之补中益气汤、升阳益胃汤、升阳除湿汤、补脾胃泻阴火升阳汤、益气聪明汤等，皆在参、芪、术、草、大枣甘温补中之品中辅以柴胡、防风、独活、羌活、葛根、蔓荆子等风药，以升腾阳气，补中有升则脾胃气健而邪气除。张琪教授运用益气升阳法治疗东垣所谓之内伤脾胃，中气不足证；脾胃气虚，阴火发热证；脾胃气虚泄泻证；脾胃气虚清阳不升之眩晕、头痛等证，均有良好的疗效。

1. 虚劳内伤证

中气禀于脾胃，脾胃属于中宫，饥饱劳役伤于脾胃，脾主四肢，故见短气乏力、肢体倦怠、胸痛发热、脉数无力等一系列脾胃气虚不足之症，治当健脾补中益气。

病案11（虚劳内伤证）：屈某，男，37岁，1995年10月11日初诊。

自述一年来气短乏力，倦怠，胸中发热，心烦，肩臂酸沉如负重物，不耐劳动，稍劳即加重，一年来曾发生昏厥数次，经哈市各医院系统检查，脑CT、胸透、心电图等，皆未见异常，来门诊求中医治疗。面色白，语言低微无力，舌滑润，其脉沉弱，辨证为劳役伤脾，气虚下陷，宜补益中气，健脾升阳。处方：黄芪35g，党参20g，升麻10g，柴胡15g，白术20g，陈皮15g，当归15g，五味子15g，花粉10g，甘草15g。

10月29日二诊：服上方7剂，胸已不痛，全身有力，肩背酸痛亦大轻减，患者以为痊愈，又参加劳动，过劳后又胸痛发作，左肩酸痛，少气乏力，胸中热，脉弱舌润。处方：黄芪50g，升麻15g，党参30g，柴胡15g，白术15g，花粉15g，知母15g，桔梗15g，五味子15g，当归20g，甘草15g。

11月10日三诊：服上方10剂，胸痛及气短均明显减轻，全身亦较有力，胸内热感亦减，脉象较前有力，嘱继服上方若干剂。

12月27日四诊：服上方14剂，诸症皆除，全身有力，肩酸胸中痛热均除，饮食增，面色红润，嘱继服10剂以巩固疗效。中后随访此患者已痊愈，照常参加劳动。

按：本例属劳倦内伤，中气不足，清阳不升之证。其辨证要点为气短不能上达，胸肩发热，肩背酸痛，心悸怔忡，倦怠乏力，脉象缓无力等，补中益气汤增减主治，连服药30余剂而痊愈。

2. 内伤发热证

内伤发热，多由过度疲劳，脾气下陷，阳气不敛藏所致，李东垣称其为“阴火”。《脾胃论》谓：“饮食入胃，则气上行，津液与气入于心，贯于肺，充实皮毛，散于百脉，脾禀气于胃，而浇灌四旁，荣养气血者也。今饮食损胃，劳倦伤脾，脾胃虚，则火邪乘之而生大热……”，阐明饮食不节伤胃，劳倦过度伤脾，脾胃虚而火邪乘之是发热之原因，故予补中益气汤、升阳益胃汤等补脾胃益气升阳法治疗。

病案12（内伤发热证）：刘某，男，29岁，1991年8月9日初诊。

患者低热二年余，体温37.5 ~ 38℃之间，全身倦怠乏力，头痛气短，懒言身热，身体消瘦，过劳则短气乏力增重，休息则减轻，体温亦略低，经哈市各医院系统检查均无异常，不能确诊发热之因，来门诊求治，观其体质较弱，脉象沉弱，舌润，口和，综合证脉分析，辨证属内伤脾胃，阳气虚而外越。《内经》谓“阳气者，烦劳则张”，于是呈现低热，缠绵不退，宜用补中益气汤加味主治。处方：黄芪30g，党参20g，白术15g，陈皮10g，柴胡10g，升麻10g，防风10g，当归15g，白芍15g，五味子15g，甘草15g，生姜10g，红枣4枚。

9月1日复诊：自述服药经过，服上方7剂，体温下降到36.4℃，全身较前明显有力，头痛亦减，精神大好，体温20多日连续在36.4 ~ 36.7℃之间，为2年来未有之现象，患者喜出望外，以为已愈，不料连续劳累1周后，体温又上升至37.5℃左右，体倦乏力又出现，故又来复诊。此因脾气虚，阳气浮越，经用前方主治阳气复，过劳后阳气不潜又复外越，嘱患者一段时间必须注意休息，防止过劳，仍用前方增减治疗。处方：黄芪30g，党参20g，白术15g，升麻10g，防风10g，白芍20g，红枣5枚，甘草20g，小麦50g，五味子15g，陈皮15g。

9月20日复诊：服上方7剂，体温一直稳定在36.2～36.5℃之间，全身有力，头亦未痛，精神甚佳，脉象沉有力，嘱连续服上方若干剂，以资巩固，并注意防止过劳。

按：本案即属于内伤发热，补中益气汤加味治疗，补中益脾胃，升清阳。清阳升，脾胃健，则阳气潜，虚热除，后方与甘麦大枣汤合用重用小麦以益心气，心为脾之母，补心气以益脾，增强补脾益气之功，张琪教授常以此方与补中益气汤合用，治疗此类发热而奏效。

病案13（内伤发热证）：刘某，女，26岁，2001年11月初诊。

发烧38℃不退，经用先锋霉素及解热之药，一时退后，旋又复起，3个月来热不除，体温持续在38℃左右，后经系统检查无结果，请张老诊治。见其面容疲惫，气短懒言，舌淡，脉虚数，询其致病之由，据述担任班主任辅导学生每天10余小时，工作过劳，初起发热以为感冒，用感康及解热药无效，后又用先锋霉素，热亦不退，综合证脉分析乃属内伤发热，予补中益气汤治疗。处方：西洋参15g，黄芪30g，当归15g，白术15g，升麻15g，柴胡15g，陈皮15g，小麦30g，五味子15g，寸冬15g，甘草15g，生姜15g，红枣5枚。

2001年9月10日复诊，连续服药7剂，热即消退，嘱继服数剂，以补中益气，防止过劳，随之痊愈，体力恢复，全身有力而愈。

按：张琪教授临床治疗此类内伤发热较多，大多用此方可愈，亦有舌苔白舌质红者，为脾气虚，胃有湿热，用升阳益胃汤较此方为佳。

病案 14（内伤发热证）：谭某，男，16 岁，1999 年 3 月 13 日初诊。

患者从 1998 年 10 月中旬感冒发烧，体温 37.5 ～ 38.7℃，经用先锋霉素、环丙沙星等消炎药无效，后用安宫牛黄丸 2 粒，体温一度下降，数日后又上升，经某医院诊断谓误服凉药，外邪内陷，又用解表清热等药亦无效，且体温上升达到 39℃，整日发烧不退，又去北京某医院系统检查均无结果，回哈请张琪教授会诊治疗。患者除发烧外，询其全身酸沉，胃脘不适，恶心脊背酸沉，全身自汗，舌苔白，脉象数。据上述证脉考虑，经服用中西药及西医检查等，张琪教授初步认为属外邪不解，痰湿内阻之证，仿《通俗伤寒论》柴胡达原饮方治疗。处方：柴胡 25g，半夏 15g，草果仁 15g，川朴 15g，黄芩 10g，党参 15g，桂枝 15g，青蒿 20g，常山 15g，甘草 15g，生姜 15g，红枣 5 枚。

3 月 30 日复诊，服药 5 剂，发烧不退，体温 39.2℃，多汗，短气乏力，脊背酸，舌淡，脉短数，反复考虑，此病发烧近 5 个月，历经中西药消炎、解表清热解毒，用之皆无效，西医诊断亦无结果，病孩体质肥胖超重，外形颇似健康，但短气乏力，自汗，舌淡苔薄，脉象短数，为一系列脾胃中气不足证候，属东垣所谓之内伤发热，初病胃脘不适，后服苦寒之安宫牛黄丸及其他清热解毒之品伤脾胃，因而胃脘不适，呕恶，体温反上升，综合辨证为脾气虚，清阳不升，夹有湿热所致，因予升阳益胃汤，益脾胃补气升阳清热法治之。处方：黄芪 20g，党参 15g，白术 15g，半夏 10g，陈皮 10g，茯苓 10g，泽泻 10g，防风 7g，羌独活各 5g，川连 15g，柴胡 10g，白芍 10g，甘草 10g，生姜 10g，红枣 3 枚。

4 月 13 日复诊：服上方 7 剂，体温有二日下降至 37.5℃，近二日又上升 38.2℃，因思体温起伏，乃属脾胃气虚渐复之佳兆，仍用上方不变，因胃脘稍不适加入砂仁 10g。

5 月 3 日复诊：服上方 14 剂，体温徐徐下降，自 38.2℃下降至 37.8℃，后 5 剂药后，体温下降至 36.5℃，从此即平稳未上升，呕恶、全身乏力、短气诸症随之消除，脉象缓而有力，从而痊愈。

按：本病案以发热近 4 个月不退，历经中西药，消炎清热解毒养阴等药治疗，均未奏效，且体温有逐渐上升趋向，初诊亦考虑起于外感，兼胃脘不适、恶心、苔白等似属外邪不解，痰湿内伏之证，予柴胡达原饮治疗，连服 4 剂未效，患者家属甚为焦虑，求为设法诊治，思之再三，此病孩 16 岁，体重 75kg，外形颇似健康，但上楼即嘘嘘作喘，短气自汗，乏力，脉象短数无力，舌淡，经心电图检查排除心肌炎等病，辨证当属脾胃虚，中气不足，内伤发热之证，予升阳益胃汤补脾胃益气升阳法治疗，服药 7 剂，有 2 天体温一度降后又上升至 38.2℃，考虑体温一度下降，复又上升乃脾胃气机欲复而不得复，向愈转机之佳兆，且脾胃中气耗伤旷日持久之发热，绝非迅速可以恢复，效不更方，三诊复用此方治疗，经 2 周共 14 剂，体温徐徐下降至 36.5℃，诸症亦随之消除而告痊愈。

3. 气虚眩晕证

头昏眩，面色㿠白，气短声微，心悸怔忡，甚则耳鸣眼花，视物不清，眩晕欲仆，舌润苔白，脉象沉细或沉弱等，此中气不足，清阳不升之证。此类眩晕，张琪教授常以益气聪明汤加补肾之品主治，而疗效甚佳。

病案 15（眩晕证）：沈某，女，30 岁，1999 年 6 月 4 日初诊。

1998 年任哈市驻深圳某企业一工作人员，去深圳市半年，由于工作紧张过劳，生活节奏加快，饮食不习惯诸因素，突然昏厥，经当地医院治疗苏醒后，头昏眩不已，经一系列检查均未发现异常，但头昏眩不能工作，不能阅书报，阅即加重，回哈市求治于张琪教授，见其面色㿠白，体质消瘦，气短乏力，终日头眩晕不清，耳鸣，曾服中药六味地黄丸稍有力，但眩晕不除，今据上述脉症分析为脾气虚下陷，清阳不升之证，以益气升阳为主，辅以补肾法治疗。处方：红参 15g，黄芪 30g，蔓荆子 15g，升麻 15g，葛根 15g，黄柏 15g，白芍 15g，甘草 15g，山萸 15g，熟地 15g，枸杞 15g。

服药 7 剂后，眩晕大减，全身较前有力，经以上方调治，连服 21 剂头眩晕全除，全身亦有力，饮食增加，脉象沉滑有力，继续调治而愈。

按：此方即东垣益气聪明汤加熟地黄、山萸、杞子补肾之剂，以之治疗而愈。

病案 16：李某，女，27 岁，2001 年 11 月 8 日初诊。

头昏眩时痛，全身乏力，不欲饮食，倦怠嗜睡，体消瘦，近一月内曾昏厥一次，经某医院检查，血糖血脂均正常，血红蛋白亦正常，血压 85/58mmHg，医院诊断此为低血压，患者终日头昏，短气，倦怠乏力，不能上班，来中医就诊，除上述症状外，脉象沉弱，舌润，面色㿠白，倦怠少神面容，综合辨证为脾肾气虚之证，脾气虚不能上荣，肾气虚则脑失所养，于是呈现以上系列证候。治以益气补脾升阳兼补肾之剂：处方：生芪30g，党参20g，蔓荆子15g，升麻15g，葛根15g，黄柏10g，白芍15g，川芎15g，当归15g，熟地20g，山萸20g，枸杞20g，五味子15g，天麻15g，甘草15g。

11月16日复诊：服上方7剂，头昏眩大减，全身有力，倦怠嗜睡均减轻，继服上方。

11月24日复诊：继服上方7剂，诸症均大减，精神佳，体力增加，头无昏眩感，舌淡红，脉沉滑，血压108/70 mmHg，嘱继服7剂以善后，从而痊愈。

按：《内经》谓："上气不足，脑为之不满，耳为之苦鸣，头为之苦倾，目为之眩。"东垣之益气聪明汤为治气虚不足眩晕之首选方，方中首用人参、黄芪以补气，又用蔓荆子、升麻、葛根以升阳，但此患者又兼肾虚，肾生髓，脑为髓海，又辅以补肾之熟地黄、山萸、枸杞以补肾益脑，归、芎以养血益肝，从而获得治愈。

《东垣试效方》谓益气聪明汤"治饮食不节，劳役形体，脾胃不足，内障耳鸣，或多年昏暗，视物不能，此药能令目大开，久服无内外障、耳鸣、耳聋之患，又令精神过倍，元气自益，身轻体健，耳目聪明。"

此方即以人参、黄芪为主，益脾胃补中气，升麻、葛根、蔓荆子升清阳，中气足，清阳升，则头昏目障耳鸣诸症蠲除；黄柏苦寒清相火，芍药敛肝和营，方以益气升阳为主，辅以敛阴和营清相火之品，为本方与其他补气升阳方不同之处。李东垣精于脾胃学说，在《兰室秘藏》中云："五脏六腑之精气，皆禀受于脾，上贯于目。脾者，诸阴之首也；目者，血脉之宗也，故脾虚则五脏之精气皆失所司，不能归旺于目矣。"东垣治脾胃虚弱，清阳不升诸证，皆以脾虚累及其他脏腑，精气不能走注于头目手足，呈现头眩目障耳鸣诸证。益气聪明汤为其代表方，其方即用人参、黄芪以补益中气，其气上行头目，用升麻、葛根、蔓荆子升清阳，同时又防止益气升阳引动肾中伏火，故用黄柏泻相火，芍药敛阴和营，有升有降，升为主，降为辅。但据张琪教授经验，再辅以补肾之品，疗效尤佳。

张琪教授曾用此方治疗重症肌无力眼型数例皆获良效。曾治一女孩，14岁，患重症肌无力眼型，使用补中益气汤加补肾之剂有效，但不敢看书、看电视，时间稍久即眼睑下垂，服药数十剂虽有效，但眼睑下垂仍未蠲除，后考虑此方治脾虚精微不能上注于目，且脾主肌肉，眼睑下垂乃脾虚清阳不升所致，投以此方，连服30余剂而愈，后以此方加补肾之剂，配制丸药，连服半年余，考入高等学校，3年余未复发，远期疗效巩固。

4. 脾虚久泻证

病案17：孙某，男，21岁，学生，1999年10月5日初诊。

患者家住吉林省农安县，在校学生，一年来患泄泻，每日泻十余次，溏泻不消化样便，肠鸣甚重，不欲饮食，饮食乏味，时有恶心，体质消瘦，体重51kg，倦怠乏力，舌红，苔薄，曾服用中西药物治疗，无明显效果，经白求恩医大附院肠镜检查无结果，患者终日泄泻，体力不支，经介绍慕名门诊求治，据云曾用健脾之参苓白术散治疗未见明显疗效。综合证脉，当属脾虚，清阳下陷，更由滑泄日久，舌红少津，纳呆，胃阴亏耗，宜升阳益胃汤，以健脾胃升阳利湿，加诃子、乌梅、肉蔻养阴收敛固脱。处方：党参15g，白术20g，黄芪20g，川连10g，半夏15g，陈皮15g，茯苓15g，泽泻15g，防风10g，独活10g，柴胡15g，白芍15g，生姜15g，红枣5枚，甘草15g，诃子20g，乌梅15g，肉蔻15g。

12月18日二诊：服上方10剂有明显疗效，大便日行3次，仍溏，肠鸣腹胀均已轻减，但仍有肠鸣，舌红转润，脉象稍有力，前方加炮姜10g继服药。

2000年1月20日患者来哈复诊：服上方20剂，大便日2次已成形，稍溏，肠鸣大减，食欲增强，全身较有力，体重增加5kg，现食后胃脘稍不适，食生冷及油腻即加重，体力增，面色红润，舌润苔薄，脉象滑，继以健脾升阳、温中之品治疗。处方：党参15g，白术20g，茯苓15g，甘草15g，砂仁15g，白蔻15g，陈皮15g，半夏15g，炮姜10g，公丁香10g，广桂7g，乌梅15g，诃子20g，防风15g，大活10g，泽泻10g，山药20g，肉桂7g。

3月1日来哈复诊：患者服上方10剂，大便日1次，已成条状，不溏，食欲增进，全身有力，胃脘不适亦除，脉象滑有力，舌润，从而痊愈。

按：此病案之久泻为脾气虚，清气下陷，《内经》谓："清气下陷，则生飧泻。"脾为太阴湿土，喜燥恶湿，故用黄芪、人参以补中气；白术以健脾燥湿；防风、二活以升下陷之阳气；陈皮和中理气；茯苓、泽泻淡渗利湿，补之升之，淡渗利之，以利于脾气健运之功能；复用黄连、半夏辅佐之以清胃热降逆，使胃气和，浊气降，从而调和脾胃相互协同之功能，因下泻日久，阴分已耗，故见舌红，方中白芍益阴，诃子、乌梅敛阴收敛固脱，故能收到良好疗效。

张琪教授根据临床经验，认为凡泄泻日久，多见口干舌红少苔，为伤阴之候，宜在健脾止泻药中加葛根、乌梅、诃子等。葛根有鼓舞胃气上行之功能，且有生津作用；乌梅酸涩，敛益脾阴，以助脾之运化，为治疗肠滑泄痢之要药；诃子苦，酸涩，敛阴生津，涩肠敛肺，治久泻久痢，故对泄泻日久伤阴最为适宜。张琪教授拟有益阴健脾饮，治泄泻日久伤阴，见舌红少苔，口干咽干等。处方；白术 20g，生扁豆 10g，生山药 20g，茯苓 10g，五味子 10g，葛根 15g，乌梅 15g，诃子肉 15g，甘草 10g。

病案 18（结肠炎）：李某，男，13 岁，2001 年 3 月初诊。

患结肠炎，日泄泻 3 ～ 4 次，溏稀如水样便，腹痛，口干，咽痛，舌红少苔，脉细数无力，体消瘦乏力，经肠镜检查未发现器质性病变，诊断“过敏性结肠炎”，曾用健脾止泻药则咽痛口干，用黄连、黄柏等苦寒药则腹痛泄泻加重，求治于张琪教授。根据上述证脉为脾虚日久耗伤阴液，予上方加白芍 15g，服药 7 剂，腹痛下泻口干咽痛俱减轻，连续经 3 次复诊服药 21 剂而愈。

5. 脾虚水湿留恋证

肾病水肿消退后，多见脾虚清阳下陷证，临床表现脘腹胀满，大便溏薄，肢体倦怠，纳呆，颜面或眼睑轻度肿，身重倦怠，小便少，色黄，舌苔腻，脉缓，属脾虚失于运化，湿邪留恋之证，治宜益气健脾升阳利湿法，张琪教授常用升阳益胃汤化裁，方中参、芪、术益气健脾，羌、防、独活、柴胡升阳除湿，茯苓、泽泻利湿，白芍敛阴柔肝和脾，黄连、半夏清胃降逆，补中有散，发中有收，升中有降，治疗脾虚清阳下陷，胃中湿热者，此方最为适宜。以此方治疗难治性肾病综合征，辨证属上述证候者有良好疗效。

病案 19（肾病综合征）：唐姓小儿，男，10 岁，2001 年 5 月 15 日初诊。

患肾病综合征1月余，经用强的松等药，浮肿已消，尿蛋白+++不减，血浆蛋白低，血脂高，患儿眼睑轻度浮肿，面色皖白，小便经用药达1500～2000mL，身倦乏力，大便溏，脘胀满，舌苔白，脉沉弱，此脾虚清阳不升之证，用上方加山药15g，苡仁15g，石莲子15g，服14剂后尿蛋白+～++，全身觉有力，大便转成形，连续用此方调治服药40余剂，尿蛋白转阴，血浆蛋白恢复正常值，从而痊愈。

按：调理脾胃，除健脾胃外，一是升清阳，二是降浊阴，“脾宜升则健，胃宜降则和”，益脾胃升清降浊为此方之特点，控制便溏，增进食纳，以利消化，吸收精微，从而达到减少蛋白质之丢失，提高蛋白质在胃肠之吸收，从而有利于改善低蛋白血症。但辨证必须见上述脾虚清阳不升证，如饮食不消，胃脘胀满，大便溏薄，全身倦怠乏力，舌质淡，苔白，脉弱者，方可应用有效。

6. 气虚便秘证

大便闭塞，有属热结者当下之，有属津液亏耗者当润之，此外尚有风秘、冷秘等，方书论之甚详，临床遇属脾胃气虚下陷之大便秘塞不通，患者如厕不得便，里急后重，下坠，腹中不适，所谓“虚坐努责”，以益脾胃升清阳法治疗，用东垣升阳除湿防风汤，升其阳，则脾胃功能得以逆转，阴自降而大便通矣。

病案20（大便闭塞）：吴某，女，65岁，2001年4月初诊。

自述患肠梗阻术后，大便不通，腹胀满下坠，数次如厕而大便不下，痛苦异常，来门诊求治。见其人体质瘦弱，气短无力，食纳减少，舌润，脉沉弱，曾用过大黄等泻下之剂，稍下黏液，仍不得通，自述愈用泻药后则下坠愈重。综合证脉分析，当属脾胃气虚下陷之证，拟以健脾胃升阳法。处方：白术 20g，苍术 15g，茯苓 15g，防风 15g，升麻 10g，葛根 15g，炮姜 10g，砂仁 10g，白芍 15g，木香 7g，甘草 10g。

二诊服上方 4 剂，大便得通，且成形不溏，腹中舒适，无下坠感，食欲亦好转，患者连称此方之效，继以上方化裁，连服 7 剂而愈。

按：此“塞因塞用”之妙。

四、健脾理气，切勿忘肝木乘土

脾虚木旺，又名肝脾不和，病机为脾土虚弱，肝木乘之，土受木凌，临证表现胁痛胀满，倦怠乏力，头眩，烦躁易怒，苔厚，舌尖赤，脉弦等。《伤寒论》谓：“本太阳病，医反下之，因而腹满时痛，属太阴也，桂枝加芍药汤主之”。此方主治太阳病而误下，损伤脾胃之阳气，腹满而痛，属太阴脾虚之证，误下伤脾而肝木以乘虚伐脾，故用桂枝加芍药以柔肝和脾，生姜、桂枝温脾胃之阳气，甘草、大枣健脾胃和中，本方加饴糖即为小建中汤。加黄芪名黄芪建中汤，张琪教授用桂枝加芍药汤治疗肝气犯胃之胃脘痛，重用白芍药，以柔肝和胃，屡收良效。

病案 21（十二指肠球部溃疡）：郑某，男，22 岁，1992 年 4 月 18 日初诊。

自述经某医院 X 线钡餐胃透十二指肠球部有龛影，诊断为十二指肠球部溃疡，现症胃脘痛，喜温热喜按，发作时用手按之或用热水袋熨之痛可减，空腹饥饿时多发作，得食后可缓解，痛时口中泛清水，消瘦，全身无力，大便溏日 1 ~ 2 次，无潜血，脉象弦迟，舌滑润，此属肝木乘脾，脾胃虚寒，肝脾不和之证，以桂枝加芍药汤增味主治。处方：桂枝20g，白芍40g，甘草15g，生姜15g，红枣6枚，吴茱萸7.5g，陈皮15g。

4月25日二诊：服药6剂胃脘未痛，食欲增，自觉胃脘舒适，为从来未有之感，大便溏，脉象弦迟，舌润，继宜前方增减主治。处方：桂枝20g，白芍40g，甘草15g，白术15g，生姜15g，红枣6枚，吴茱萸7.5g，茯苓15g，陈皮15g。

5月12日三诊：服上方9剂，胃脘未痛，未泛清水，大便日1次不溏，食欲增进，全身有力，体重增1.5kg，脉象沉舌润，嘱停药复查。

5月17日胃透检查，十二指肠球部龛影完全消失。

按：本病案属于肝旺脾虚，脾胃虚寒，肝气乘脾之溃疡病，辨证以胃脘痛喜暖、喜按，泛清水，大便溏薄，舌滑润，脉弦迟为特征，治以桂枝加芍药汤，重用芍药以抑肝，肝气得平则脾自健。李时珍《本草纲目》谓“白芍药益脾，能于土中泻木”，即指泻肝气之横逆以益脾；桂枝、生姜以温脾，甘草、大枣以和脾胃，为治疗此类脘腹痛之有效方剂。本例加吴茱萸温中辛开降浊阴；陈皮和胃，以治清水上泛；由于大便溏二诊加白术、茯苓健脾止泻，服药后诸症消除，龛影消失而痊愈。

病案22（腹痛、胃肠功能紊乱）：王某，女，47岁，1997年4月19日初诊。

腹痛二年余，近半年加重，发作时疼痛难忍，发作多在午夜12时左右，常剧痛不能入睡，曾经去北京、上海各大医院以及哈市医院系统检查均无结果，未确诊，亦曾用过中药未效，经介绍来门诊就医。观其体瘦面色青暗不泽，面呈痛苦表情，舌润，边稍紫，脉象左右沉弦有力，询问其痛如肠中牵拉样痛，经胃镜检查无器质性改变，当属痉挛痛，从中医辨证当属肝木侮土证，以面色青，舌边紫，久痛入络，兼有血络瘀阻，以桂枝加芍药汤，重用芍药以柔肝木之横逆，联合张锡纯氏之活络效灵丹加味以活血通络止痛。处方：桂枝 20g，白芍 50g，甘草 25g，生姜 20g，红枣 5 枚，当归 20g，丹参 20g，乳香 10g，没药 10g，玄胡 15g，金铃子 20g，白术 15g，茯苓 15g。

4 月 27 日二诊，病情大减，经过如下：24、25 日两天仍腹满，但较轻；26、27 日腹未痛，夜间安稳入睡，自觉腹中气体下行，多矢气，腹中舒适觉松，大便日 1 行，较稀，舌脉如前，仍用上方化裁主治。处方：桂枝 20g，白芍 50g，甘草 25g，金铃子 15g，玄胡 15g，砂仁 15g，当归 20g，丹参 20g，乳香 10g，没药 10g，白术 20g，茯苓 20g，生姜 15g，红枣 5 枚。

5 月 4 日三诊：服上方 7 剂，一周内腹基本未痛，仅有 2 次夜间小痛，很快即逝，腹中仍有气不通畅之感，似欲大便，但又不通畅，脉沉已无弦象，舌润苔白。继续用上方加川朴 15g，枳实 15g，广木香 10g，以行气。

5 月 11 日复诊：一周未腹痛，腹中宽松舒适，自述为 2 年来未有现象，大便日 1 行，脉象缓，舌正红薄苔，继以此方调治，又 2 次复诊腹痛已愈，未再发作，从而痊愈。

按：本病案之腹痛，西医检查未发现有器质性病变，中医根据证脉全面综合分析为肝气乘脾证，用桂枝加芍药汤，重用芍药以敛阴柔肝，平肝气之亢逆，再用桂枝、生姜以温中，大枣、甘草以健脾甚为合拍。但因发病二年余，病入络，伴面色青，舌边紫，伴有血络瘀阻，故用活络效灵丹原方加金铃子、元胡活血通络止痛，用后收效明显。同时伴有大便溏，故伍以白术、茯苓以健脾止泻，且木旺乘土，一面疏肝平木，一面又须培土健脾，术、苓尤须用之。三诊有气滞不通之感，又加川朴、枳实、木香以行气，二年余之腹痛，多方检查治疗，不仅无效，且未确诊，患者耗资甚巨，痛苦不堪，甚至丧失信心，如今几经治疗而痊愈，充分反映中医治疗之特色。

刘草窗有痛泻要方（白术、白芍、陈皮、防风）治痛泻，其特征为腹痛即泻，吴鹤皋云："伤食腹痛，得泻便减，痛泻泻后痛不止，故责之土败木贼"。此方治木乘土之痛泻，其效甚佳。张琪教授用此方常以重用芍药而取效，但白芍性味酸寒，于脾胃虚寒者不适宜。《伤寒论》谓："太阴为病，脉弱，其人续自便利，设当用大黄、芍药者，宜减之，以其人胃气弱，易动故也"。张琪教授临证发现确有某些脾胃虚弱者用白芍后出现泄泻症状，故用芍药时常配以白术以健脾，则无此弊。

病案23（肝脾不和咯逆证）：王某，女，55岁，2002年1月23日初诊。

患者胆囊切除后，左季肋连脘腹胀满痛，咯逆频繁，气逆不降，食后胀满益甚，肠鸣矢气不得下行，大便稍秘，舌苔白，脉象沉滑，辨证为脾胃虚寒，肝气上逆，宜温脾胃，疏肝降逆法治之。处方：砂仁15g，公丁香10g，柿蒂15g，干姜10g，广木香10g，紫苏15g，柴胡20g，川朴15g，枳壳15g，乌药15g，槟榔15g，甘草10g。

2月6日复诊，咯逆大轻，气体能下行，肠鸣亦大好，食后胀满亦明显好转，矢气甚多，大便通畅，继以上方治疗。

按：此患者经3次复诊共服21剂痊愈，辨证为肝气横逆，脾胃虚寒，方用柴胡、枳壳、川朴、乌药、紫苏、槟榔以疏肝气之郁，行气之逆，尤须温脾胃以散寒，如公丁香、干姜、柿蒂、砂仁等，此患者曾经用过中药疏肝顺气，如柴胡疏肝饮等，皆未收效，其因只知疏肝不知温脾胃，则不能取效。

《济生方》用丁香、柿蒂加生姜，名柿蒂汤治气郁胸满咯逆之证，治因胃中虚寒引起之呃逆，用本方，以干姜易生姜，又因肝气横逆，故伍以疏肝行气之品而奏效。

五、健脾补虚，当顾及先天之本

脾胃之运化，尤赖肾中一点真阳蒸变，“炉薪不熄，釜乃成”(《张聿清医案》)。肾阳不足则影响脾之运化功能，出现脾肾阳虚病变，临床见食少腹胀，久泻不止或五更泄泻等证候，若脾失运化，气血生化匮乏，后天不能资助先天，则肾亦不能正常“受五脏六腑之精而藏之。”以致腰膝酸软、骨痿无力、精清精冷不孕等症，故善补后天当兼顾先天之本。

病案24（不育症）：高某，男，30岁，1997年11月30日初诊。

婚后5年，其妻未怀孕，经检查精子成活力低下（30% ~ 40%），全身乏力，腰酸痛，性欲淡薄，早泄，时有遗精，大便溏泄日2 ~ 3次，舌淡，脉象弱，此属脾肾阳虚，脾失健运，精关不固，治以温补脾肾，涩精固脱法治疗。处方：熟地20g，山萸20g，山药20g，茯苓15g，丹皮15g，泽泻15g，白术20g，莲子20g，芡实20g，金樱子20g，仙茅15g，仙灵脾15g，肉苁蓉15g，巴戟15g，鹿胶15g，故纸 15g，肉桂 10g。

12 月 25 日二诊：服上方 20 余剂，自觉全身有力，精神好转，性欲改善，腰酸痛减轻，大便日 1 ~ 2 次，稍溏，仍早泄，但较用药前间隔时间长，亦明显好转，脉象亦稍有力，继用上方化裁治疗。处方：熟地 20g，山萸 20g，山药 20g，茯苓 15g，丹皮 15g，泽泻 15g，白术 20g，莲子 20g，芡实 20g，砂仁 15g，龙骨 20g，牡蛎 20g，故纸 15g，仙灵脾 15g，巴戟 15g，肉苁蓉 15g，鹿胶 15g，肉桂 10g，菟丝子 15g，五味子 15g。

1998 年 3 月 29 日三诊：继用上方 20 余剂，自觉全身有力，腰酸痛及性欲皆明显好转，经某医院检查精子成活率 80%，自以为愈，遂停药 2 个月，但其妻仍未怀孕，患者系司机，终日忙碌，近日仍乏力自汗，阴囊潮湿，大便仍溏，小便黄，舌苔稍腻，脉沉。

综合分析，服药 40 剂，诸症均大减，精子成活度达 80%，脾肾之阳气有明显好转，但仍未复原，同时舌苔腻，小便黄，脾肾阳虚夹有湿热之兆，以补肾益气健脾，辅以清利湿热法。处方：熟地 20g，山萸 20g，山药 20g，茯苓 15g，丹皮 15g，泽泻 15g，黄芪 30g，红参 25g，白术 20g，龙骨 20g，牡蛎 20g，芡实 15g，故纸 15g，巴戟 15g，菟丝子 15g，仙灵脾 15g，鹿胶 15g，萆薢 20g，土茯苓 25g，盐黄柏 10g，甘草 10g。

5月3日复诊：服上方14剂，腰痛早泄近两个月未出现，性欲已恢复正常，体力增加，大便日 1 ~ 2 次，微溏，食欲佳，脉象左右沉有力，舌润口和，继以上方服 14 剂观察。

此后，其爱人来哈医大妇科检查已怀孕两个月，后如期生一男孩，母婴俱健壮。

按：本病者为男性不育症，精子成活率低下，辨证为脾肾阳虚证，如腰酸痛、性欲淡漠、遗精早泄属肾阳虚之症，肾藏精，肾虚精关不固，则出现遗泄；脾司运化，脾阳虚则运化功能减弱而出现大便溏泄，伴有不消化样便，所谓完谷不化，肾中元阳为脾之母，前人谓："肾如薪火，脾如鼎釜"，脾之运化功能须赖肾中元阳的温煦蒸化，化生精微供养全身，而肾精尤须脾之运化精微滋养才能生生不息，不致匮乏，如此各自维持着正常生理功能，保持机体充满生机活力。

本患者年方"而立"，正属肾气旺盛，精力充沛之年华，而呈现一系列脾肾阳虚证候，如精力不足，性欲减退，早泄，遗精，腰膝酸软，泄泻，婚后5年未育，脉弱，舌淡等，当以补肾阳为主，如巴戟天、仙灵脾、菟丝子、补骨脂，尤其用鹿角胶血肉有情之品。《内经》谓："精不足者补之以味"，较草木之品为佳。除补肾阳外，又辅以滋补肾阴之品，如熟地黄、山茱萸、枸杞子等，俾阴阳相济，即张景岳谓"阴中求阳，阳中求阴"之意，因肾为水火之脏，必须阴阳兼顾，保持均衡，才能完成"藏精""作强"之功能。方中除补肾外，再用人参、黄芪、白术、茯苓益气健脾，莲子、芡实、金樱子固涩止遗泄，服药后诸症明显改善，精子成活率上升到80%，其妻终于妊娠，如期生一男孩而取得理想之效。

病案25（甲状腺功能减低症）：刘某，男，53岁，1998年3月25日初诊。

本患者由山东青岛来哈慕名求诊，全身肿胀（黏液性水肿）半年余，周身沉重难支，有僵硬感，神疲倦怠，乏力自汗，嗜睡，头眩晕，手足厥冷，面浮色㿠，舌苔白厚，质紫暗，脉象沉。查 T_3 0.71mg/mL，T_4 2.6mg/mL，TSH 49.6mg/mL，经北京某医院诊断为“甲状腺功能低下症”，历经中西药治疗效不佳。针对以上脉证属脾肾阳虚水湿不得运化，血运瘀阻之证，治以温脾肾阳气为主，辅以活血化瘀之剂。处方：附子 15g，红参 15g，云苓 20g，白术 20g，白芍 20g，赤芍 20g，桃仁 20g，红花 15g，丹参 20g，益母草 20g，丹皮 15g，麦冬 15g，五味子 15g。

4 月 1 日二诊：服上方 7 剂，浮肿明显减退，周身僵硬感转为疏松濡软，精神大好，眩晕嗜睡，四肢厥冷均明显减轻，病情大有转机。予上方加防己 20g，防风 15g，车前子 15g。

4 月 8 日三诊：服 7 剂，浮肿全消，全身疏松有力，已无僵硬感，四肢转温，舌苔转薄，质稍紫，脉象沉有力，宗上方不变继服。

4 月 23 日四诊：继服上方 14 剂，肿全消，全身有力，已不嗜睡，诸症皆除，查 T_3 1.3mg/mL，T_4 4.10mg/mL，TSH 12.2mg/mL，嘱其继服若干剂以善后，此人带药方回青岛，又继续服药 15 剂已痊愈，随访（长途电话）远期疗效巩固，未复发。

按：本患者经北京某医院确诊“甲状腺功能减退症”，曾服用甲状腺素片效不显，据其浮肿、畏寒、嗜睡、乏力、头晕面㿠、眼睑肿、脉象沉、舌胖大、苔厚等一系列证候，诊断为“阴水”，辨证为脾肾阳虚运化功能减弱，水湿蕴蓄，血运瘀阻。治以温补脾肾之阳气，以化水湿，辅以活血化瘀，改善气血之运行，方用真武汤、附子汤为主，加丹参、赤芍、益母草、桃仁、红花活血化瘀，佐以麦冬、五味子滋阴敛阴，防止术、附刚燥伤阴，连服40余剂而愈，且远期疗效巩固。张琪教授曾用此方治愈甲减数人，凡见上述脉证用之皆获良效。

病案26（风湿性心脏病、瓣膜病、心衰症）：于某，女，51岁，1985年4月2日初诊。

经哈市某医院确诊风湿性心脏病、联合瓣膜病已十余年，近三年内反复发生心力衰竭，开始用强心药可控制，近半年用强心药无效，心衰日渐加重。现症状周身高度浮肿，呼吸困难，不能平卧，尿少，200mL/24小时，四肢发凉，咳嗽，咳吐白色泡沫样痰，有时咯血，食少，食入则脘腹胀满，口唇发绀，颈静脉怒张，肝脏于右肋下可触及四横指，高度腹水，眼睑及四肢重度浮肿，舌质紫暗，滑润无苔，脉涩结代，辨证为脾肾阳虚，心阳不振，不能化气利水，以致水气潴留而形成水肿，同时由于心肾阳气衰竭，无力推动血液运行，以致口唇发绀，急以益气温肾扶阳为主，辅以活血利水之剂治疗。处方：茯苓25g，白术15g，附子15g，党参25g，赤芍20g，川芎15g，红花15g，当归20g，丹参20g，茅根30g，葶苈子30g，甘草10g。

4月7日二诊：患者主诉服药2剂时病情尚无变化，服第三剂后小便增多，连服6剂，浮肿见消退，全身微较有力，精神好转，食纳稍增加，未咯血，仍不能平卧，仍浮肿，脉象沉微（未见结代），舌质口唇仍紫暗，右季肋部胀痛，综合分析为脾肾阳气稍复，心阳略振，肺气郁滞稍舒，再寻前方增减主治。处方：茯苓30g，白术20g，附子15g，党参30g，寸冬15g，五味子15g，葶苈子30g，赤芍20g，红花15g，丹参20g，生姜15g，红枣6枚，甘草15g。

4月13日三诊：继服前方6剂，病情明显好转，尿量增多至3000mL/24小时，浮肿全消，全身较前有力，食欲增加，每日能进食6两，口唇及末梢发绀基本消失，右季肋胀痛减轻，肝脏可触及二横指，脉沉舌紫，但仍不能平卧，卧时呼吸困难，咳嗽，此心脾阳气已初见振奋可喜之兆，嘱继服前方。

4月24日四诊：继服上方9剂，右季肋部已不痛，肝一横指，口唇及四肢末端发绀已消失，颈静脉已无明显怒张，能在室内活动，已能平卧，脉象沉时有结象，此乃心脾肾阳气有渐复之机，仍宗前方增减治疗。处方：茯苓35g，白术20g，附子15g，党参30g，葶苈子30g，五味子15g，赤芍20g，红花15g，丹参20g，甘草10g，杏仁15g，远志20g，生地20g，红枣6枚。

5月6日五诊：服上方8剂时，精神饮食及发绀均进一步好转，夜间能平卧，但有阵发性咳嗽，舌红润不紫，脉象沉，于上方加冬花15g、紫菀15g以利肺化痰止咳。于上方又连服9剂，咳嗽、咳痰亦止，一系列症状均缓解，能在室内活动散步，病情缓解，嘱继用前方数剂以巩固疗效，并防止过劳感冒。

按：本病案为风湿性心脏病联合瓣膜病、充血性心力衰竭，临床出现高度浮肿、末端循环衰竭等证候，中医辨证为脾肾阳虚，心气不足，水气上凌之证，以真武汤温补脾肾之阳气，合生脉饮益气养心，葶苈子泻肺平喘而强心，当归、川芎、红花、丹参活血改善血之运行，经二诊以后明显见好，连续用药30余剂，水肿全消，纠正了心衰，获得了缓解。

据现代药理实验，葶苈子主要成分为强心苷类，葶苈子醇提取物有强心作用，可增强衰竭心脏的输出量，通过心肌收缩力加强，循环改善，肾脏血流增加而利尿，与《本草》所谓泻肺平喘利水消肿之功相符合，张琪教授用于风心病心衰水肿皆有效，用量宜大，一般在 20 ~ 30g。

病案 27（脾肾阳虚久泻证）：刘某，男，18 岁，1994 年 9 月 3 日初诊。

此患者自外地来哈就医，据其父述自幼即腹泻，每晨必泻，日 2 ~ 3 次，无腹痛，下泻逐渐加重，饮食不当即泻，饮水多亦泻，泻呈溏便，身体极瘦，体力不支，面色萎黄，舌光红苔少津，脉弦数。经某医院诊断结肠炎、胃下垂。

诊断：滑泻，脾肾阳虚失于固摄，日久损及阴，宜温肾健脾，收敛固脱，辅以敛阴之剂。处方：白术 20g，山药 20g，益智 15g，肉蔻 15g，故纸 15g，附子 10g，诃子 25g，米壳 10g，炮姜 10g，乌梅 20g，白芍 20g，赤石脂 30g，川连 10g，甘草 15。

10 月 14 日二诊：服药 14 剂，经过如下：初服药效较明显，七八天大便基本恢复正常，近几天又每日 1 ~ 2 次，便稀，足踝肿，舌红，苔薄，脉细数。宜前方化裁。处方：白术 20g，山药 20g，诃子 20g，赤石脂 30g，炮姜 10g，米壳 15g，肉蔻 20g，乌梅 20g，故纸 15g，五味子 15g，白芍 20g，川连 10g，黄芪 30g，防风 10g，升麻 15g，甘草 10g。

1994 年 11 月 11 日三诊：服上方 20 余剂，病基本痊愈，大便日 1 次已成形不稀，曾吃猪肉数次亦未泻，食欲增进，体力增强，体重增 4kg，舌红转润，苔薄，脉象弦缓，嘱停药观察。1996 年 5 月来哈复诊一切正常，从而痊愈，体重增 5kg。

按：本案诊断为滑泻，以不能禁固，旷日持久，体瘦不支，属脾虚失运，命火式微，不能为中宫蒸腐水谷，故用补火暖肾温脾之附子、炮姜、故纸、益智仁；健脾除湿之白术、山药、肉蔻；温肾补脾为治本，然日久滑泄，又须涩以固脱，故用赤石脂、米壳、诃子肉；脾肾阳虚日久，阳损及阴，故见舌红，脉数，又辅以乌梅、白芍、五味子以敛阴，初服有效，仍不根除，乃脾气下陷之故，二诊加入黄芪、防风、升麻益脾气升清阳，连服而愈。

内科疾病从肝论治的经验

脏腑系统是中医学理论体系的重要组成部分，它与经络系统共同构成一个有机的整体。而脏腑系统又是中医理论的核心，疾病复杂多变，如果能掌握脏腑辨证的常规，提纲挈领，可达事半功倍之效。张琪教授积临床数十年经验，治疗疑难杂症重视脏腑辨证用药，本文仅介绍从肝论治多种疾病的经验。

一、疏肝当分调气与活血

1. 疏肝开郁法

肝司疏泄，喜条达，恶抑郁，疏泄条达正常，则气机调畅，气血冲和，使人情志舒畅，促进消化功能，还可以调理冲任等；反之，若恼怒抑郁，肝失疏泄，气机不畅，临床多表现为胸胁胀痛或窜痛，嗳气不舒；肝气犯胃则胃脘胀满、饮食不下、心烦易怒等。另外，足厥阴肝经的一支下抵少腹、环阴器。若肝气郁滞，也可见有少腹胀满或疼痛，以及妇女月经不调、经前腹痛或乳房胀痛，脉弦、面色青黄不荣等一系列症状，皆属于肝气郁结，气血失于调畅，可用疏肝理气法治疗，拟用疏肝饮子。方药组成：柴胡 20g，香附 20g，白芍 20g，青皮 20g，枳壳 15g，当归 20g，丹皮 15g。

古方疏肝解郁之药甚多，如逍遥散、柴胡疏肝散、四逆散等，用之得当皆效。张老常用自拟方疏肝饮子，此方为四逆散加味化裁而成，方中柴胡为疏肝之圣药，芍药敛阴养血柔肝，前人谓泻肝，实际上是通过敛阴柔肝以平抑肝气之横逆，柴胡与白芍合用，一疏一柔，疏而不燥，柔而不滞；枳实助柴胡疏肝行气之功，当归、丹皮以养血凉血润燥，因肝主藏血，体阴而用阳，疏肝药物应防止刚燥及伐肝劫阴之品，此方疏肝、敛阴、养血，配伍精当，当无此弊。

张琪教授以此方治疗胸胁胀满或胀痛，属肝气横逆犯胃，兼见胃脘胀闷不舒、舌尖赤、苔白少津、脉弦等一系列肝气郁结且初露化燥伤阴征兆者，常随手取效。如口干口苦，有化燥伤阴之象者，可加焦山栀 10g，但此药苦寒，用量不宜过大，防止伤脾胃。临床观察，此类患者包括胆囊炎、胃炎、胃神经官能症、肋神经痛等。如近治一刘某，男性，左肋连及胃脘胀痛不可忍，经某医院检查，排除胰腺炎及胃炎，未能确诊，来门诊求治，自述胃脘连及左肋发作时痛不可忍，舌白干无津，口苦，脉弦数，此肝郁化热，用此方加焦栀 10g，郁金 10g，金铃子 10g，3 剂痛大减，但仍时发作，嘱其连服原方不变，共服十数剂而愈。

疏肝法不仅用于肝气郁结之胁肋胀满疼痛、妇女经前乳房胀痛等证，也可以用于慢性肝炎、迁延性肝炎，据临床观察，二者皆有肝阴不足之象，如右季肋痛，五心烦热，肝掌，舌赤，脉弦或弦数等。

2. 疏肝通络法

肝郁日久则血瘀络阻，此时纯用疏肝药不效，需考虑用活血通络法治疗，前贤王旭高氏谓："如疏肝不应，络脉瘀阻，宜兼通络，如旋覆花、新绛、归须、桃仁、泽兰叶等"。因肝主藏血，气血相附而行，气为血之帅，气郁日久，血因之而滞，叶天士谓"久痛入络"，除前述症状外，常见舌紫暗，有瘀点、瘀斑，痛处不移等，但也有隐匿无明显症状者，只是病程日久，用疏肝理气药无效，所谓久病多瘀、久病入络等，是肝郁证的规律。张琪教授常用血府逐瘀汤化裁治疗，获效甚捷。足厥阴肝经络于胸胁，凡胸胁满痛、郁闷不疏、短气心悸、怔忡不宁等一系列肝经血脉郁滞，气机不通者，此方皆有效，如冠心病、风心病、肺心病、心脏官能症、顺应失调等皆可用之，适用范围相当广泛。本年 3 月治一患者，男性，经某医院检查确诊为冠心病，心前区疼痛，入夜不眠，经用各种扩冠药静脉点滴和口服均无明显效果，见其唇舌色紫，予血府逐瘀汤加丹参服 7 剂，心前区憋闷大减，睡眠也较前好转，能入睡 5 小时，二诊在上方加红参、五味子、麦冬连服 20 剂，症状完全消除，心电图心肌供血也有明显改善，限于篇幅，其他病例恕不列举。此方配伍严谨，既有桃红归芎芍地活血通络，又辅以柴胡、枳壳、桔梗行气。王清任深明气血相互依存之理，试观《医林改错》活血诸方，皆用行气之品相辅助以达气行血行之效，治诸气滞血瘀之证屡试不爽。《金匮》中有"肝着"之病，临床表现"其人常欲蹈其胸上，先未苦时，但欲饮热"，其病机在于肝经气血郁滞，着而不行，故以"肝着"为名，方用旋覆花汤、新绛和葱。新绛是采用茜草汁新染之帛，色红而得名。叶天士《临证指南医案》用此方治胸胁痛谓"初病在气，久则入血”，血得寒则凝，得温则行，用葱以温通。王清任治一妇女常欲蹈其胸，用通窍活血汤治疗而愈，此实即《金匮》中之“肝着”，通窍活血汤方中用麝香、老葱、鲜姜，取其温通辛散，合桃红以温阳通络，张琪教授师其意治疗冠心病心绞痛，心前区憋闷、手足凉，面色青，脉沉迟，治以疏肝通络温通法，拟用温阳通络合剂。组方：丹参20g，桃仁15g，川芎15g，桂枝15g，薤白20g，人参15g，制川乌15g，元胡15g，汉三七末5g。

张琪教授用此方治疗一例极重型冠心病，李某，离休干部，心绞痛发作时手足厥冷，面色青，脉沉迟，血压低，经用扩冠药静脉滴注无效，请张琪教授会诊。除上述症状外，心电图示心肌供血不全，据脉沉迟、手足冷、舌滑润予本方治疗，服6剂心痛稍缓解，继用上方加生姜15g，服14剂，痛明显减轻，连服上方30余剂痛止，复查心电有明显好转。张老屡用此方治疗此类冠心病皆获良效，方中用川乌取《金匮》乌头赤石脂丸之意，川乌温通胜过其他温药，不仅温通，且有镇痛作用，为治疗心绞痛属于寒者首选的药物；汉三七，《本草纲目》谓其有“散瘀止血，消肿定痛”之力，现代药理研究也已证明三七皂苷有抗凝血作用，三七绒根乙醇提取物可使冠脉流量增加，提高心肌细胞营养性及血流量，降低心肌耗氧量，从而改善冠脉血流量，对冠心病、心绞痛有较好的疗效。

二、清肝泻火佐以养阴

肝为刚脏，极易出现肝火上升或肝郁化热，症见头痛头眩、耳鸣、面红目赤、急躁易怒、舌燥、脉弦数等，如《西溪书屋夜话录》云：“肝火燔灼，游行于三焦，一身上下内外皆能为病，难以枚举，如目红颧赤，痉厥狂躁，淋泌疮疡，善饥烦渴，呕吐不寐，上下血溢皆是”。张琪教授临床见此颧红目赤头胀之患者，常用清肝饮子（自拟方）：胆草 10g，菊花 15g，草决明 20g，钩藤 15g，黄芩 15g，生地 15g，川芎 15g，薄荷 10g，白芷 15g，甘草 15g。此类疾病多见舌质红，舌苔黄燥，脉弦数，用此方颇效。若便秘可加用大黄泻热通腑，大便得通，邪热下行，则诸症可除。《小儿药证直诀》有泻青丸，治肝经火郁，上攻头目，见心烦多怒，易惊，夜间睡眠不安，目赤肿痛，头痛，大便秘结，所用药物有胆草、栀子、大黄、羌活、防风、川芎、当归各等分，方中羌活、防风疏散风邪；当归、川芎养血润燥；胆草苦寒清泻肝火；栀子、大黄通利二便，导热下行，此方用作汤剂亦效。若肝胆火郁，出现痉厥、神志错乱，烦躁不宁，抽搐，小便黄，大便秘结，可用当归芦荟丸以泻肝火，肝热平则诸症愈。治疗肝火之另一方为龙胆泻肝汤，方用黄芩、胆草、栀子、泽泻、木通、车前子、当归、生地、柴胡、甘草，此方治肝胆湿热下注疗效极佳，如筋痿、阴肿、阴痛、白浊、尿血等，因足厥阴肝经“抵少腹，入毛中，络阴器”，故此肿、痛、白浊等均属于肝火所致。以上所列为《和剂局方》。另东垣书中亦有此方，但无黄芩、栀子、甘草，治疗阴痒臊臭。张琪教授临床喜用局方治疗阴痒有奇效，曾治一吴姓患者，55 岁，前阴瘙痒灼热，夜不能寐，诸治无效，张琪教授诊其脉弦滑，小有数象，舌苔白腻少津，投以本方加苦参 15g，苍术 15g，3 剂瘙痒即除；一青年妇女前阴痛，性交则痛剧，西医诊断为阴道炎，经治无效，转来门诊治疗，也用此方调治而愈；治一男性患者，32 岁，半年来性欲减退，阴茎不坚，曾服补肾温阳药无效，经人介绍来门诊治疗，诊其脉象滑数有力，舌体大，苔白，问其小便，述其小便色深如茶，始悟此为肝经湿热下注之证，于此方加土茯苓 20g，萆薢 15g，白芍 15g，枸杞 20g，女贞子 20g，初服 7 剂效不显，服至 15 剂时觉阳事稍振，精神佳，于原方加滋补肾阴之龟板 20g，山萸肉 20g，连服 30 剂而愈，此类阳痿属于肝经湿热下注，但湿热仅为其标，其本仍为肾阴亏耗，应属虚中夹实之证，故服此方 15 剂后于方中加入龟板等滋补肾阴之药，因“乙癸同源”，肾阴复则肝阴亦复。

肝胆为表里，临床有肝胆湿热证，见有右胁或两胁下胀痛，口苦咽干目眩，耳鸣，头胀痛，腹胀便秘，烦躁不宁，或见巩膜黄染，舌苔黄燥，脉弦滑或弦数，常见于胆囊炎、黄疸性肝炎、急性胰腺炎等，可用大柴胡汤加郁金、蒲公英、双花、连翘、茵陈、山栀等，如药后大便得通则随之显效。1994 年在某医院会诊一男性患者，西医诊断为急性胰腺炎，见左胁下剧痛，腹胀便秘，用大量抗生素无缓解，诊其脉弦滑而数，有力，舌苔黄燥，投以大柴胡汤加郁金、双花、连翘、蒲公英，服 3 剂大便下燥屎数枚，矢气甚多，随后大便得畅，续下稠黏大便甚多，疼痛随之缓解，后经治疗而愈。

三、补养肝血以治头痛眩晕

肝藏血，补肝也即养肝，用以治疗阴血不足，阴液亏耗之证，见有两目干涩，视物昏花不清，头晕耳鸣，少寐多梦，胁下隐痛，口干舌淡，脉弦细。因“足厥阴经属肝络胆，上贯膈，布胁，连目系，与督脉会于巅”，血虚不荣故可见上述症状；又“人卧则血归于肝”，肝虚则血不得藏故不寐，《金匮》酸枣仁汤为此病之效方，《医宗金鉴》有补肝汤，方用当归、地黄、川芎、白芍、枣仁、木瓜、甘草，治疗肝血不足，筋缓不能自收持（肝主筋），目暗视物不清等。《金匮翼》谓“肝虚者，肝阴虚也，阴虚则脉绌急，肝之脉贯膈布胸胁，阴虚血燥，则筋脉失养而痛，其症胁下拘急，不得太息，目暗不明，爪枯色青，遇劳即甚，或忍饥即发是也”，主以补肝散，方用酸枣仁、熟地、当归、山萸肉、山药、川芎、木瓜、五味子、白术、独活。张琪教授临床治疗头痛眩晕，目暗不清，胁下隐痛，妇女经行量少或经闭，面色不荣，舌淡红等，尤其是头眩晕不清，终年不愈，制养血止眩汤。方药组成：当归 20g，川芎 20g，白芍 20g，生地 20g，丹皮 15g，苍耳子 15g，荆芥穗 10g，菊花 15g，薄荷 10g，女贞子 15g，枸杞 20g。

此方用四物汤补肝养血，枸杞、女贞滋补肝肾之阴，诸风药上达巅顶，引血上荣，临床用之常获良效，此类患者终年头昏眩不清，目干涩，体质消瘦者居多，遇风即重，如治一男性患者，某机关干部，头昏痛一年余，久治不愈，经某医院确诊为脑供血不足，用扩血管药不仅无效反而加重，张老诊其脉沉细，舌红无苔，予上方 7 剂，头昏大减，未痛，经用此方二十余剂而愈。1993 年在病房曾治一患者，女性，37 岁，终年头昏痛不愈，每逢大风天气更剧，经各种检查均无结果，但患者整日头昏眩不清，目不欲睁，不能工作，张琪教授诊其脉细数，舌质红，面色青，辨证属肝经血虚无以上荣，夹有风邪，用此方加天麻 15g，焦栀 15g，连服一月而愈，后患者来哈复诊，疗效巩固。《素问·阴阳应象大论》中谓“东方生风，风生木，木生酸，酸生肝”，说明自然界之“风”与人体之肝经密切相关，本例患者病机为肝经血虚，头眩痛，逢风天则剧，说明中医学天人相应学说在说明人体与自然界的关系、指导临床实践是很有意义的。

四、熄风须别平肝与补脾

1. 平肝息风法

本法适用于肝阳上亢，肝风内动之证，临床表现为头胀掣痛，眩晕，口眼歪斜，肢体麻木，或半身不遂，舌强语謇，重则突然昏厥，手足拘挛或抽搐，舌红苔燥，脉弦滑或弦数，多见于脑梗死、脑出血。张山雷谓中风皆风木猖狂，煽风内激，扰乱清空之窍，宜介类潜阳；张锡纯之镇肝熄风汤也治此证。据张琪教授经验，介类潜阳如珍珠母、石决明、生牡蛎等固然可用，但必须配合以清肝泻火滋阴之品方能有效，如胆草、黄芩、山栀、生地、赤白芍、寸冬、玄参等，大便秘者还须加大黄以泻热，大便通则神志转清，诸证可愈，治疗脑血管病凡大便秘者必用大黄，不仅可以泻热通便，还可以通过泻热以止出血，非他药所能及，《金匮》中风历节病篇有风引汤（大黄、干姜、龙骨、桂枝、甘草、牡蛎、寒水石、滑石、赤石脂、白石脂、紫石英、石膏）除热瘫痫；《外台》谓其“大人风引，少小惊痫，瘛疭日数十发”。其中“热瘫”可概括为现代的中风病，“痫”则是指癫痫。尤在泾谓此方是“下热清热之剂，以中风多从热起”，大黄、石膏、寒水石为大寒之品，与紫石英、赤白石脂、龙骨、牡蛎合用重镇潜阳，辅以干姜、桂枝温通防其过寒伤阳，张锡纯之镇肝熄风汤实从此方化裁而来。张琪教授师其意，大黄与石膏合用治疗肝热亢盛，热极生风证（脑炎、脑膜炎等），表现为高热、四肢抽搐、角弓反张、神昏谵语、大便数日不行等，服药后大便通利，诸证即除。

回顾文革动乱时期，张老曾治一森林脑炎患者，高热39℃以上，因当时传染病院不收患者，在某大车店住，经人介绍请张老治疗。除上述症状外，诊其脉滑数有力，舌苔燥黄有芒刺，腹部硬满拒按，大便不行，曾用大量抗生素，但热仍不退，辨证属阳明实热内结，风火相煽，肝风内动之危证，投以大承气汤加生石膏100g，玄参30g，寸冬30g，大黄30g，鼻饲，服1剂后有矢气，但大便未通，高热未除，嘱其继服药2剂，大便下如羊屎状，干燥，继则下泄污秽大便甚多，味奇臭，神志转清，抽搐也随之控制，继续调治而愈，此人现居于伊春，一直健康，无任何后遗症。张琪教授经验，此类患者（指脑膜炎）治疗宜早，迟则虽能挽救生命，但多有后遗症，现在多数患者发病后用抗生素治疗效果不佳时才用中药治疗，已经失去治疗时机，殊为憾事。

2. 补脾熄风法

补脾熄风法亦称为温土熄风法，属于脾气虚寒，肝风内动，所以也称作土虚木贼，此类疾病多见于儿科慢脾风之类，但成人也可见到，证见吐泻不止、手脚抽搐频繁发作、手足厥冷、面色青黯不泽、舌质淡、脉沉细弱等一派脾肾阳衰、肝风内动之象，张琪教授治疗此证常用方为《福幼编》之逐寒荡惊汤，原方药味组成有：胡椒、炮姜、肉桂各1钱，丁香10粒，先以灶心土3两煎汤，澄清后再煎诸药频服，张老用此方不用灶心土也有效，于原方中加白术、半夏效果更佳。1997年曾治疗一3岁小儿，吐泻无度，频繁出现抽搐，在某医院急诊室中，终日以静脉输液维持不见好转，据以上症状分析诊断为慢脾风，属脾气虚寒，阳气衰微，土虚不能御木，肝风内动，予逐寒荡惊汤加减，胡椒、炮姜、肉桂各5g，公丁香2.5g，白术5g，半夏5g，嘱其煎汤后频频服之，若吐出，可再服，以不吐为度，不料服此方后即未吐，肠鸣辘辘，矢气下行，继服之，手足转温，腹泻减轻，抽搐止，连服3剂而愈。又昔年在某医院儿科病房曾治一肖姓小儿，吐泻不止，下泄米谷水样便，手足频繁抽搐，两目上翻，势甚危笃，医院以为治疗无望，家属延张老施救，亦以此方加白术、半夏而愈。逐寒荡惊汤原方中胡椒、炮姜、公丁香、肉桂均为辛温逐寒之品，温脾有余，补脾则嫌不足，故加白术以补脾，加半夏以降逆止呕，合辛温开降以止吐利，则相得益彰，达到扶土抑木以平熄肝风之效。

此外，也有因脾肾阴阳气血亏耗而致肝风内动、抽搐之证，王清任有“论抽风不是风”，张山雷氏谓“此病良由脾肾阴阳两衰，脱绝于下，浊阴之气亦复上升，冲激及脑而为抽搐”。曾治一15岁女孩，患慢性肾炎肾功不全氮质血症期，贫血明显，一日突然出现手足抽搐，口吐涎沫，两目上翻，日发作2～3次，CT及血清离子检查均正常，用抗惊厥药不能控制，家属延张老诊治，见其面色㿠白，四肢厥冷，精神萎靡，目不欲睁，舌质淡白，据脉证分析，当属脾肾两虚，气血不足，用王清任氏可保立苏汤加减：白术15g，白芍15g，当归15g，黄芪25g，红参15g，山萸15g，补骨脂10g，附子10g，枸杞15g，枣仁10g，甘草10g，核桃1个（捣碎）水煎服，服药2剂后，抽搐未再发作，继用此方十余剂，抽搐证愈，全身觉有力而缓解。曾治一20岁男性患者，一氧化碳中毒昏厥，经医院抢救苏醒后，遗留有言语不清，行走不稳，手足阵发抽搐，舌润口和，脉沉弱，先以补阳还五汤，黄芪用至150g。14剂后，语言不利症状大为好转，基本可以说清楚，精神体力亦转佳，唯两手抽搐症状改善不明显，诊脉时须他人按扶其手方能进行。《内经》中“诸风掉眩，皆属于肝”并非纯属肝热、肝阳亢逆，脾肾气血亏虚也可引起肝风内动，张景岳所谓“非风”，补阳还五汤为治气虚血瘀之剂，治脾肾气血不足而肝风内动之证则效果不佳，因予本方，仍用黄芪150g，7剂后搐动大减，继服之，终获痊愈，语言亦恢复正常，可见此方之效。本方功效特点为综合补脾肾阴阳气血之品于一方，张琪教授在治疗慢性肾衰时亦常用此种综合补肾健脾益气补血之方，颇有良效。

五、温肝散寒以治冷淋寒厥

肝为风木之脏，以热证居多，间亦有寒滞肝脉或肝经虚寒之证，《千金要方》谓：“病苦胁下坚，寒热，腹满不欲食，腹胀，悒悒不乐，妇人月经不利，腹痛，名曰肝虚寒也”。张景岳有暖肝煎，功能温补肝肾、行气逐寒，治肝肾阴寒，小腹疼痛、疝气等，药用当归、枸杞、沉香、肉桂、乌药、小茴香、茯苓、生姜。治疗虚寒腹满痛颇效，此方妙在温补肝肾以治本，行气逐寒以治标，标本兼顾，温阳散寒。肝主藏血，若肝寒日久而成血滞，症见少腹冷痛、阴冷、睾丸冷痛坠胀，可于上方中加入桃仁、丹参、橘核、赤芍等以通络活血。另橘核丸也为治疗此病之有效方剂，尤其用治冷淋兼睾丸肿痛者。如近治一谭姓患者，患睾丸炎、前列腺炎，小便不畅，尿后余沥，会阴部胀痛，以此方加瞿麦、萹蓄、木通而愈。还有寒邪循经上逆之厥阴头痛，因足厥阴肝经连目系，上出额，与督脉会于颠顶，寒邪循经上逆于头则头痛、干呕、吐涎沫、手足厥冷，见上证者，吴茱萸汤可有桴鼓之效，且据张琪教授治验，此方不仅限于头痛，对眩晕属肝经虚寒者亦有良效。曾治一45岁女性患者，眩晕二年余，不能工作，用维脑路通、辅酶A等药物治疗效果不明显，见其面色青黯不泽，头昏，目不欲睁，畏寒肢厥，舌润滑，脉沉细无力，服祛风及补肾中药无效，辨证属肝经寒邪上逆、阳气不振所致，处以吴茱萸15g，红参15g，川芎15g，当归15g，细辛5g，蔓荆子15g，生姜15g，大枣5枚，服药7剂见小效，觉全身有力，精力稍振，继用上方加桂枝15g，连服15剂而愈。张老以此方治疗厥阴头痛甚多，辨证以面色青黯、畏寒、手足厥冷、舌滑润或胖大多津为准，如曾治一宫姓女孩，5岁，头痛二月余，经CT检查，头部未见异常，发则痛不可当，重则干呕欲吐，可吐出少量澄清涎沫，面色青黯，手足冷，舌润脉沉，辨属厥阴头痛，处以吴茱萸15g，人参10g，半夏10g，陈皮15g，生姜15g，大枣5枚，甘草10g。1剂头痛即转轻，继服2剂明显好转，呕止，面色转润，但舌尖稍赤，为防其化热，加麦冬10g，花粉10g，继服3剂而愈。

当归四逆汤也治肝经虚寒证，因肝主藏血，血虚而寒，不能充达四末，故手足厥寒，以此方加黄芪、王不留行、丹参、石斛治疗手足厥寒之证甚多，颇有良效。2000年曾治一男性患者，60岁，自觉两足冷甚，如踏冰雪，虽盛夏亦觉寒冷，以此方去木通，加黄芪、丹参、石斛、王不留行、鸡血藤，连服50余剂，2001年1月复诊，已无寒冷感觉，数年治疗不效之证，服本方而愈。另肝主筋，主藏血，血虚有寒则不能营筋，出现筋脉拘急、周身痛楚等症，在病房曾治一患者，周身拘急痛楚难忍，各种检查均无结果，初按痹证用祛风除寒之剂无效，再诊据其畏寒、肢冷、面青、舌润、脉沉等一系列症状分析，当属肝经虚寒，不得温煦，筋脉失荣之证，投以本方加石斛、黄芪、王不留行、鸡血藤，连服数剂，痛大减，无拘急感，嗣经本方化裁治疗而愈。当归四逆汤出于《伤寒论》，治疗“手足厥寒，脉细欲绝”者，“若素有久寒者，加吴茱萸、生姜”。张琪教授用此方时，即无久寒亦用之，取其温经之功，并加黄芪、丹参、石斛、王不留行、鸡血藤以加强其益气活络通血脉之功效，并在此方基础上自拟活络通脉饮。方药组成：当归20g，赤芍15g，桂枝15g，细辛10g，甘草10g，王不留行30g，鸡血藤30g，黄芪30g，丹参20g，石斛15g，山甲15g。治疗末梢神经炎，四肢麻木、寒凉、脉微细、舌润口和者，对雷诺氏症、下肢静脉炎等亦有效。

六、调肝重在健脾与和胃

1. 抑肝健脾法

本法为治疗肝旺脾虚之法，肝失疏泄，横逆克脾，则脾失健运，表现为情志抑郁，心烦易怒，腹胀肠鸣或痛泄，妇女月经先期，或崩漏带下，舌白腻或舌尖赤，脉弦等一系列肝气亢、脾气虚之象。治疗必须平抑肝气，健脾以助运化，抑肝宜用白芍、乌梅、佛手、五味子；疏肝之药可用柴胡、香附等为佳，常用方剂如逍遥散、痛泄要方等，凡此证应不用香燥开破伐肝之品，以免耗伤肝阴。抑肝当以白芍为首，李时珍《本草纲目》谓其可于“土中泄木”，泄木即抑制肝木之横逆，张琪教授常用白芍与健脾药合用，治疗肝气乘脾犯胃之胃脘痛、腹痛等证甚效。如曾治一李姓妇女，患胃脘痛，经某医院检查诊断为萎缩性胃炎，查其舌红苔薄脉弦，胃脘胀痛，大便不爽有溏泄，用六君子汤加白芍，白芍重用30g，连用3剂，胃痛大减，继续调治而愈。治疗慢性活动性肝炎见肝区痛，胃脘胀痛，大便溏，谷丙、谷草转氨酶高者，用六君子汤加白芍、乌梅、木瓜、柴胡、五味子抑肝，效果较好。本草著作中虽无五味子入肝之记载，取其味酸收敛以抑肝气，防其亢逆。现代药理研究证明五味子对肝细胞损害有明显的保护作用，所以对慢性肝炎和迁延性肝炎有较好疗效。若肝气横逆而血行不畅，出现舌紫暗或有瘀斑、瘀点，应酌情加入活血之品，如丹皮、桃仁、丹参等，脾大者可加入炙鳖甲、土虫、文术等削坚之品，肝以阴为体，以阳为用，凡肝病日久，必伤及肝阴，多见舌绛红，掌心热（肝掌），蜘蛛痣（红缕赤痕），所以治疗肝硬化失代偿期，健脾、理气、利水都不可忽视顾护肝阴这一环节，常见肝硬化腹水，用刚燥攻伐之品，病者出现烦躁不安之征象，此时应在方中加入白芍、木瓜、乌梅、麦冬、五味子等敛阴之品。

张老治妇女经漏证有属肝旺脾虚者，肝气亢则血不藏，脾气虚则血不摄，此证多见于青少年，证见五心烦热，心烦易怒，头昏痛，舌质赤，脉弦数，月经淋漓不断，用丹栀逍遥散加贯众、地榆、棕榈炭，往往随手取效。逍遥散中之白芍、当归养血柔肝以平抑肝气之亢逆，白术、云苓健脾气以固摄，柴胡疏肝气，丹皮、焦栀子清热凉血，加地榆、棕炭以凉血收敛。此类患者忌用温补，临床观察常有不少患者用补药反加剧者，且愈补出血愈多，不可不慎。

2. 泻肝和胃法

胃气以下行为顺，若肝气犯胃，则胃气上逆，症见胸胁胀满、善太息、胃脘满痛、嗳气吞酸、嘈杂呕恶等，宜金铃子散与左金丸合用。前者用金铃子、元胡，金铃子功能疏肝泻热，理气止痛，治肝气郁滞，气郁化火而致胃脘胸胁胀痛；元胡行气活血止痛；二者合用善治肝郁化火、气滞血瘀疼痛。现代中药学有谓川楝子（即金铃子）有毒，成人一次服 6 ~ 8g，即可出现头晕、呕吐、腹泻等，张老在临证中用川楝子 15 ~ 20g 与他药配伍治疗肝气犯胃作痛，凡胁肋胀痛属肝气郁逆者均有良效，未见有头晕呕吐等症。此药疏肝气而不燥，无耗伤阴液之弊，也可用于睾丸胀痛，妇女经行腹痛，应用范围较广，张锡纯有金铃泻肝汤（金铃子、生乳香、生没药、三棱、文术、甘草）治胁下痛，也是取金铃子泻肝热之妙。

若肝郁化热，挟胆气上逆，胃经实热者，宜用大柴胡汤，张仲景原治少阳阳明合病，以“呕不止，心下急，郁郁微烦”或“心下满痛”为特征，临床可见于胆囊炎、胆结石、胰腺炎等疾病。凡胃脘痛、腹痛、胸胁痛等，只要有肝气犯胃化热，挟胆气上逆，见有口苦咽干、呕恶上逆、舌红苔黄、大便秘结、脉弦数者皆可用之。张琪教授曾治疗急性胰腺炎多例，见左胁下剧痛，腹胀满，便秘，脉弦数，舌苔黄，用本方加厚朴 20g，枳实 20g，桃仁 20g，服药后大便得通，则痛止。急性胆囊炎也可加蒲公英 50g，郁金 15g，有良效。

中风论治与用药经验

中风，是指以情志不遂、饮食不节、劳倦过度、风邪外侵等因素为病因，以脏腑阴阳失调、气机逆乱、痰浊瘀血阻滞等病理变化为机转，以突然昏仆、口眼歪斜、语言不利、半身不遂为主要临床表现的疾病。现代医学中的各种脑血管疾病及部分其他神经内科疾患多属此病范畴。中风是最为常见病之一，因其病残率、病死率很高，所以是当今医学研究的重大课题。张琪教授在数十年临床工作中，救治中风病例甚多，积累了丰富的经验，现介绍一些在辨证论治及用药方面的经验。

一、论病因内风为主，究病机瘀血为要

对于中风的病因，历代医学家众论纷纭，其说不一。但归纳起来，不外两类，一是“正虚邪中”，从外风立论，即所谓“真中风”。此为唐宋以前多数医家所推崇，如《灵枢·刺节真邪论》说：“虚邪偏客于身半，其入深，内居荣卫，营卫稍衰，则真气去，邪气独留，发为偏枯”，即属此论。二是以“内风”立论，即认为中风是由人体内在因素所导致，因此又称为类中。此为宋元以后多数医家所主张，如刘河间“主火”，李东垣“主气虚”，朱丹溪“主痰”等皆属此类，当今医家亦多宗此说。

综览前人所论，结合自己的多年临床观察，张琪教授认为前两种论点各有偏颇，而以“以内风为主，兼有外风”立论更为全面妥当。本病的发生，主要由情志不调、饮食不节、劳逸失度等因素导致脏腑阴阳失调、气机逆乱而发，但并不能排除“正虚邪中”“风邪外袭”而致病的因素。因为从临床所见，确有一部分中风患者，其发病与外中风邪有关，这些人中风后多有六经形证，尤其是用祛外风药而取得良好疗效。所以认为以内风为主，类中居多，或兼有外风者亦属常见。

1. 对病因的认识

具体来看，导致中风的病因是多方面的，常见的有以下几种情况：

（1）年迈体衰，脏腑虚损，气血亏虚，是中风发病的基础。临床中风病多发生在40岁以上人群即明证。目前虽发病年龄有提前的趋势，但其主流仍为40岁以上人群。

（2）情志失调，五志过极，心火暴盛，水亏不能制之，阴虚阳实，热气怫郁而致中风昏冒，卒倒无知。郁怒伤肝，肝阳暴亢，气火相煽，迫血上涌，中风因发。其他如忧思悲恐，皆可导致气机逆乱，而诱发本病。

（3）饮食不节，过食肥甘，酗酒无度，脾胃受损，运化失常，痰浊内生，郁而化热，引动肝风。

（4）劳逸失度，操持过度，形神失养，以致阴血暗耗，虚阳化风；或纵欲伤精，水亏于下，火旺于上，发为本病；或长期缺乏体力劳动，久坐嗜卧，气血运行不畅，亦可诱发中风。

（5）风邪外袭，正气内虚，因风邪外袭，血脉挛急，气血不畅；或风邪夹热，入中经脉，耗伤血气，脉络痹阻，亦可发生中风。

2. 对病机的认识

中风的病机，亦非单一途径。主要有脏腑阴阳失调、气机逆乱、痰浊壅塞、瘀血内阻等几种机转。

（1）脏腑阴阳失调：如前所述，诸种病因，多可造成脏腑阴阳的偏乖，其中以肝肾阴亏，心火、肝阳上亢最为常见。此外肾中阴阳两亏，虚阳浮越者亦不乏其例。由于虚阳（或心火）上犯，脑之神机失用，故致神昏、偏瘫。叶天士谓："精血亏耗，水不涵木……肝阳偏亢，内风时起。"张山雷亦云："凡此病者……先伤五脏之真阴"，"阴亏于前，而阳损于后；或阴陷于下，而阳浮于上，以致阴阳相失，精气不交，所以忽而昏愦，卒然仆倒。"皆是此意。

（2）气机逆乱：气为血之帅，气行则血行，气虚无力运行可导致血瘀；气滞、气逆，则血不运行亦可导致血瘀；气郁化火，火盛伤阴，热伤血络随气上逆，夹痰夹火，壅塞清窍，进而可导致中风。

（3）痰浊壅塞：水液失运，聚湿成痰；“气有余便是火”，火灼津为痰，痰浊内蕴，或痰热互结，上犯清窍，阻塞经脉，神识被蒙，肢体不利，因发为中风。

（4）瘀血内阻：或因气虚，或因气滞，或因气逆，或因火灼津耗液，或因火伤脉络而血溢，或因风邪痹阻，或因痰浊壅塞，皆可导致瘀血形成，瘀血阻于脑络，气血不通，脑失所荣，神志失用，中风因作。

总之，中风的病机为本虚标实，下虚上盛，虚实错杂。在本为阴阳偏盛，气机逆乱；在标为风火交煽，痰浊壅塞，瘀血内阻。血瘀为其重要的病机。

二、辨证先明病期、证类与分型

辨治中风，一般先审明疾病病程分期，继之按病情的轻重，以脏腑经络分清证类；再详审疾病的证候，辨析所属证候分型，以便具体施治。

1. 分期

常以3期划分。

（1）急性期（又称卒中期），病程在半个月以内（个别重者不超过1个月）。

（2）恢复期（发病半个月至6个月以内）。

（3）后遗症期（半年以上）。

2. 分类

常以中脏腑与中经络两类划分。传统中风分类多宗仲景以中脏、中腑、中经、中络分类。《金匮要略》谓："邪在于络，肌肤不仁；邪在于经，即重不胜；邪在于腑，即不识人；邪入于脏，舌即难言，口吐涎。"后世在此基础上作了进一步补充，现一般分类按如下条件分析：遍身或一侧手足麻木，或兼有一侧肢体力弱，或兼有口舌歪斜者为中络；以半身不遂，口眼歪斜，舌强言謇或不语，遍身麻木为主症，而无神识昏蒙者为中经；以半身不遂，口眼歪斜，舌强言謇或不语，遍身麻木，神识恍惚或迷蒙为主症者为中腑；以神昏或昏愦，半身不遂，口眼歪斜，舌强言謇或不语者为中脏。张老认为，以中络、中经、中腑、中脏分类，对于判别病情的轻重，有比较积极的意义。但从临床治疗角度，以分中脏腑、中经络两大类（以有无神志障碍为区别）比较简便实用，所以多以两类划分。中脏腑仅见于急性期，而中经络可见于急性期、恢复期及后遗症期。

3. 分型

在证类划分的基础上，必须根据证候的表现，进一步划分证型，以便分型论治。一般划分为 10 型，其中中脏腑类分 3 型，即阳闭、阴闭、脱症 3 型，而中经络类分为肝肾阴亏、风阳上扰，风痰阻窍、脉络瘀阻，血虚内热、风邪外袭，脉络瘀阻、风热外袭，气机壅滞、风邪外袭，阴阳两亏、痰浊上泛，气虚血瘀 7 型。前 5 型多见于急性期或恢复期，而后 2 型多见于恢复期及后遗症期，但有时亦可见于急性期。关于分期与分型的关系只是大致如此，临证时须根据实际情况灵活掌握，不必拘泥。

三、中风论治十法

1. 涤痰清热，通腑泻浊，祛瘀开窍法

本法适用于中风中脏腑（多为脑出血），症见猝然昏倒，神志不清，半身不遂，口眼歪斜，牙关紧闭，两拳握固，大便不通，面红溲赤，烦热气粗，痰声曳锯，发热，血压偏高，舌绛干，苔黄腻，脉弦滑或弦数有力等，辨证属于痰热内阻，腑实不通，清窍闭塞之阳闭证，常用涤热醒神汤（自拟方）加味。药物组成：半夏、胆星、橘红、石菖蒲、郁金、黄芩各 15g，生地 25g，寸冬 20g，玄参 20g，生大黄 15 ~ 20g，芒硝 15g，水蛭 10g，三七 10g。抽搐加全蝎 5g，蜈蚣 1 条。

方中半夏、胆星、橘红化痰，黄芩清热，菖蒲、郁金开窍，生地、寸冬、玄参滋阴清热，大黄、芒硝通腑泻浊，三七、水蛭活血止血，全蝎、蜈蚣驱风止痉。诸药相伍，共奏化痰清热、通腑泻浊、祛瘀开窍之效。

此外，开窍常配合牛黄安宫丸 1 丸，4 ~ 6 小时 1 次鼻饲或灌肠。或配合针刺人中、十宣（放血），以助醒神开窍。

病案 1：曾治一患者刘某，男，46 岁，脑出血昏迷，偏瘫，用西药抢救 1 周未见明显效果，因请张琪教授会诊。诊见患者神昏不语，右半身瘫痪，口眼歪斜，面赤唇干，胸部烦热，牙关紧闭，喉中痰声曳锯，呼吸气粗，两手紧握，大便 7 日未行，遗尿，小便赤涩，腹部拒按，发热不退，舌红，苔黄燥，脉滑数有力。辨证为中风中脏腑属阳闭证，为痰热内阻，腑实不通，清窍闭塞所致。治以清化痰热，通腑泻浊，开窍醒神法，投以涤热醒神汤加味。处方：生大黄 10g，半夏 15g，橘红 15g，寸冬 20g，玄参 20g，生地 25g，

川连10g，黄芩15g，郁金15g，菖蒲15g，菊花20g（后下），蒺藜20g，甘草10g，水煎服（鼻饲）。

服药2剂，身热减，意识稍清，但仍处于嗜睡状态，可对话一二句，烦热大减，牙关已开，大便仍未行，小便已知，舌苔厚而干，脉弦滑有力。此痰热与内结之实热稍减，清窍见利。继以前方加芒硝软坚通便。处方：生大黄15g，芒硝15g（冲化），橘红15g，枳实15g，川连10g，黄芩15g，玄参20g，生地20g，寸冬20g，白蒺藜20g，每日1剂，水煎服。

药进2剂，大便下行3次，量多，坚硬成块，意识逐渐转清，已能对话，烦热亦除，舌鲜红，苔白干，喉中痰声已减，腑实通，痰热得清，清窍已开。继以前方加减再进2剂，神清，语利，但右半身不遂未见明显变化。后改用大秦艽汤加味服药40余剂而基本痊愈。

2. 辛温开窍，豁痰醒神法

本法适用于中风入脏腑，证见神志不清，半身不遂，口眼歪斜，痰声辘辘，静而不烦，四肢不温，面白唇紫，舌苔白腻，辨证属于寒痰郁结，扰于心神，窍络闭阻（阴闭）。

常用方：导痰汤加味。药物组成：清半夏20g，陈皮15g，茯苓20g，甘草10g，枳实15g，竹茹15g，石菖蒲15g，南星15g，郁金15g，水蛭10g，泽泻15g。

方中导痰汤豁痰开窍，痰除窍开则神志自然苏醒。加入水蛭意在活血通窍，瘀去则神方能清。加泽泻利湿以消除脑水肿，此为辨病用药之意。

临证常配合苏合香丸，辛香、透达以助开窍之力，但用量宜大，每次可服2.5g重之药丸3～4丸，4～6小时1次，量少则药力不逮。但中病即止，以神清为限。

病案2：曾治一患者刘某，女，50岁。神志昏迷，半身不遂3天。患者患风心病20余年，房颤、心功不全5年余。3天前饭后在洗碗时突然舌强，语言不清，继之右半身瘫痪，并渐至神识不清，经某院检查，心界略大，心尖区及二尖瓣区可闻及3级以上收缩期吹风样杂音，心律不齐，口唇发绀，颈静脉怒张，肝大（肋下1横指），头部CT示左基底节区脑梗死。西医诊为：①脑栓塞；②风心病，二尖瓣狭窄，心房纤颤，心功不全。中医诊见：神志不清，呼吸稍促，喉中痰鸣，牙关闭而不紧，双目闭合，手握而不紧，尿便失禁，形体消瘦，面色晦暗，四肢欠温，舌紫暗，苔白腻，脉结代。中医诊为中风中脏腑、阴闭，属湿痰蒙窍所致。投以导痰汤加味：清半夏20g，陈皮25g，茯苓20g，枳实15g，郁金15g，竹茹15g，南星15g，甘草15g，石菖蒲15g，党参20g，水煎鼻饲。每日1剂。并服苏合香丸，每日2次，每服1丸（水化鼻饲）（汤药与丸剂交替服用）。经服药3日，意识渐清，可以对问话作简短回答，但仍嗜睡，语声亦极低弱。查口角歪斜，伸舌略偏右，右半身瘫，肌力上下肢均0级。舌暗红，苔白稍腻，脉结代。此窍虽开，但患者心气虚衰，痰亦未尽化。遂改以生脉饮加桃仁、丹参，与上方加减再服（停服苏合香丸），服药2周，患者精神、体力有增，但半身不遂体征同前。

3. 益气阴，回阳救脱法

本法适用于中风中脏腑，证见神志昏愦、半身不遂、四肢厥冷、手撒遗尿、大汗淋漓、呼吸微弱、脉细数等，辨证属气阴欲绝，阳气欲脱，此属阴阳离决之证，诚为危候。

常用方：参附汤加减。药物组成：红参15g，寸冬15g，五味子15g，附片10g，生龙骨50g，生牡蛎50g。

方中生脉饮益气救阴，附片回阳救逆，强心固脱，生龙牡敛汗固阴。

4. 滋阴潜阳，平肝熄风法

本法适用于中风中经络，证见半身不遂，舌强语涩，头痛，面赤，心烦不寐，手足心热，血压高，舌红绛，苔黄或白干，脉弦滑或弦数等，辨证属于阴亏阳亢，心肝两经风火相煽者。

常用方：潜阳平肝汤加减（自拟方）：生地 25g，玄参 25g，枣仁 25g，生赭石 30g，珍珠母 30g，川连 10g，柏子仁 20g，生龙牡各 20g，甘菊 15g，夏枯草 25g，怀牛膝 20g。

加减：便秘加大黄 15g；热盛加生石膏 50 ~ 100g；痰多加竹沥、胆星、天竺黄各 15g，心烦不寐加阿胶 15g，鸡子黄 1 个（冲）。

方中生地、玄参、阿胶、鸡子黄滋阴，枯草、菊花、川连清心肝之火，赭石、珍珠母、生龙牡潜阳熄风，怀膝引血下行，柏仁、枣仁安神，生石膏清泄胃火，大黄通便泄热，竹沥、竺黄、胆星清化痰热，诸药合用，具有滋阴潜阳，平肝熄风，清心安神之效。

病案 3：曾治一女，薛某，44 岁。脑出血术后，半身不遂，失语 4 个月。患者高血压病多年，2 个月前因情志不遂，突然剧烈头痛，继之半身不遂、神志昏迷。经 CT 诊断为脑出血（左内囊区出血，约 40mL），经开颅手术取出血肿，住院治疗近 2 个月，意识转清出院，但仍半身不遂，失语，经常头痛甚剧，时发抽搐，诊见混合性失语（完全性），右侧上下肢瘫，肌力右上肢 0 级，右下肢 2 级，右侧中枢性面舌瘫，右半身痛觉减退。BP 150/100mmHg，用西药效果不理想而请张教授诊治。诊见患者形肥，面红，口角歪斜，不能言语，右半身瘫，抽搐有时1日1～2次，有时几日1次，便干，舌红，苔白干，脉弦滑。诊为中风，中经络，肝阴不足，肝阳偏亢，挟痰上扰。治以潜阳平肝汤加减：生地20g，寸冬15g，玄参15g，钩藤15g，夏枯草20g，白蒺藜15g，牛膝20g，桃仁15g，半夏15g，红花15g，川连10g，白僵蚕15g，生大黄7.5g，每日1剂，水煎服。服药3剂头痛减，抽搐亦减轻，复发时间缩短，失语、半身不遂同前。后以此方略为加减，服药月余，失语有改善，可以部分理解问语，可作简短回答，右侧下肢肌力4级，右上肢3级（近端），可以下地行走。头不痛，抽搐偶发。舌质稍红，苔白，脉沉弦。此风阳渐平，后改以益气养阴，活血熄风法服药100余剂，患者语言清晰，可以唱歌（流畅），唯有不全感觉性失语。右上下肢肌力达4级，但小关节恢复不理想。病情显著好转，可以在室内活动。嘱继以针灸、按摩促进肢体功能恢复。

5. 化痰祛风，活血通窍法

本法适用于中风恢复期或后遗症期，证见舌强语謇，或舌强不语，口舌歪斜，半身不遂，麻木不仁，眩晕，舌质暗红，苔白腻，脉弦滑等，辨证属于风痰阻窍，脉络瘀阻者。

常用《医学心悟》解语汤加减。药物组成：白附子15g，石菖蒲15g，胆星15g，远志15g，天麻15g，羌活10g，全蝎10g，木香7g，丹参20g，当归20g，赤芍15g，地龙15g，甘草10g。方以解语丹化痰驱风通窍，加当归、赤芍、地龙、丹参等活血通脉，使血活脉通，痰祛窍利，中风自复。

病案4：王某，男，53岁，干部。主述右半身不遂，失语2月余。2月前无明显诱因，在工作中突然语言不利，舌强，右半身不遂。当时经某医院 CT 确诊为脑梗死（血栓形成），经用胞二磷胆碱、蛇毒等药静脉滴注 1 月余，肢瘫有所好转。但仍右侧肢体活动无力，行走困难，语言不利，混合性失语。因转请张教授诊治。诊见患者神情呆滞，面色萎黄，形体适中，语言謇涩，对问话多不能理解，说话仅吐一些单音字，且含混不清。右半身瘫痪，肌力 3 级强。舌质淡红，苔白稍腻，脉弦滑，血压不高。诊为中风，中经络，属风痰瘀阻型。治以祛风化痰、活血通络。投以上方加减：胆星 15g，丹参 20g，地龙 15 龙，白附子 15g，木香 7g，石菖蒲 15g，远志 15g，党参 20g，甘草 10g，每日 1 剂，水煎日 2 次服。以此方加减，服药 2 月余，患者表情较前活跃，语言基本清楚，对问话大多能正确理解。右半身不遂显著好转，右上下肢肌力接近 5 级，可自由在室内外活动散步，后改用六味地黄丸，华佗再造丸等巩固疗效。

6. 清热养血、疏风通络法

本法适用于中风、中经络，症见半身不遂，口眼歪斜，舌强语謇，头晕，手足麻木，或肢体拘急，关节酸痛，微恶风寒，苔白少津，脉象浮滑或弦滑等，辨证属血虚内热，风邪外中者。

常用方：大秦艽汤加减。方药组成：秦艽 15g，二活各 20g，防风 10g，川芎 15g，白芷 15g，元参 15g，二地各 20g，生石膏 50g，当归 20g，赤芍 15g，苍术 15g，甘草 10g。

方中秦艽、防风、二活、白芷散风邪，当归、川芎、二地、赤芍养血和营，养血与疏风合用，扶正以祛邪。兼内热故用生地、石膏、黄芩清热，苍术除湿，合而为剂，使邪除、血和、筋疏，邪去正复，诸证自可向愈。

病案 5：患者姜某，女，50 岁。患脑出血 2 月余，现右半身瘫，上下肢均不能动，仅足指可微动，颈强，咽干口燥，自汗恶风，头痛，手足热，舌强语謇，舌红干，脉弦滑有力。血压180/105mmHg。辨证为血虚内热，风壅经络。治以养血清热，祛风通络。处方：当归20g，赤芍20g，川芎10g，生地20g，熟地20g，秦艽15g，独活15g，羌活15g，防风10g，白芷10g，生石膏50g，元参15g，葛根25g，生甘草7.5g，水煎日2次服。二诊：服药10剂，患肢功能明显恢复，上肢可拿一般轻物，能扶杖行走20余步，颈软，头痛减轻，仍口渴、自汗、恶风，舌红稍润，脉弦滑略见缓象，方取前意，酌为加减：生地20g，熟地20g，川芎15g，赤芍20g，桃仁15g，葛根20g，桂枝20g，羌独活各10g，防风15g，白芷15g，生石膏40g，茯苓20g，甘草10g，水煎服。三诊：服药10剂，患侧肢体功能继续恢复，已能独自行走，舌润，脉弦转缓。此热清、血和、风邪大除，仍以养血疏风之法：当归20g，赤芍15g，防风15g，川芎15g，羌独活各10g，二地各20g，白芷10g，牛膝15g，秦艽15g，甘草10g，水煎服。四诊：又继服药10余剂，患肢功能基本恢复正常，仅步履稍欠灵活。嘱续服上方数剂，以善后。

7. 疏风清热，活血通络法

本法适用于中风、中经络，证见半身不遂，肢体酸软，头晕，口眼歪斜，舌质紫暗，苔白少津，脉象滑而有力，或兼数等，辨证属风邪挟热入于经络，脉络瘀阻者。

常用方：疏风活血饮（自拟方）。药物组成：钩藤15g，菊花15g，独活15g，黄芩15g，生石膏40g，赤芍20g，全蝎7.5g，红花15g，丹参20g，川芎15g。

方中钩藤、菊花、生石膏、黄芩、独活、全蝎疏风清热，赤芍、红花、丹参、川芎活血通络熄风，此即“治风先治血，血行风自灭”之意。二组药相伍，内活外疏，对风热交织、瘀血内阻之中风证甚效。

病案 6：曾治一女患张某，39 岁，因探望病危之母，心情焦急，加之旅途疲劳，突然不能说话，经针灸治疗始能言语。但舌强硬，言语吃力，右上下肢麻木，手难以持重物，难以行走。舌苔白厚而干，脉沉而有力。某院诊断为“脑血管意外”。邀张教授诊治，初诊以清热驱风为主治之，病情有所好转。再诊以活血化瘀祛风清热。处方：川芎 10g，生地 20g，红花 15g，赤芍 20g，地龙 15g，白芷 15g，钩藤 20g，菊花 15g，薄荷 10g，元芩 15g，生石膏 40g，甘草 10g，水煎服。服药 6 剂，已能流利讲话，右侧肢体麻木消失，活动自如，病告痊愈。

8. 调气解郁，活血祛风法

本方法适用于中风，中经络，证见半身不遂，口眼歪斜，胸胁满闷，善太息，心烦易怒，恶寒，兼有痰喘气逆，舌苔薄白，脉象浮滑或弦滑等，辨证属于气机壅滞，外中风邪，经脉瘀阻者。

常用方：乌药顺气汤加减。药物组成：乌药 15g，川芎 10g，白芷 15g，僵蚕 15g，薄荷 10g，钩藤 20g，菊花 15g，麻黄 7.5g，橘红 15g，枳壳 15g，桔梗 15g，黄芩 15g，甘草 10g。

方中乌药为主，疏风顺气，配橘红、桔梗调气和中，以川芎、白芷、麻黄、薄荷、钩藤、菊花、僵蚕活血祛风，黄芩清郁热，甘草和诸药，全方合奏调气解郁，活血祛风之效。

病案 7：曾治一女患刘某，19 岁，因汗出受风，头痛，继而右臂不能抬举，活动受限，右腿坐位时瘛疭不已，难以控制，步履艰难，舌强语謇，血压120/80mmHg，舌体胖大，苔薄白，脉浮滑。脑血管造影不清楚，西医诊断为脑血管畸形，中医辨证为中风、中经络，风胜气壅，经络壅遏，治以顺气祛风通络法。处方：乌药15g，川芎10g，白芷15g，僵蚕15g，薄荷10g，钩藤20g，菊花15g，麻黄7.5g，橘红15g，枳壳15g，桔梗15g，甘草10g，黄芩15g，水煎服。二诊：服药2剂，上肢抬举略好转，步履稍有蹒跚，瘛疭未止，舌硬稍软，言语稍清，自汗，舌胖苔白，脉浮滑，继以前法。处方：乌药15g，白芷5g，川芎15g，麻黄7.5g，橘红15g，防风15g，防己15g，赤芍15g，甘草10g，黄芩15g，水煎服。三诊：服药6剂，右腿已无沉重感，瘛止，步履自如，右臂可上举，舌强好转，仅觉右腕无力，脉浮已减。风邪渐除，经脉疏通。继以上方增减：乌药15g，白芷15g，川芎15g，白附子10g，生石膏40g，甘草10g，水煎服。四诊：服药3剂，观察数日，患肢活动自如，语言正常，唯上肢仍觉沉重无力，改以益气疏风通络法治之。处方：生芪30g，地龙15g，川芎15g，防己20g，防风15g，麻黄7.5g，白附子10g，黄芩15g，白芷15g，甘草10g，水煎服。10剂后，诸症悉除，随访痊愈。

9. 滋阴助阳，化痰通络法

本法适用于中风恢复期或后遗症期，证见舌强语謇，肢体麻木无力，偏瘫不用，口舌歪斜，饮水呛，口干痰多，舌淡，苔白腻，脉虚弦或沉弱等，辨证属于肾中阴阳两亏，虚阳夹痰上泛之证。

常用方为地黄饮子加味。药物组成：熟地30g，山萸20g，石斛20g，麦冬15g，巴戟15g，枸杞子20g，石菖蒲15g，远志15g，肉桂7.5g，茯苓20g，丹参20g，桃仁20g。

方中熟地、山萸、枸杞、石斛、寸冬滋补肾阴为主药，辅以巴戟、附子、肉桂以助肾阳，阴阳充则真元得以温养。肉桂、附子引火归元，使阳纳于阴。茯苓、远志、菖蒲化痰开窍，桃仁、丹参活血通脉。诸药相合，以达补肾助阳，化痰通络熄风之效。

病案8：曾治刘某，男，47岁。右半身不遂10余月。夙有脑动脉硬化病史，2周前自觉右侧上肢酸麻，软弱无力，不能持重物。于1月28日夜间，睡眠醒后出现右侧上肢瘫痪，口舌歪斜，饮水反呛，吞咽困难，舌强语謇，血压160/110mmHg，经某医院诊为脑血栓形成，曾用脉通、烟酸肌醇酯等药物疗效不显。

2月1日邀张教授会诊。症状同前，舌红无苔，脉左虚弦，右细弱。辨证属中风，中经络，肾阴阳两亏，痰浊上泛所致。立法：滋补肾阴，辅以助阳，兼化痰浊。处方：熟地40g，石斛15g，寸冬15g，五味子15g，菖蒲10g，远志15g，肉桂7.5g，巴戟15g，枸杞子15g，肉苁蓉20g，菟丝子15g，附子7.5g，水煎服。3月2日二诊：连服上方13剂，患肢功能明显恢复，能扶杖行走十余步，上肢可屈伸活动，但仍软弱无力，舌较笨拙，语言吃力，左脉虚弱，右脉弦细。继以前方治之。

3月28日三诊：续服上方20剂，患肢功能进一步恢复，能扶杖行走百余步，说话功能已基本恢复正常，饮水不呛，口舌歪斜已不显。惟头部时昏，健忘，血压140/100mmHg，脉左弦稍滑，右弦细，继以前法治之。

4月30日四诊：患者语言、走路大致如常。嘱继用上方若干剂，以巩固疗效。

10. 益气活血，通经活络法

本法适用于中风恢复期及后遗症期，证见半身不遂，口眼歪斜，口角流涎，语言不清，小便频数，全身无力，短气自汗，脉虚或缓弱，舌淡润等，辨证属于气虚血滞，经脉瘀阻者。

常用方：补阳还五汤加味。药物组成：黄芪100g，川芎15g，赤芍15g，当归15g，地龙15g，桃仁15g，红花15g，丹参20g。

方中以黄芪为主药，补益正气，当归、川芎、地龙、桃仁、丹参活血，气充血行，瘀去脉通，则中风自复。

病案9：曾治一患金某，男，85岁。左半身不遂1个月。睡眠中发病，醒后即见口角流涎，颜面向左侧歪斜，左侧上下肢瘫痪。意识清，语言如常，血压亦正常。舌尖红无苔，脉象弦滑。西医诊断为脑血栓形成，中医诊为中风、中经络，属气阴两虚，经脉瘀阻型。治以益气养阴，活血通经。处方：黄芪50g，赤芍15g，川芎15g，当归20g，地龙15g，桃仁15g，红花15g，寸冬15g，石斛15g，沙参15g，甘草7.5g，水煎服。

7月20日复诊：服药6剂，口角已不流涎，左侧上下肢已能活动，但仍不能下地行走，口眼仍歪斜。大便秘结，舌红无苔。继以前方加润肠之品。投方：黄芪50g，赤芍20g，川芎15g，当归20g，地龙15g，桃仁15g，红花15g，石斛20g，寸冬15g，麻仁20g，水煎日2次服。

8月18日复诊：服上方20剂，患者已能下地行走，上肢活动能力稍差，但亦可抬举，口眼歪斜大致恢复正常。大便通畅，舌红，苔薄，脉弦滑。嘱以前方若干剂，以巩固之。

四、中风用药经验谈

1. 开窍醒神药与通腑药的运用

闭脱二证是中风之重证，宜急救之。一般认为闭证宜开窍醒神，阳闭治以凉开，阴闭施以温开，脱证则宜回阳救脱。

中风猝然昏倒，神志不清，初期多为闭证。若救治不及，或用药不当，或邪盛正衰，遂病情加重，转为脱证，而见四肢厥冷，手撒遗尿，大汗淋漓（血压下降，呼吸循环衰竭），病至垂危。故救治闭证乃是能否使中风重症转危为安的关键。

中风闭证虽有阳闭、阴闭之分，但临床以阳闭较多见。古人多以阳热而论中风病机，如刘河间言："心火暴盛"，朱丹溪言："湿痰生热"，叶天士言："肝阳偏亢"等，也说明阳热之闭证多见。救治闭证设治阳闭之化痰清热，通腑泻浊，开窍醒神；治阴闭之辛温豁痰，开窍醒神，二法均旨在开窍醒神。一般阳闭多用安宫牛黄丸、至宝丹等辛凉开窍；阴闭多用苏合香丸辛温开窍，但阳闭多为实热郁结、气血上逆，当泻其实热为主；阴闭多为痰浊闭塞清窍，宜豁痰为主。临床以阳闭为多见，阳闭者皆大便不通，甚至七八日一行。神志不清乃腑实不通，邪热内扰，心神昏蒙，治当化痰清热，通腑泻浊。方中选大黄为主药，即重在通腑泻浊，配以化痰之品。若大便得行，腑实得通，患者可转危为安。大黄用量可根据病情，以 15 ~ 25g 为宜。若腑实重者，可加芒硝以增泻下之功。阳闭者在现代医学多为脑出血，其病机多因热迫血妄行而外溢，所谓"热伤血络"。大黄清热，尚可止血，因热而致出血者，热除则血自止；若不治热，单用止血之药，则多徒劳无功。可见应用大黄主要在于泄热通腑，腑通热清则血止，从而可以促进神志的恢复。实践还证明，腑气的通畅，有助于气血的敷布，通痹达络，促进半身不遂的改善。临床中一些患者随着神志的恢复，肢体功能亦随之改善或恢复即是证明。

在长期的临床工作中，张教授曾抢救大批急性脑出血重危症，采用此法，多获良效。因病情危重，不必拘于每日服药1剂的常规，可1日2剂，分4次鼻饲，有时下胃管患者反应强烈，恐引起再出血，而改用灌肠（保留），亦获较好效果。

2. 活血药的运用

根据辨证，中风可分前述10种证型。其中有几型瘀血征象明显，但有相当数量的中风患者，在中医四诊中瘀血征象并不明显。依据辨证施治的原则，似乎不必用活血化瘀药。但根据辨病施治的原则，无论是缺血性中风还是出血性中风，脉络瘀阻都是其共同的病理变化。因此，活血化瘀就必然成为其共同的治疗原则，所以在辨证用药的同时，多加用活血化瘀药物（根据瘀血的程度用药比例有轻重多少之别）。常用药如桃仁、红花、丹参、赤芍、葛根、地龙、水蛭、三七、土鳖虫等。

值得注意和研究的是在治疗急性出血性中风时适当选用活血祛瘀药物，如水蛭、三七、桃仁等。这些药不仅不会引起再出血，而且有活血止血、活血祛瘀的理想作用。这是因为颅内出血不像浅表皮肤或七窍出血易于排出体外，出血即为瘀血，瘀血留内必然为患，或瘀停血阻（邻近组织），或瘀停水蓄（脑水肿），或瘀血不去，血不归经，引起再出血。因此，虽然是急性出血，仍有必要采用活血祛瘀之法。事实证明，这样做并无引起再出血的现象。近几年张教授指导学生运用消瘀熄风汤（自拟方）进行了治疗急性脑出血的研究。初步观察60余例，对其在改善症状、体征、CT的变化（出血吸收情况）、血液流变学指标等方面作了系统观察，并与西药常规治疗组对照。初步研究表明，其疗效明显优于对照组。这说明活血祛瘀法治疗急性脑出血有着良好的前景。

病案10：霍某，女，54岁，患脑出血1.5小时入院，证见左半身偏瘫（左上下肢肌力均0级），麻木，语言不利，伴头痛、呕吐，但意识尚清。经CT诊为右脑出血（出血量5.8mL）。舌红，苔白，脉弦，中医诊为中风、中经络（风阳上扰，脉络瘀阻）。投以消瘀熄风汤，配合牛黄安宫丸1丸日2次服，服药1周，左下肢肌力恢复至3级。服药30天，语言基本流利，面舌瘫明显减轻，左上肢肌力3级，左下肢肌力4级，疗效十分显著。

3. 滋阴潜阳，平肝熄风药的运用

临床观察急性中风（包括恢复期）属肝肾阴亏，肝阳偏亢，肝风内动者最多，可见“诸风掉眩，皆属于肝”，其说是有充分的实践根据的。中风其病在脑，其制在肝，肝肾阴亏宜补，风阳上越宜潜，滋阴常用生地、玄参、寸冬、天冬之类。潜阳常用赭石、怀膝、龙牡、磁石、珍珠母等。潜阳药多为介石类，同时具有镇摄躁动之风阳作用。其与全蝎、蜈蚣、僵蚕等驱风药并用，更相得益彰。另外应用滋阴药还常配伍清肝泻火药，因阴亏多与肝火并存。肝为刚脏，其性刚直，稍有不遂，则易化火生热，火盛易伤肝阴，阴伤易致火动，故滋阴同时，多伍山栀、枯草、黄芩、蒺藜等清肝药。若热重及胃或有腑实，则又当加石膏、大黄之类。此外心肝密切相关，肝火与心火亦多并存，故治肝同时又多同时治心。潜阳平肝汤配伍一定数量的养阴清心、安神药即属此意。

4. 化痰药的运用

中风病不仅在中脏腑危重症中常见痰浊（或痰热）壅塞的现象，而且在中经络的患者中亦有相当比例的风痰瘀阻者，因此要十分重视化痰药的应用，如涤痰汤、温胆汤、半夏白术天麻汤、解语丹之类均为临床所常用。应当指出，此痰并非仅限于呼吸道的狭义之痰，而是广义之痰，是指人体内的一种特有的病理产物和致病因素，中医所说的“风痰”“顽痰”“痰核”“痰浊”皆属此类。根据现代研究认为其与脂质代谢紊乱，内分泌失调有关。在脑病、心病（中风、神志病、冠心病）发病中，其为常见因素。痰浊的临床特征主要为形肥、舌胖、苔腻、吐涎、恶心、眩晕、脉弦滑等。因浊有寒热之分，兼风、兼瘀、兼腑实之异，所以用药亦当加以区别。临床体会痰浊和瘀血是孪生兄弟，二者密切相关。痰浊内阻，可导致瘀血内停；瘀血内停，又可诱发痰浊复生。所以张教授用药多化痰与活血并用，二者有相辅相成之效。具体药物如前述，不再赘述。

5. 关于益气活血药的运用

补阳还五汤是清代王清任创制的治疗中风的名方，验之临床，确有比较好的疗效。张教授在中风的恢复期及后遗症期多用此法。其所以应用广泛，疗效显著，因本病多为老年，气虚为本，血瘀为标，血瘀为气虚不能运血所致，故单用活血药难以奏效。必须标本同治，其效方著。益气非黄芪莫属，且用量须大。常用 50 ~ 100g，在个别的用至 200g。《证治准绳》谓：“卒仆偏枯之证，虽有多因，未有不因真气不周而病者……黄芪助真气者也。”长期服用黄芪，易出现口干咽燥、舌红等症，故即无明显阴虚症状，亦常佐以滋阴清热之品，又黄芪常服多见胸脘痞闷，可加陈皮、枳实等理气之品。一般认为高血压者忌用黄芪，据临床观察虽血压高，辨证不属于肝阳上亢及风痰有热者，但用无妨。

6. 关于补肾助阳药的应用

在本病的恢复期及后遗症期，常用地黄饮子加减治之。

《内经》谓："丈夫……五八肾气衰"，"女子七七……天癸竭"，本病多发于40岁以后，故常有肾气虚衰征象。肾中寓有真阴、真阳。阴阳互根，肾阴亏虚，久必损及肾阳，阴阳两亏，虚阳浮越，中风因发。阴亏火旺，灼津为痰，或阳虚不能化水，聚湿为痰。故肾虚与痰浊亦多并存。采用地黄饮子，补肾与化痰并用，正合此病机。此方之妙在于阴阳并调，用肉桂、附子于补肾阴之中温补肾阳，引火归元，使虚阳纳于肾中。但用量不宜过大，大则动阴。又不可不用，去之则其效较差。虚、痰皆可致瘀，故又常加少量活血药以化瘀通络。

7. 关于祛风剂的运用

祛风剂的使用，金元以后逐渐减少，但并非不用。临床实践表明，确有部分患者其发病与风邪外袭有关。金元以前医家应用祛风剂数百年之久，若均无效果，绝非可能。当代一些医家亦不乏应用祛风剂取效的案例。张教授临床应用小续命汤、大秦艽汤等取效的病例为数甚多。因此祛风剂的实用价值是不能否认的。但应用此法，要注意掌握其应用指征。一般来说发病要有外受风邪病史；二是要有六经病证，如恶寒、发热、恶风、自汗、肢体拘急、关节酸痛、或头痛、或肢麻、舌苔薄白、舌边尖红、脉浮弦等（不必悉具）。其次应用本法要注意根据患者气血、虚实、寒热、脏腑气机状态等分别施治。属血虚内热，外受风寒者选用大秦艽汤；属血脉痹阻，风热外袭者选用疏风活络饮；属于气机壅塞，外为风邪所袭者选用乌药顺气汤。三者区别在于：前者祛风与养血合用，补中有散，补而不滞；中者祛风与活血并用，活血以祛风，血行风自灭；后者祛风与调气相伍重在调气，气顺则风邪自除。

头痛辨治举隅

头痛是临床常见病证之一，可见于多种疾病中，本文所论专指以头痛为主症的内伤或外感性疾病。头痛有部位、久暂、轻重之别，有胀、钝、跳、刺、灼等性质之异，因而头痛又有太阳、少阳、阳明等六经以及偏正头痛、头风等名称。

一、头痛外感内伤分，辨治尚须细审因

头痛的病因复杂，六淫外袭，七情所伤，饮食劳倦，跌仆损伤皆可致病，但概括起来不外外感、内伤两类。头为诸阳之会，凡五脏六腑清阳之气，皆上会于此；外感六淫，上犯颠顶，或寒遏络脉，或热扰清空，或湿蔽清阳，均可致病。因“风为百病之长”，故一般感受外邪，必多挟风，六淫外袭，必风邪为引，或风挟寒邪，阻遏络脉，血郁于内而为头痛；或风挟热邪，侵扰清空，气血逆乱而头痛；或风挟湿邪，蒙蔽清阳，使清阳不升，浊阴不降而为头痛。内伤头痛，考其病因，多与肝脾肾三脏有关。因于肝者，一因情志不和，肝失条达，郁而化火，上扰清空，而为头痛；一因木火伤阴，肝失濡养，或肾水不足，水不涵木，以致肝阳偏亢，上扰清空而头痛；因于肾者，多由禀赋不足，或房室不节，肾精亏耗，脑髓空虚而致头痛；或由于肾阳衰微，清阳不展所致；因于脾者，多系劳伤过度，或病后体虚，饮食失节等，脾虚而生化无权，气血亏虚，不能上营脑髓而致头痛；或脾失健运，痰浊内生，以致清阳不升，浊阴不降，而发生头痛。

此外，跌仆损伤，以及“久病入络”，皆可导致血瘀络阻，而发生头痛。

综上头痛病机，辨治头痛时首先辨别是属外感或属内伤，在此基础上进一步审证求因，审因论治，并结合头痛部位，所属经脉，循经用药。

外感头痛，多起病较急，病程较短，疼痛多剧，无休无止，并常伴外邪犯表症状。其临床表现又常因风寒湿热之偏而各具特点。“因风者恶风，因寒者恶寒，因湿者头重……因火者齿痛，因郁者烦心，因伏暑者口干”，《类证治裁》这段论述较好地概括了其特点，可作参考。

内伤头痛，其痛反复发作，时轻时重，病程较久，多有脏腑气血失调之证。其证随气虚、血虚、肾虚、肝阳、痰浊、瘀血之异而各具特征。一般来说，气虚脉大，血虚脉芤；肾虚腰膝酸软，肝阳亢者筋惕肢麻，痰浊者头眩恶心，瘀血者痛如锥刺。

分经辨证，对于审因论治及辨证用药有重要意义。大抵太阳经头痛，多在头后部，下连于项；阳明经头痛，多在前额及眉棱骨等处；少阳经头痛，多在头之两侧，并连及耳部；厥阴经头痛，则在颠顶部位，或连于目系。

头痛的治疗，外感头痛，多属实证，治疗以祛邪为主；内伤头痛，多属虚证，治疗以扶正为主。但有时外感与内伤并存，正虚与邪实同在，此时又当根据标本先后，或先祛其实，或先救其虚，或扶正与祛邪兼顾，当因证治宜。

二、风寒热湿外感证，祛邪施药各不同

1. 风寒头痛

症见头痛连及项背，恶风畏寒，常喜裹头，舌质淡，苔薄白，脉浮或浮紧，治以疏风散寒止痛，常以川芎茶调散化

裁。方中川芎行血中之气，祛血中之风，上行头目，为风寒头痛之要药；羌活、防风、白芷、细辛辛温散寒，疏风止痛；薄荷清头目；甘草调和诸药；以清茶调下，取茶叶清上而降下之性，以监制诸药过于温燥、升散，使升中有降，共奏疏风邪，止头痛之功。若寒邪侵犯厥阴经脉，引起颠顶疼痛，甚则四肢厥冷，苔白脉弦，治当温散厥阴之寒邪，方用吴茱萸汤，加藁本、川芎、细辛以祛风寒。若寒邪客于少阴经脉，症见足寒气逆，头痛，背冷，脉沉细，治宜温散少阴寒邪，方用麻黄附子细辛汤化裁。

病案1：王某，女，40岁，某医院主治医师，1990年3月27日初诊。

平素健康，2个月前突然出现阵发性头痛，剧烈难忍，以头顶为重，下连前额、目眶。发作时手足厥冷，伴见恶心、吐涎。经某大医院头部CT检查未见异常，诊为神经性头痛。曾用中西药多方治疗而无效，经人介绍而来诊。见面色晦暗，精神萎靡，手足厥冷，舌质淡，苔白润滑，脉沉。辨证为厥阴头痛，为寒邪侵犯肝经，浊阴循经上逆所致。治以温经散寒。处方：吴茱萸15g，党参15g，生姜15g，半夏15g，红枣5枚，白术15g，陈皮15g，胡椒10粒（碎），藁本15g，每日1剂，水煎服。

服药1剂头痛减轻，继服2剂，干呕止，面色转润，手足转温，舌质略显红润，但稍干，脉沉。二诊前方去胡椒，继服3剂而痊愈。

病案2：刘某，男，35岁，1994年12月16日初诊。

头痛3年余，近1年发作频繁，以后头巅顶较重，兼有健忘，失眠多梦，心悸。CT扫描未见异常。经中西医多方治疗均无疗效。症见面色苍白，手足厥冷，舌淡，脉虚数。证属足厥阴肝经血虚阳虚，寒邪循经上逆为主，兼有足少阴肾虚证，予吴茱萸汤与当归四逆汤化裁。处方：吴茱萸、红参、白芍、川芎、桂枝、山茱萸、枸杞子、生姜各15g，当归、熟地黄各20g，细辛5g，甘草10g，大枣5枚，水煎服，每日1剂。

12月23日二诊：服上方7剂，头痛明显减轻，睡眠安好，噩梦减少，但下午仍稍有头痛不适，手足厥冷减轻，脉稍有力，舌转淡红，继用上方化裁治疗。处方：吴茱萸、当归、白芍、熟地黄各20g，红参、桂枝、川芎、山茱萸、枸杞子、炒酸枣仁、茯神、生姜、甘草各15g，黄芪25g，细辛5g，大枣5枚。

12月30日三诊：服上方7剂，头痛未作，自觉轻松，能从事一般劳动，睡眠佳，手足转温，心悸、短气均除，面色转润，舌淡红，脉有力，继服上方。

2000年5月来门诊告知近5年头痛未再发作。

按：本例西医诊断为血管神经性头痛，曾用中西药治疗无效。根据其发病时手足厥冷，面色苍白，后头颠顶痛甚，舌淡，脉虚数，兼有心悸等症，属厥阴肝经循督脉会于头部颠顶，肝经血虚阳虚，不能上荣而头痛，予吴茱萸汤与当归四逆汤合用以温肝阳，养肝血，辅以熟地黄、山茱萸、枸杞子滋补肾阴，防刚燥之药伤阴液，前方以温肝为主，辅以滋肾阴之品使阴阳相济，后方加黄芪、炒酸枣仁、茯神益气养血宁神以治心悸、失眠、健忘，服药40余剂而愈。

2. 风热头痛

症见头痛而胀，甚则头痛如裂，发热恶风，面红目赤，口渴欲饮，便秘溲赤，苔黄，脉浮数。治以祛风清热，以芎芷石膏汤与银翘散化裁。取方中石膏以清热泻火，菊花、连翘、银花、薄荷辛凉轻解，川芎、白芷、芥穗祛风止痛。若舌红少津可加石斛、花粉以生津止渴；便秘者可加大黄以泻热通腑。

病案3：李某，女，38岁，干部，1991年1月29日初诊。

头部胀痛1年余，以前额为重，一年来时轻时重，反复发作，甚则全头胀痛欲裂，常伴有牙龈肿痛，平素多便秘，现3日一便，便硬。诊见形肥面红，目见血丝，舌红，苔厚而黄，脉见滑象。证属胃热腑实，风热上攻，治以祛风清热，通腑泄热。处方：菊花15g，薄荷15g，连翘15g，川芎15g，生石膏50g，生大黄10g，芒硝10g（单包烊化冲服），白芷15g，焦栀15g，芥穗15g，每日1剂，水煎服。

服上方1剂，大便通，头痛减。再服去芒硝，生大黄改5g，继服6剂，头痛全除，龈肿、目赤全消。嘱停汤剂。平时若见口干、口臭、便秘等症，即用石膏煎水频服。

1992年3月患者来哈公出，据云遵此法，头痛年余一直未发。

3. 风湿头痛

症见头痛如裹，肢体困重，纳呆胸闷，小溲不利，大便时溏，苔白腻，脉濡。治以祛风胜湿，方用羌活胜湿汤化裁。方中羌活、独活、防风祛风胜湿，蔓荆子、川芎、藁本散风湿而止痛。恶心呕吐者加半夏、陈皮、竹茹以降逆止呕；胸闷不适加厚朴、紫苏以行气；纳呆加麦芽、神曲以消食化滞；小便不利可加薏仁、竹叶以淡渗利湿。若暑湿外袭，症见头痛而胀，身热心烦，口渴胸闷，治以清暑化湿，用黄连香薷饮加藿香、佩兰、蔓荆子、荷叶之类。

病案4：刘某，男，50岁，1989年7月28日初诊。

1周前在田间作业，时天气炎热，袒胸赤臂而劳，忽然阵雨，身被雨淋，随后发病。头痛而胀，周身酸楚沉重，身热而不畅，胸闷纳呆，口渴不欲饮，大便溏黏，小便短赤，舌苔厚腻微黄，脉濡数。证属暑湿头痛，治以清暑化湿。处方：黄连、香薷、藿香、佩兰、荷叶、蔓荆子、竹叶、厚朴、半夏、竹茹、茯苓、薏仁、滑石、二活各15g，薄荷10g，水煎日2次服。

服上方3剂头痛大减，热退身轻，纳食有所增加，继服上方3剂，诸症悉除，随后照常下田劳作，病告痊愈。

三、肝阳上亢内作痛，天麻钩藤饮化裁

肝阳头痛，症见头痛目眩，时作筋掣，两侧为重，心烦易怒，口干口苦，或兼胁痛，舌红，苔薄黄，脉弦细而数。治以平肝潜阳，以天麻钩藤饮化裁。

方中石决明重镇潜阳；天麻、钩藤平肝熄风；牛膝引热下行；山栀、黄芩泻肝胆之郁火；茯神宁心安神。肝阴不足可加白芍、女贞子、石斛以养阴。若肝火偏盛，症见头痛剧烈，口苦目赤，小溲色黄者，宜用栀子清肝散加减。若头痛系肾阴亏虚，水不涵木所致者，宜用杞菊地黄丸加减。

病案5：朱某，女，42岁，工人，1990年3月18日初诊。

头胀痛1年余，时轻时重，经久不愈，伴耳鸣，目胀，口干，胸闷，心烦，多梦，并且月经10个月未来潮。经某医院诊为血管神经性头痛，功能性闭经。曾用谷维素、安定、羊角冲剂等多种药物无明显效果，经人介绍来张老处诊治。现舌质暗红，苔白而干，脉弦。综合脉证属肝火旺，风热上犯，久病入络，兼络脉血瘀。治以清热平肝，兼以祛风活血止痛。处方：生石膏50g，生石决30g，生赭石30g，怀膝15g，生地20g，钩藤15g，川芎15g，白芷15g，生草10g，桃仁15g，芥穗15g，水煎日2次服。

1990年3月25日二诊：服上方6剂，头痛大减，耳鸣、目胀、心烦等症亦见好转。现仍感口干，手足心热，舌暗红而干，脉弦。此为肝火已降，风热得散，然仍阴津亏乏，络

脉血瘀尚存，续以滋阴清热，活血通络。处方：生地20g，玄参20g，寸冬20g，丹皮15g，桃仁20g，赤芍20g，花粉20g，当归20g，红花15g，知母15g，泽兰叶15g，甘草10g，陈皮15g，枳壳15g。

1990年4月16日三诊：患者头痛1周未发，耳鸣、目胀、心烦等症基本消失，五心烦热亦明显减轻。于4月12日已见经血来潮，但来时小腹胀微痛，血中有紫块，舌质转润，苔薄白，脉弦缓，续以上方加郁金15g，桂枝15g。

1990年5月15日四诊：继服上方20余剂。于5月10日月经正常来潮，腹已不痛，色、量属正常，遂停汤剂，嘱服丹栀逍遥丸以善其后。随访半年，病已痊愈。

四、气血亏虚绵绵痛，顺气和中着四物

气血亏虚头痛，症见头痛绵绵，时发时止，劳则加剧，倦怠乏力，面色少华，气短懒言，心悸怔忡，舌质淡，苔薄白，脉虚大无力或沉细。治以益气养血，祛风止痛，常以顺气和中汤与四物汤化裁。

方中黄芪、人参、白术等益气健脾；四物养血；川芎、细辛、蔓荆子等祛风止痛；陈皮和胃；柴胡、升麻升阳；无热者去黄芩。

病案6：吕某，女，37岁，干部，1990年9月22日初诊。

头眩痛、目空痛5年余，伴见视物不清，气短懒言，心悸，稍事劳作即倦怠难支。现症见形体消瘦，面色萎黄，精神疲惫，舌质淡红，苔薄白，脉弦细。证属肝血不足，风邪外袭，治以益气养血，祛风止痛。处方：红参15g，白术15g，生地20g，白芍20g，当归15g，郁李仁15g，茯苓15g，川芎15g，蔓荆子15g，芥穗15g，菊花10g，丹参20g，陈皮15g，甘草10g，每日1剂，水煎服。

以本方加减服药半月，头痛大减，诸症见好转。服药月余，诸症渐除，遂改服人参归脾丸，连服2个月，面色转润，体力大增，一般劳累已可耐受而头痛不发。嘱继服归脾丸1月，以资巩固。

五、痰浊头痛多伴眩，半夏白术天麻汤

痰浊头痛，症见头痛昏蒙目眩，胸脘痞闷，纳呆呕恶，舌苔白腻，脉滑或弦滑。治以化痰降逆，祛风止痛。方用半夏白术天麻汤加减。

方中半夏、茯苓、陈皮、白术、生姜健脾化痰，降逆止呕；天麻平肝熄风，可加白蒺藜、蔓荆子以祛风止痛。若痰湿化热，出现口苦，舌苔黄腻，大便不畅，可去白术，加黄连、竹茹、鲜竹沥以清化痰热。

病案7：许某，女，42岁，干部，1997年7月29日初诊。

患者为机关干部，患头痛2年余，发时剧痛不可忍，经多家医院神经科专家会诊及CT扫描均无结果，遍服中西药无效，曾诊为外伤后遗症（患者有头部外伤史）、脑囊虫病及血管神经性头痛等。患者面色晦暗无光泽，自述终日昏沉，身重，目不欲睁，发时呕吐少量痰涎，舌润而胖大，脉沉。综合脉证，辨证属太阴痰厥头痛。此病缘由脾胃内伤，东垣谓“头痛如裂，身重如山，恶心烦闷，四肢厥冷，乃湿痰厥逆上犯所致”。然其头痛日久，久痛入络，故予半夏白术天麻汤加活血通络之品治之。处方：天麻15g，半夏15g，白术15g，党参15g，橘红15g，干姜10g，黄柏15g，泽泻15g，茯苓15g，川芎15g，麦芽15g，神曲15g，桃仁15g，丹参20g，全虫10g，甘草10g，水煎日2次服。

8月12日二诊：服上方10剂，头未痛，为2年来罕见现象。患者精神愉快，但仍睡眠不足，头额稍有热感，胃脘嘈

杂，舌滑润，脉沉缓。考虑服药后头痛好转，但出现头额有热感及脘部嘈杂，属温燥药伤阴，上方去干姜、云苓、泽泻，加生地、白芍以滋敛阴液。处方：天麻15g，半夏15g，白术15g，太子参15g，橘红15g，干姜10g，黄柏10g，黄连15g，僵蚕15g，全虫10g，桃仁15g，丹参20g，川芎25g，生地20g，白芍20g，白芷20g，甘草10g，水煎日2次服。

8月28日三诊：服上方10剂，头痛未作，面色转润，嘈杂、头热之证亦除，惟睡眠欠佳，入睡难且多梦，拟安神养心之剂。处方：当归20g，生地20g，二冬各15g，柏子仁20g，炒枣仁20g，远志15g，丹参20g，玄参15g，茯神15g，太子参15g，龙齿20g，水煎日2次服。

9月9日复诊：睡眠转佳，头痛未作。嘱服上方若干剂以巩固疗效，随访3年未复发。

按：本案头痛2年余，发作频繁，多方检查治疗未有结果，其发作时痛不可忍，兼有昏眩身重，呕吐痰涎，面色晦暗，脉沉舌滑等症。辨属痰厥头痛，以半夏天麻白术汤加味主之。方中半夏燥湿化痰，天麻升清降浊以除头眩，其余皆益气健脾除痰湿之品。然病程2年，久痛入络，痰湿阻滞则血运受阻，故加入川芎、桃仁、全虫等活血通络，药后收效甚捷，10剂头痛即止。但出现头额部热感，胃中嘈杂等化热伤阴之象，故去干姜、云苓、泽泻等燥热渗利之剂，入白芍、生地以敛阴，黄连清热。三诊开始头痛未发，转用养心安神之剂调治其失眠而获痊愈。

六、瘀血阻窍多刺痛，通窍活血一类方

瘀血头痛，症见头痛经久不愈，痛处固定不移，如锥如刺，舌有瘀斑，脉弦或细涩，治以活血化瘀止痛，以通窍活血汤化裁。方中麝香香窜开窍；红花、桃仁、赤芍、川芎活

血化瘀。若疼痛剧烈可加全蝎、蜈蚣、地龙、土虫等。若属气虚血瘀者则当改用补阳还五汤加减。若属气滞血瘀者用血府逐瘀汤加减。

病案8：韩某，男，58岁，干部，1991年2月13日初诊。

头痛近二年，以后枕部为重，波及两耳。初时较轻，时发时止，后逐渐加重，发作日渐频繁，近半年来疼痛剧烈，后枕部常如锥刺，伴见头昏、肢麻、记忆力减退等症，血压偏高，平时多在150/80mmHg左右。经西医神经内科及头部CT检查，诊为脑动脉硬化、腔隙性脑梗死。曾用低分子右旋糖酐、胞二磷胆碱、烟酸肌醇酯片等药缓解。2个月前疼痛再次加剧，再用扩血管、抗凝药物治疗月余不见好转，因请张老会诊。诊见表情痛苦，面色晦暗，形体略胖，肢体活动灵活，舌质暗，在舌两畔见有数块瘀斑，舌苔白，脉弦。综合脉证及CT所见，诊为瘀血头痛。治以活血化瘀止痛。处方：生地20g，当归20g，桃仁15g，红花15g，枳壳15g，赤芍15g，柴胡15g，川芎15g，桔梗15g，怀膝15g，钩藤15g，地龙15g，水煎日2次服。

1991年2月20日二诊：服上方6剂，头疼仍时有发作，程度及频次显著改善。患者精神食欲亦好转，舌脉大略同前，续以上方再服。

1991年3月5日三诊：头痛偶尔发作，片刻即逝，舌转红润，瘀斑见退，舌苔白微腻，脉见弦缓，继以前方加黄芪50g续服半月。

1991年3月20日四诊：头痛连日未见发作，头昏亦不显，面色正常，舌斑已不见，精神体力如常人，因工作需要即上班，后略有小反复，复用此方加减服用痊愈。

病案9：李某，男，43岁，1998年11月1日初诊。

患者形体肥胖，头痛病史10年，以多家医院治疗效果不显，诊断为血管神经性头痛，近1年加剧，偏于右侧，睡眠不实，多梦纷扰，耳鸣健忘，心烦，舌紫暗，苔腻，脉沉。证属久病入络，脉络瘀阻，血瘀气滞痰凝，治宜活血化瘀，行气涤痰，以血府逐瘀汤合散偏汤化裁。处方：当归、赤芍、生地黄、桃仁各20g，川芎、夏枯草各25g，红花、柴胡、枳壳、白芥子、香附、白芷各15g。水煎服，每日1剂。

11月15日二诊：服上方7剂，头痛明显减轻，仅觉头微痛不适，效不更方。

11月22日三诊：服上方6剂，症再减，但不断有交叉痛出现，舌紫，脉沉，仍睡眠不佳，心烦，前方加祛风安神养心之品。处方：生地黄30g，当归、桃仁、赤芍、柴胡、川芎、菊花、酸枣仁各20g，红花、白芥子、远志各15g，夏枯草25g。

12月16日四诊：服上方16剂，头痛未作，睡眠好，现有轻度腹泻，上方去郁李仁，加白术15g，服7剂，1年后随访未复发。

按：本例属瘀血头痛。头痛日久，舌紫暗或有瘀斑，脉沉或沉涩多属血瘀，患者体胖苔腻，故证属血瘀夹痰湿，以血府逐瘀汤与散偏汤化裁取效。方中川芎上行头目，功擅辛散通络，为头痛要药；白芥子燥湿化痰，为治痰之要药，散偏汤中二药相伍为痰瘀合治之剂；夏枯草清肝散络，痰瘀化热者用之可平肝清热；菊花清利头目，与活血化瘀药合用相得益彰，故收效甚捷。

从虚实辨治眩晕

眩晕是指以头晕目眩为主证的一种疾病。眩是眼目视物昏花不清，晕是头晕旋转，二者常同时并见，故统称眩晕。

眩晕轻者闭目即止，重者如坐舟车，旋转不宁，站立不稳，可伴恶心呕吐，甚则昏倒等症状。包括现代医学的美尼尔综合征、迷路炎、椎基底动脉供血不足、神经官能症、高血压脑病、低血压病等。

参考文献报道并结合临床实践，张老一般将其分为风阳内动、肝血不足、肾精亏损、气血亏虚、痰浊上泛、气血瘀阻6类，大体分虚实两类，如肝血不足、肾精亏损、气血亏虚统属虚类；风阳内动、痰浊上泛、气血瘀阻则属实类。然亦有虚实夹杂，如肾精不足兼痰浊上扰，气血亏虚兼风阳上亢，要在医者善于辨证，正确地掌握病机，细辨轻重缓急而施治之。

一、风阳内动虚实分，清火滋潜宜细斟

《素问·至真要大论》谓："诸风掉眩，皆属于肝"。肝为风木之脏，凡阳气亢盛化火上炎，或阴血亏虚不能涵阳，阳气亢逆，皆可出现头晕目眩、肢体动摇振颤等证，统称风阳内动。但可分虚实二类，虚则属于阴虚阳亢，肾阴不足而致肝阳亢逆，实则为肝郁化热生风而致肝火上炎。

肝火上炎与肝阳亢逆二者证侯不同，病机有别，但二者又相互联系，相互影响，有时相互夹杂。肝火亢盛易耗伤肝阴，肝阴亏耗常夹肝火亢盛。因此，在辨证中应注意二者标

本虚实，或偏于清肝泻火，或偏于滋阴潜阳，虚实兼顾，补泻兼施，应随证施治。

1. 肝火上炎

临床表现：头昏胀痛，口苦目赤或目糊多眵，耳鸣耳聋，急躁易怒，面赤升火，舌红苔黄燥，脉弦数。

多因恼怒情志过极而发作，其来也暴，发作即眩晕欲倒，呕恶，面部潮红，口苦咽干等。

病机：肝郁化火，火热上冲之眩晕证，风火上冒巅顶故眩晕，情志过极或暴怒激动肝火，故发病急骤，出现面红目赤，心烦易怒，口苦咽干，舌燥，脉弦数等一系列肝热上冲证候。

治法：以平肝清热熄风为主，清肝热之药如山栀、黄芩、龙胆草、羚羊角、青黛之类皆可选用；平肝熄风如菊花、桑叶、钩藤、生赭石、生牡蛎、珍珠母等，如便秘可用酒炒大黄以泻热平肝。此类多夹风邪所谓风火相煽，张老临床用泻青丸化裁其效甚佳。龙胆草 15g，黑山栀 15g，大黄 7.5g（酒炒），羌活 10g，防风 10g，川芎 15g，当归 15g，水煎服。

方中龙胆草、栀子、大黄以泄热平肝；羌活、防风、川芎上行巅顶以遂其条达之性；当归养血而润肝燥，一泄一散一补共用为治肝经郁热之妙方。

肝络风火相煽，上攻于脑，气血逆于高巅，除清热熄风外，亦常用镇摄潜阳之品，如代赭石、磁石、珍珠母、龙骨、牡蛎、铁落等。《金匮》之风引汤、《医学衷中参西录》镇肝熄风汤等皆为有效之方。根据病情多滋阴镇摄潜阳合用。

凡见上述脉证无论是脑动脉硬化供血不全或高血压病、内耳眩晕病等皆可用之，清热平肝与镇潜摄纳合用大多有效。

一妇女患内耳眩晕病，头目眩晕欲倒如坐舟车，发作时呕吐不止，诸治罔效，延张老诊治。脉弦而数，舌红苔燥，面颊赤，眼稍红，辨证为肝火上炎，宜平肝清热镇摄熄风法，拟清眩汤。龙胆草15g，黑山栀10g，元芩15g，柴胡15g，生地20g，玄参20g，生赭石30g，生牡蛎20g，生龙骨20g，珍珠母30g，生草15g，当归15g，水煎日2次服。连服6剂眩晕大减，继续调治而愈。

肝火上炎之眩晕，肝阴亦多亏耗，归、芍、地黄、玄参之类补肝阴润肝燥须与清肝火之药相伍，本案用生地、玄参、当归与龙胆草、山栀、黄芩即为此意。

病案1：邹某，男，48岁，干部，1998年12月6日初诊。

主诉：半月以来，连续晕厥2次，发作时头眩晕如坐舟车，头不敢转动，眼不敢睁，呕恶欲吐，发作后头眩晕较轻，颈项强不敢转动，步行须人搀扶，不能阅书报，一阅即头昏，手足心热，心烦易怒，小便黄，血压170/110mmHg，脉象弦中略数，舌质红，苔白少津。眼底有动脉硬化，血胆固醇250mg，脑CT检查有腔隙性梗塞灶。诊断：①脑梗死；②高血压病Ⅱ期。辨证为肝阴亏耗，肝火上炎之证，宜滋阴清热潜阳平肝法。胆草10g，生地20g，甘菊15g，白芍20g，玄参20g，怀膝15g，生赭石25g，生牡蛎20g，钩藤15g，夏枯草20g，甘草10g，水煎服。

1998年12月10日二诊：用上方3剂，眩晕大减，头项敢转动，不须人搀扶能步行，血压140/90mmHg，但睡眠多梦，仍昏眩，五心烦热，舌质红，苔转薄，脉象弦滑略数，继以上方增减主治。生赭石30g，珍珠母25g，玄参20g，白芍20g，生山药25g，怀牛膝20g，钩藤20g，甘菊15g，胆草10g，水煎服。

1998年12月23剂三诊：连服上方12剂眩晕基本消失，行步脚有根不打晃，五心烦热大减，但夜间仍有少眠，项部不适，脉象弦中见缓，舌转润，继用上方化裁主治：生地20g，枣仁20g，当归20g，茯苓20g，远志15g，夜交藤

30g，生牡蛎20g，生龙骨20g，生赭石20g，珍珠母25g，麦冬15g，五味子10g，柏子仁15g，甘草10g，水煎服。

1999年1月7日四诊：连服上方10剂，除颈项不适外，诸症皆消失，一切恢复正常，血压140/80mmHg，患者家住外地，要求离哈，遂于原方加葛根20g，嘱其服上方若干剂以善后。随访此患者病情稳定，已上班工作。

按：本案腔隙性脑梗死，高血压病Ⅱ期，临床表现眩晕较重，用西药扩张血管等药未见收效，辨证根据脉象弦劲带数，舌赤苔白，五心烦热，小便黄等，认为属于肝阴亏耗，肝火上炎之证，治以清热平肝滋阴潜阳之品。二诊仅用药3剂眩晕即大减，能独立步行，不需人搀扶，继续原方调治而收功，且远期疗效一直巩固，但系外地患者，未经系统复查为美中之不足。

2. 肝阳亢逆

临床表现眩晕呕恶、心悸、心烦、心悬、头胀而鸣，或头脑空痛，目涩目糊，口干，少寐多梦，手足烦热，肢麻重则颤动，脉象弦细或细数，舌红绛少苔。病机为肝阴不足，肝阳上亢，或肾阴亏耗，不能涵养肝木，以致肝阳亢逆，上扰清窍，发为眩晕，头胀而鸣，或头脑空痛。阳亢动风，故肢麻颤动，目涩目糊，口干，少寐多梦，手足心热，舌红少苔，皆为阴亏阳亢，虚火内扰之象。治疗宜滋肾柔肝、育阴潜阳之品，如生熟地黄、玄参、龟板、女贞子、甘杞果、白芍、钩藤、菊花、桑叶之类。张琪教授治此类眩晕拟有育阴潜阳汤颇效，组方如下：珍珠母30g，生白芍20g，生地20g，龟板20g，炒枣仁20g，玄参15g，何首乌15g，当归15g，甘草10。如心悸少寐可加朱砂末1～2g，琥珀末3g，二药冲服或与汤药同时服；肢体麻木加桑枝、钩藤、潼蒺藜、地龙等；如兼抽搐加全蝎5g，蜈蚣1条。

肾为肝之母，“乙癸同源”，肾阴充，上涵肝木，则肝阴亦充；反之肾阴不充则肝阴亦匮乏。肝者体阴而用阳，肝阳易升易动。若肾水不足则肝阳失涵而上浮，故亢逆为病，此肝阳上亢之病机也。图治之法，欲潜其阳必先滋其阴，使阴得育则阳自潜也。

肝火上炎证与阴虚阳亢之证，常合并出现，本虚标实，虚实夹杂，往往难以截然分割，在辨证中审度，如肝火上炎证偏重，治法宜泄肝火为主，育阴潜阳为辅；如阴虚证偏多，肝火实证次之，则应以育阴潜阳为主，泄肝火辅之；二者处于均衡者，则泄肝火育阴潜阳平均用之。

肝喜条达，郁则为肝气，发则为肝火。“木郁达之”，如前证兼胸满胁痛太息，脘闷纳呆等肝气郁滞证，宜加入疏肝之品，如柴胡、郁金、白芍、川楝子、青皮等，肝为刚脏郁则易化火，用疏肝药时，切忌刚燥辛伐之品，防助热伤阴。

如见眩晕欲仆，肢体麻，振颤，手足抽搐蠕动，语言不利，步履蹒跚，舌红少苔，脉象弦细，为肝风内动，多为中风先兆，偏于热者可用羚羊钩藤汤，以育阴平肝熄风；如脉弦劲头眩痛，血压高者宜用镇肝熄风汤，龙骨、牡蛎、赭石、怀牛膝、天冬、白芍、川楝子、茵陈、生麦芽。

羚羊钩藤汤见于《通俗伤寒论》，以羚羊角、钩藤、桑叶、菊花熄风定痉为君，以川贝、茯神化痰为臣，佐以芍药、甘草、生地、竹茹酸甘化阴，滋养血液以缓肝急，为凉肝熄风增液舒筋之要方。用治肝风内动头晕胀痛耳鸣心悸，手足躁扰瘛疭等证甚效。

如有上盛下虚征兆，腰酸腿软，舌颤肢麻酸软无力，脉象弦大不任重按或脉来沉细等，为肝肾亏损精气不能上荣，乃风痱先兆，宜补肝肾培下元为主，宜地黄饮子（详见肾精亏损条）。

二、肝血不足多夹热，补肝养血热亦清

临床表现：面色黧黑，形体消瘦，头痛（或眉棱骨痛）眩晕，目干涩，耳鸣，心烦易怒，夜寐易惊多梦，肢体麻木，爪甲不荣，掌心热，妇女月经量少或经闭，舌干，脉细数或弦数。

病机：心主血，肝藏血。血虚而热，则心肝失养，表现心烦易怒，血虚不能上荣于脑故晕眩；“目受血而能视”，营血亏耗不荣于目，故眼干涩，视物模糊；血虚不荣于筋，故肢体麻木；肝主筋，爪为筋之余，肝血虚，筋失荣则爪甲枯；肝藏魂，血虚不足以安魂，故夜寐多梦，种种见证皆肝血虚热所致。

治法：宜养肝血及清热法治之，可少加风药以上达巅。张琪教授常用补肝汤加黑栀、苍耳、芥穗治之，方如下：当归 20g，川芎 20g，生地 20g，白芍 15g，枣仁 15g，木瓜 15g，麦冬 15g，甘草 10g，黑栀 10g，苍耳子 15g，芥穗 10g，郁李仁 10g。

四物汤为养血和血之通方，肝藏血，本方实乃肝家之药，足厥阴之脉络于巅，肝血虚不能上荣，故眩晕。用四物汤养血行血，加酸枣仁、木瓜酸以补肝；麦冬清热滋阴；郁李润燥；黑栀清热；苍耳子、芥穗引药上行以达巅。诸药合用，于此类眩晕有良效。

病案 2：关某，女，37 岁，患眩晕数年，发作则头目眩晕不已，眼不敢睁，过后则头顶悠悠作痛，观其体瘦，面色黝黑，目干涩，心烦多怒，夜间多梦纷扰，脉弦稍数，辨证为肝血虚而兼热之证，治以养肝血清热，少佐风药以引药达巅顶。处方：当归 15g，川芎 15g，白芍 20g，生地 20g，苍耳子 15g，焦栀 10g，郁李仁 10g，白芷 10g，枣仁 20g，木

瓜 10g，芥穗 10g，水煎日 2 次服。

服上方 12 剂头目清晰，为数年罕见，眩晕未作，继以此方服 6 剂，从而痊愈。

虞抟《医学正传》曰："人黑瘦而作眩者，治宜滋阴降火为要，而常抑肝之剂。"黑瘦人多阴虚内热，亦即肝血虚弱体质，其眩晕多属血虚不荣虚火上炎，故必以滋阴清热抑肝之品，本方用四物汤为补肝养血之剂；枣仁、木瓜酸以抑肝；黑栀子清热凉血；郁李仁润燥；苍耳、白芷、芥穗上行巅顶祛风。诸药合用疗效颇佳。

秦景明《症因脉治》谓："五心常热，夜多盗汗，睡卧不宁，头面火升，则眼花旋转达，火气下降则旋晕亦止，不比外感之常晕不休，不比痰火之暴发暴作，此血虚眩晕之证也。"又谓："血虚眩晕之脉，脉多细涩，细而不数，血虚无热，细而带数，血虚有热……两尺细数肾阴枯竭。"可知血虚有热与血虚无热以脉可以鉴别。盖血虚有热之眩晕，"多因恼怒伤肝，肝血内动而煎熬血室，此阴血内耗血海干枯而为眩晕之证矣。"因而在治疗中不能用助阳补气刚燥之品，如心血不足，血虚有火，左寸细数者，天王补心丹合安神丸主之；肝血不足有热，右关脉细数者，知柏四物汤主之。

四物汤治血虚营弱，一切血病眩晕当以此为主。临床观察此方确为治疗血虚眩晕之良方，肝血虚热之人易招外风，多夹风邪则眩晕加重，宜四物汤加天麻、苍耳子、白芷、细辛之类，用之颇效。兼热者加玄参、知柏、黑栀之类。

三、肾精亏虚阳不足，调补阴阳须权衡

《素问·六节脏象论》谓："肾者主蛰，封藏之本，精之处也。"肾藏精生髓，有充养骨骼，滋生脑髓的作用，故骨、脑的生长发育与其功能的活动，取决于"肾气"的盛衰。而

肾寄命门之火为元阴元阳所藏，称水火之脏，故肾的盛衰又源于肾中元阴元阳化合产生之肾气，阴阳之偏盛偏衰皆可导致肾气不足，肾气不足眩晕之主因。《灵枢·海论》谓："髓海不足则脑转耳鸣，胫酸眩冒。"因此肾精亏损之眩晕可分为肾阴虚、肾阳虚、阴阳两虚三个方面。

临床表现：

（1）肾阴虚：眩晕耳鸣，目昏，腰膝疲软无力，形体消瘦，五心烦热，健忘遗精，精神萎靡，足跟痛，舌质红，脉象弦细或细数。

（2）肾阳虚：眩晕耳鸣，面色无华，腰膝酸软，四肢不温，畏寒尿频或便溏，尿清自汗，阳痿遗精，舌淡胖嫩，脉象沉弱。

（3）在辨阴阳两虚标准中，必须具备阴阳两虚之主证，如阴虚之五心烦热，头面升火烘热，舌红，脉细数；阳虚之畏寒肢冷，舌淡胖嫩，夜尿多，大便溏，脉沉弱。其中但见一二主证即可作为阴阳两虚之依据，不一定具备。

病机：肾阴为一身阴液之本，有滋润形体脏腑，充养脑髓骨骼之功能。若肾阴亏损，形体脏腑失其滋养，则精血骨髓日益不足，脑髓匮乏，故眩晕耳鸣健忘，腰膝酸软；或阴津不能上注于目，故目视昏花；阴虚阳亢，虚火上升，故咽干口燥，五心烦热或颧赤盗汗，虚火扰于精室故遗精，妇女则经行量少甚或经闭，虚火扰血室亦可致崩漏。

肾阳为一身之本，有温煦形体、蒸化水液、促进生殖发育等功能，肾阳虚衰不能温煦形体，振奋精神，故形寒肢冷，精神萎靡；脑髓失充，故眩晕耳鸣；腰为肾之府，肾阳不足则腰膝酸软、遗精、脉来沉细、舌淡胖嫩、苔滑等。

阴阳两虚：由于阴阳互根，阳虚日久常损及阴，阴虚日久亦常损及阳，而出现阴阳两虚。

治法：肾阴虚者，宜用左归丸壮水之主，方中熟地黄、枸杞子、山茱萸滋补肝肾之阴，使水旺以制火；茯苓、山药、甘草健脾胃以运化精微，共奏补阴精益肾健脑之功。六味地黄丸亦为治疗此病之有效方，所谓“蒂固则真水闭藏，根摇则上虚眩仆”，“滋苗者必灌其根。”肾阳虚者宜用：①右归丸：熟地、山萸、山药、枸杞、菟丝子、附子、肉桂、当归。本方以甘温填补肾精，熟地为君，辅以枸杞、菟丝、山茱萸、山药滋补肝肾之阴，尤以增加鹿角胶等血肉有情之品，益增添精之功。并用附子、肉桂取其温升动阳之妙以调整阴阳之偏，即以填补肾精为基础。汪蕴谷《杂症会心录》曰：“盖禀厚则真火归藏，脏亏则气逆上奔，此阴虚之晕也。”②八味丸：“如房室过度，肾与督脉皆虚不能纳气归源，逆气奔上而眩晕者，宜八味地黄汤加沉香或黑锡丹。张教授治此类眩晕常用八味地黄汤加磁石、赭石、珍珠母镇潜摄纳而收效，取磁、赭与桂、附同用，镇降温摄于一方，单用磁石、赭石等只能是镇潜，必须与附子同用，方能达到温镇摄纳之功。

本方实乃治肾中阴阳两虚之证，并非纯肾阳虚证。由于阴阳互根，阳虚者必损及阴，多为阴阳两虚证。古方八味地黄丸、地黄饮子等皆阴阳俱补之方，用于脑供血不全属于肾阴阳两虚者，二方获效，尤以地黄饮子效果佳。张教授于临床中用之颇多。有的患者眩晕，行路摇摆，以服此方若干剂后眩晕顿除，步履稳健如常，有意想不到之效。用以治疗脑血栓形成风痱，辨证属肾阴阳两虚者亦颇效。汪昂解释谓：“火归水中，水生木，盖用桂附干地黄山萸等，补肾药中引火归元，水火既济而内风自熄。”

病案3：魏某，男，52岁，某公司经理，在工作中突然昏厥2 ~ 3分钟，苏醒后经医院CT检查为小脑部有腔隙性梗塞灶 3 个。住院治疗，经用维脑路通等药治疗两个疗程无明显好转，头仍昏晕，耳鸣目花不能阅书报，精神疲倦，腰酸，舌淡，脉沉弱，辨证为肾阴阳两虚，用地黄饮子加味主治。熟地 30g，山萸 15g，石斛 15g，麦冬 15g，五味子 15g，远志 15g，菖蒲 15g，寸芸 15g，巴戟肉 15g，肉桂 7g，附子 7g，磁石 20g，珍珠 20g，甘草 10g，水煎服。

服上方 10 剂，头眩晕大减，耳鸣目眩亦明显减轻，继用上方加枸杞 15g，连续服 40 剂，诸症消失，后按此方配以补肾丸药连续服月余，复查脑 CT 梗塞灶只余 1 个而且缩小，嘱继服丸药以巩固之。由此案可见必须掌握辨证论治，不能囿于脑梗死用活血化瘀法一途治之。

病案 4：沈某，42 岁，干部，头晕微痛 1 年余，经某医院诊断脑供血不全，日常不能操劳，遇劳即眩晕而痛，经治疗无显效，来门诊求治。头眩晕微痛，腰酸肢软，五心烦热，不能阅书报，稍过劳头即晕痛，自述与爱人性交后即眩晕加重，舌尖红，苔白少津，脉象沉细微数，证脉合参为肾阴亏损脑髓失养，宜大剂六味地黄汤加味治疗。熟地 50g，山萸 20g，山药 15g，茯苓 15g，丹皮 15g，泽泻 15g，龟板 20g，女贞子 20g，菟丝子 15g，杞子 20g，五味子 15g，肉桂 5g，水煎服。

按：此患者经 4 次复诊，服药 28 剂，头晕痛，腰酸诸症皆除，脉象沉而有力，舌润，精力亦复，从而恢复工作。

陈士铎谓：“此病得之于肾劳，无肾水以润肝，则肝木之气燥，木中龙雷之火时时冲击一身，而上升于巅顶，故头痛而且晕也，治法宜大补其肾中之水，而少益以补火之品，使水足以制火，而火可归源，自然下引而入于肾宫。”此案以六味地黄汤为主药，尤以重用熟地黄 50g，少佐肉桂 5g，即此意也。

四、气血亏虚脑失荣，补气养血方有异

人体气血流行全身，是脏腑经络等一切组织器官进行生理活动的物质基础。《难经》谓："气主煦之，血主濡之。"是对气血功能的高度概括。若先天素质孱弱，气血不足；或久病大病耗伤气血；或失血虚而不复；或中焦脾胃虚弱不能生化气血；或因劳役过度，气血下陷，以上诸因素皆可使气血不足，不能上荣，脑失所养发生眩晕。《灵枢·口问篇》曰："上气不足，脑为之不满，耳为之苦鸣，头为之苦倾，目为之眩。"其病机属于此类眩晕，谓之虚眩。

临床表现：头昏晕，心悸怔忡，少寐多梦，健忘，食少便溏，倦怠乏力或见崩漏便血，舌淡，脉细弱等。属于气虚不能摄血，气血不能上荣，因而发生以眩晕为主的一系列证候。治以补心脾益气血法，归脾汤主之。

有属于中气不足清阳不升者，临证表现头晕目眩，视物不清，耳鸣耳聋，面白少神，困倦乏力，食不知味，纳减便溏，舌淡嫩，苔白，脉虚弱或大无力，宜益气升阳法，补中益气汤、益气聪明汤之类主治。

益气聪明汤为参芪与升葛、蔓荆子、黄柏、白芍合用，治中气不足清阳不升之头痛眩晕，耳鸣耳聋，内障目昏，清阳之气不能上升，故目昏而耳聋。本方有益气升阳，清上焦风热之作用，故用于此类眩晕多效。

病案5：卢某，女，32岁，设计员，1991年12月6日初诊。

头眩晕二年余不能工作，用西药无效，来中医门诊求治。头眩晕，耳鸣目花，视物不清，气短乏力，倦怠少眠，面白无华，不能工作二年余，脉沉细，舌淡，辨证为气虚清阳不升，以益气聪明汤加味主治。红参15g（另包），黄芪30g，白术20g，升麻15g，葛根15g，黄柏15g，白芍15g，

天麻15g，五味子15g，甘草10g，蔓荆子15g，水煎服。服药11剂，头眩晕耳鸣、全身无力、气短俱大减，面色转润，舌边红，脉沉较有力，仍睡眠不佳，多梦。上方加炒枣仁20g，远志15g，菖蒲15g，水煎服。

继服上方6剂诸症皆除，睡眠亦佳，从而上班工作。益气聪明汤治疗此类眩晕甚多，用辄效。其辨证要点为眩晕气短，倦怠面白，脉细弱舌淡。

血虚眩晕者临床表现：眩晕，面色无华，心悸怔忡，神疲乏力，形体瘦怯，唇舌爪甲色淡无华，或目干涩，视物昏花，脉细弱，舌淡等，此属血虚不能上荣所致，宜人参养荣汤、八珍汤之类（与前肝血虚热合参），前者为血虚兼热，此则为血虚无热，但用补血即可。

五、痰浊饮邪皆为患，化痰蠲饮法不同

多因痰湿体质，恣食肥甘，饮食不节，或劳倦伤脾，或因误治汗、吐、下损伤脾阳，脾主运化水湿精微，脾阳受损运化失司，聚湿成痰上犯清窍，发生眩晕。此类属于痰湿，如《伤寒论》之苓桂术甘汤证、《金匮要略》之泽泻汤证皆是。另有痰热而致头眩，朱丹溪谓："无痰不作眩"，此类乃气郁而生，"气郁生痰，志极动火"，津液遇热则煎熬成痰为痰热，与痰饮虽同属痰证范畴，但其病机却同中有异。

1. 痰饮上泛，清阳蔽阻

临床表现：胸闷，恶心呕吐，膈下辘辘有声，眩悸不止，头重额痛，多寐，四肢倦怠，舌苔白腻滑润，脉象濡或沉缓。

病机：多因饮食不节，脾虚不能运化，聚湿成痰，蒙蔽清阳，因此而头眩心悸，头重身重，湿阻中焦，气机不利，故胸闷恶心；脾主四肢，脾阳不振则四肢倦怠，少食多寐，苔白滑或腻，脉象濡缓。治法：和胃化痰，宜二陈汤或温

胆汤，燥湿化痰理气温中。如曾治一妇女，眩晕耳鸣不能起床，目视物旋转不敢睁，胃脘搅闹恶心吐，西医诊断美尼尔综合征，舌苔白腻，脉濡滑。投以半夏 20g，陈皮 15g，苍术 15g，甘草 10g，竹茹 15g，石菖蒲 15g，茯苓 20g，服 3 剂眩晕大减，继以本方化裁服 10 剂而愈。

如痰饮夹外风者，眩晕呕兼自汗，项强畏风，脉象浮，宜二陈汤加祛风之品。常用清晕化痰汤即二陈汤加防风、羌活、川芎、细辛、白芷、天南星、黄芩。临床此类患者多痰湿体质，体肥胖，头晕项强自汗，四肢重，畏风，脉浮缓，苔白腻，用本方化痰湿和胃祛风颇为有效。

如脾虚不能运化，痰湿内生，目胀，腹满，便溏，倦怠短气，头眩晕者，宜六君子汤益气健脾祛痰。

如水饮上逆，眩晕，呕吐频繁，吐清水涎沫，舌苔白，薄而腻，脉象沉或濡滑，宜小半夏汤降逆化饮和胃。

有属脾胃阳虚水停心下，水气上逆隔阻清阳者，临床表现：心下逆满，悸动，气上冲胸，起则头目昏眩，或见小便少，脉象沉紧，舌胖嫩苔白腻，宜苓桂术甘汤治之。

病案 6：王某，女，41 岁，工人，1996 年 5 月 11 日初诊。

自述近一周来，连续晕厥 2 次，发作前心中悸动不宁，旋即手足厥冷，昏不知人，移时即醒。现在症状：心中悸动不安，手脚厥冷，头眩晕，气少懒言，有不能支撑之势，脉象左右沉细，舌胖嫩，血压 120/70mmHg，经某医院诊断为神经官能症，经用安定剂及中药安神养心一类药物，悸动不减，此属心阳式微，水气上凌之证，宜温心阳健脾化饮法。拟方：茯苓 40g，桂枝 25g，白术 20g，甘草 15g，泽泻 15g，生姜 15g，党参 15g，红枣 5 个，水煎服。

1996 年 5 月 15 日二诊：服药 4 剂，心悸大减，手足转温，晕厥未发作，头晕亦轻，精神转佳，此阳气渐复水气渐化之佳兆，再以前方治疗。

1996年5月22日三诊：又服上方6剂，心中悸动等证皆愈，手足转温，全身有力，头无昏眩，脉沉，舌体转正常而安。

有水饮停于心下，清阳受阻，浊阴上冒，出现头目昏眩，发作时欲倒，舌滑润胖大，脉沉弱或沉紧，宜用泽泻汤补脾利水除饮法治之。

有属脾胃虚弱，痰湿内生，头眩烦闷，恶心吐逆，身重，四肢厥冷不能安卧，此为“痰厥”，宜半夏白术天麻汤，方中半夏燥湿降逆化痰，天麻升清降浊定风除眩，二药为治风痰眩晕之主药，参、芪补气健脾，恢复脾胃机能，干姜温中逐寒，橘皮、神曲、麦芽和胃消食，茯苓、泽泻、黄柏泻热利湿，为治痰厥头痛眩晕之良方。张老以此方治疗风痰眩晕及头痛验案甚多，兹举一案。

病案7：王某，女，62岁，退休干部。1991年6月28日初诊。

既往有眩晕史，已4～5年，中间几经治疗，一段时间好转，近年来眩晕加重，经某院系统检查诊为脑供血不全，曾用低右、维脑路通等药无明显效果，来中医治疗，体质不胖，面色白，头终日昏沉不清，时眩晕较甚，手心热，脉象弦滑，舌淡红苔薄。初按肾虚施治，用杞菊地黄丸合二至丸，服6剂睡眠稍好，眩晕未减，仍阵发性发作，发作时静卧闭目稍缓解，全身沉重稍有恶心。观其面色晦暗，阵烦闷，舌淡红，略有腻苔，脉象弦，恍悟此属脾胃虚弱，痰湿中阻，清阳不升之证，宜半夏白术天麻汤治疗。半夏20g，天麻15g，白术15g，党参15g，茯苓15g，橘红15g，黄柏

15g，黄芪15g，干姜7g，神曲145g，苍术15g，麦芽20g，泽泻20g，甘草10g，水煎服。8月7日三诊服上方6剂，头痛眩晕俱大轻，身重恶心已消除，精神好转，面色转润，舌淡脉沉。继用上方连服12剂，眩晕已除，头目清，患者自述为近年罕见之现象，精神食欲睡眠均正常。

按：本案为脾胃内伤，痰湿上逆之眩晕病，辨证以身重恶心烦闷、头眩眼黑、四肢厥逆为特征，本案未见四肢厥逆，不甚典型，但身重，眼不欲睁，恶心烦闷，舌苔小腻，面色不泽，脉弦，可以排除肝阳上亢及风火阳证，属脾胃内伤，痰湿上逆，清阳受阻所致，用半夏白术天麻汤。重用半夏除痰；参、芪、术、苓、泽益气健脾利湿；陈皮、神曲、麦芽消食调气利脾胃之枢机；天麻定风治眩晕；干姜温脾散寒，黄柏苦寒泻火以反佐之。药味虽繁但配伍严谨，此东垣匠心独具，故药到病除。东垣原治痰厥头痛，张琪教授除治痰厥头痛有效外，用之于脾胃内伤痰湿上逆之眩晕亦有良效，本案即其中一例。

2. 痰热上犯而清阳受阻

痰郁化火，痰挟热上冲；口苦尿赤，心烦恶心欲吐，头目眩晕，胀痛，舌苔黄腻，脉象弦滑，宜化痰泄热，用温胆汤加黄连、黄芩，呕吐重者加半夏、代赭石以降逆止呕。

热痰内结，眩晕耳鸣目疵，心烦懊丧，胸满膈热，口干喜冷，大便秘结，小便赤热，或咽噎不利，黏痰似胶，咯之不出，咽之不下，脉滑实，宜泄热化痰，滚痰丸主之。

病例8：姜某，女，39岁，工人。1983年1月12日初诊。

体肥胖，痰湿素盛，本月6日突然眩晕甚剧，如坐舟车，目不敢睁，睁眼则眩晕难忍，恶心欲吐，不敢动转，耳鸣欲聋，脉象左右弦滑有力，舌苔白腻，口唇赤，血压

120/70mmHg。经某医院诊断：内耳眩晕症，辨证为痰热上冲，胃失和降，以温胆汤加苦寒之品以清热降逆和胃。半夏15g，陈皮15g，茯苓20g，甘草10g，竹茹15g，枳实15g，川连10g，胆草10g，甘菊15g，钩藤15g，水煎日2次服。

1月14日二诊：服上方3剂，眩晕大减，恶心减轻，已能行走，患者从香坊安埠街步行至三辅街就诊（约3华里），舌苔渐薄，脉象弦滑中带缓象，此痰化热清，胃气下降之兆，唯舌尖赤，为阴分不足，宜前方加滋阴之品。半夏15g，陈皮15g，茯苓20g，甘草10g，竹茹15g，枳实15g，川连10g，黄芩15g，寸冬15g，生地20g，钩藤15g，水煎服。继服本方6剂，症状全除。患者素有此病常发作，经用本方治疗后1年未发作，从而痊愈。

六、气血瘀阻眩晕因，通窍活血法宜遵

多因头部外伤重力打击，脑部气血瘀阻，循行障碍，亦有情志抑郁或恚怒伤肝，肝气郁滞，气机不利，血瘀气滞，眩晕头痛。临床表现：多有外伤史，头痛眩晕，心悸不宁，胸闷气短，健忘，精神疲倦，面色青暗，舌质暗有瘀斑或舌紫等。头为诸阳之会，气血流经之所，外伤后气血瘀阻，故见头痛眩晕；血行瘀滞气机不利，不能奉养于心，故心悸不宁；血瘀上行受阻，清窍失养故健忘，面色青暗舌紫，各种见症皆由气血瘀阻所致。治法活血通络，宜用血府逐瘀汤加山甲、汗三七，如口干舌燥有热者加天花粉、知母、丹皮等清热生津之品。如外伤头晕痛，舌暗或有瘀斑者，宜用活络效灵丹加川芎、桃仁、红花、地龙行血活血止痛之剂。如眩晕甚者可加珍珠母、生赭石等镇肝潜阳之品。外伤头眩晕痛、大便秘者，可用复元活血汤行血化瘀泻热通便法治之。

凡外伤眩晕，除用活血化瘀法外，亦可以潜阳平肝法合用，相互协同，疗效较佳。

病案9：于某，男，43岁，工人。1986年7月24日初诊。

患者在外地来哈就医，自述两个月前因住房倒塌，头部被砸，当时昏迷不醒，经医院抢救后清醒，头昏眩晕，说话吃力，一句话不能连贯，有似口吃，行走步态不稳，摇摆，如同酒醉状，经诊断为脑外伤综合征。历经中西医治疗无明显效果，脉象弦，舌紫苔薄。结合病史，考虑属脑外伤后血瘀所致，以活血祛瘀法治疗。处方：当归20g，生地20g，红花15g，桃仁15g，柴胡15g，赤芍15g，怀膝20g，丹皮15g，郁金10g，菖蒲15g，葛根20g，甘菊15g，川芎15g，水煎日2次服。

8月8日二诊：服上方4剂有明显好转，说一句话基本能连贯下来，但仍吃力、慢，头眩晕好转，行步摇摆亦明显改善，仍不太稳，头仍眩晕，食不知味，脉弦，以前方增减治疗。前方加土虫5g。9月4日三诊：连续服上方10剂，眩晕大减，说话完全恢复正常，下肢步行亦大好转，无摇摆打晃现象，精神及食欲皆好，但腿软下肢无力，前方加黄芪40g，地龙15g，继服10剂而愈。

按：本案结合病史，缘外伤后昏眩，语言吃力，行步摇摆，辨证与辨病结合诊为外伤瘀血，用血府逐瘀汤加减取得了满意的效果。方内加葛根乃据现代药理实验，葛根黄酮有改善脑循环的作用；加菖蒲、郁金以开窍行气，气行则血行。经三诊共服药30剂诸症基本痊愈，唯两腿软，仿补阳还五汤意在上方加入黄芪、地龙以图之，终获痊愈。

脑脊髓病从痿论治心得

脑脊髓病临床表现多种多样，但多以痿软瘫痪、肌肉萎缩为主症，属中医“痿证”范畴。现仅就此类疾病属“痿证”者，探讨其病因病机及治疗规律。

一、辨证求因，溯本究源

对于脑脊髓病变属于痿证者，张老认为其病因病机主要与以下两方面关系密切：

1. 肾精亏损，督脉失充

肾主藏精，而精能生髓，髓居于骨中，骨赖髓以充养。髓有骨髓与脊髓之分，脊髓为督脉所行之处，上通于脑，“肾通于脑……精成而后脑髓生。”张锡纯亦谓：“脑为髓海，乃聚髓处，非生髓之处，究其本源，实乃肾中真阴真阳之气酝酿化合而成……缘督脉上升而灌注于脑。”因此，脑及脊髓的有余或匮乏，其实质乃是肾气盈虚的表现。脑脊髓病变，尤其经急救治疗遗留四肢不用、痿软麻木等慢性痼疾，多与肾精亏损、督脉失于充养、髓海不足有关。由于肾精虚少，髓之化源不足，督脉失充，经脉失养，脑髓空虚，而出现肢体不用、痿软无力、腰膝酸软及健忘少寐、耳鸣目眩等症状。

2. 宗气亏虚，脑失所荣

宗气是由肺吸入的清气与脾胃运化来的水谷之精气结合而成，聚集于胸中。《灵枢·邪客篇》谓：“宗气积于胸中，出于喉咙，以贯心脉，而行呼吸焉。”张锡纯氏深得经旨，谓宗气即大气，他以“以贯心脉而行呼吸”之语体会：大气不但为诸气之纲要，并可为周身血脉之纲领。因气为血之帅，血为气之守，气行而血行，相依互倚，气血运行不息，内而脏腑，外而皮毛、筋骨皆得到温养，润泽灌溉，人体的生命活动一刻也离不开气血之正常运行。脑髓的有余与匮乏，除与肾气盈虚有关外，与宗气的盈虚亦密切相关。气旺血充则髓海充足，人之视听等各种机能正常。若宗气亏虚，不能上荣于脑，则精明之府失去气血之充养，而出现肢体痿软，肌肉无力等证。对此，古人亦有认识，如王清任氏谓："饮食生气血，长肌肉，精汁之清者，化而为髓，由脊骨上行于脑，名曰脑髓……脑髓中一时无气不但无灵机，必死一时；一刻无气，必死一刻。"《灵枢·口问篇》谓："上气不足，脑为之不满，耳为之苦鸣，头为之苦倾，目为之眩。"

此论之宗气亏虚与前论之肾精亏损密切相关。肾除所藏先天之精外，尚靠后天之精的不断充养，如此肾精方能充足而发挥其正常功能。正如《杏轩医案》谓："经文：'肾者主水，受五脏六腑之精而藏之'是精藏于肾，非精生于肾也。譬诸钱粮，虽储库中，然非库中自出，须补脾胃化源。"因此，宗气亏虚亦可导致肾精虚少，生髓不足。

二、治病求本，权宜活变

《素问·阴阳应象大论》谓："治病必求其本"。疾病的产生，总有其根本的原因；随着疾病的发生发展，必有其病机变化的关键；疾病证候虽可多种多样，但亦有其主次之可辨。《内经》谓：治病求本，实即抓住主要矛盾，解决疾病的本质问题。

1. 补肾填精，充养督脉

一男患，53岁，于1985年4月20日初诊。患者于

1983年7月发病，始觉恶寒发热，继之出现下肢麻木，步履不利，发展至下肢瘫痪，二便潴留。当时入哈市某医院诊断为“急性脊髓炎”，经治疗二便功能恢复正常，下肢运动功能亦有好转。但至今仍遗留有下肢痿软无力、僵硬麻木、紧皱沉重感，行走不稳，经常跌倒，腰酸麻，伴健忘、耳鸣等症。曾用补阳还五汤等益气通络之品，效果不显。查其舌质淡，脉沉弱。本病主要表现在腰膝以下，且用益气之品无效，常伴腰酸耳鸣等，属肾虚无疑，遂投补肾之剂以填精益髓，充养督脉，仿河间地黄饮子化裁。药用熟地30g，山萸15g，锁阳15g，石斛15g，枸杞20g，麦冬15g，五味子10g，肉苁蓉15g，巴戟15g，玉竹15g，肉桂7.5g，附子7.5g，甘草10g，水煎服。患者4月29日复诊时服药20剂，下肢沉重紧皱感明显减轻，麻木好转，步履较前轻劲有力。肾虚得益，精血渐复，继以前方加减服药20剂，于5月20日复诊时，下肢沉重僵硬及麻木感基本消失，行走已接近正常，仅有时感觉乏力，脉仍沉，但较前有力。继服20剂，于6月30日复诊时，双下肢功能基本恢复正常，仅有膝下稍有紧皱感，宜上方加鹿胶15g（冲），以图巩固。

本案为下肢痿痹证，根据其以下肢痿软麻木为主，兼腰膝酸软、健忘耳鸣、脉沉等症，投地黄饮子化裁，药仅60剂，病获痊愈。肾藏精，主作强，主骨生髓，肾精不足，督脉失充，故发瘫痪。地黄饮子系河间之方，原方主治风痱证，风痱即身偏不用。刘河间谓：“中风瘫痪，非为肝木之风实甚，亦非外中于风，良由将息失宜，心火暴甚，肾水虚衰……治宜和脏腑，通经络。”河间原意此方治风痱，但地黄饮子立方之旨实乃补肾益精，故用此方治脑脊髓病属肾精亏损，督脉失充者往往收效。方中熟地以滋肾之真阴，《本草纲目》谓熟地“填骨髓，长肌肉，生精血，补五脏，内伤不足”。《本草从新》谓本品“利血脉补益真阴”，本品为方中主药，用量常为20～30g。山萸为补肝肾、涩精气之效药，配伍石斛、枸杞、玉竹、苁蓉、巴戟、锁阳，以补益肾中真阴真阳。盖肾精化生肾气，是由肾阳蒸化肾阴而产生，肾阴肾阳又都以肾所藏的精气为物质基础，所以肾的精气包含着肾阴与肾阳两个方面。肾中阴阳犹如水火一样内寄于肾，二者相互制约，相互依存。本方之配伍，即取孤阴不生，独阳不长之意，补阴补阳之药相互配伍，以达生精填髓之目的。用桂、附者，乃取其补肾阴中以助肾阳之意。

应用此方之辨证要点为：肢体痿软不用，多以腰膝以下明显，伴腰酸耳鸣、健忘等肾虚表现。

2. 大补元气，温养脾肾

一男性患者，14岁，1980年5月13日初诊，患者系早产儿，自幼体弱多病，至6周岁尚不能行走，至七八岁始能倚墙走几步，嗣后虽能走，但步态不稳，易跌倒，两足跟不能着地，行1里地需2小时。查体：身躯较矮，头型稍大，智力语言皆无异常，两下肢肌肉松弛。西医诊断为小脑发育不全，脑型麻痹。中医辨证属于五迟、五软之证。初诊按肾虚投以地黄饮子加减，服药30剂左右，自觉两下肢较前有力，脚跟已能着地，蹲立较前灵活，能在50分钟内行走1里地。但继服上方20剂，病情无明显变化，疗效停止在原有水平。因思明·薛铠《保婴撮要》谓此证必以脾胃为主，大补脾胃之气有效。盖脾主运化，化生气血，以生精髓，故6月23日再诊时改用补阳还五汤增味，以黄芪为首选药，辅以活血通络之剂。药用：黄芪50g，丹参20g，红花15g，桃仁15g，当归15g，地龙15g，甘草10g，牛膝15g，川芎

15g，赤芍 15g，枸杞 20g，水煎服。另炙马钱子末 10g，每次服 0.5g，日服 2 次与汤剂同服。服药 20 剂，两下肢明显有力，服药时下肢肌肉跳动。服药 30 剂时患者两下肢较前明显有力，脚跟已能着地，步态平稳，离拐能行走 3 公里，从此恢复如常人。

本案痿证，采用大补元气辅以活血通络法后，效果明显。《素问·太阴阳明论》谓："脾病四肢不用，何也？岐伯曰：四肢皆禀气于胃，而不得至经，必因于脾，乃得禀也。今脾病不能为胃行其津液，四肢不得禀水谷气，气日以衰，脉道不利，筋骨肌肉皆无以生，故不用焉。"关于治疗，《素问·痿论》中提出"治痿独取阳明"，系指一般采用补益后天为治疗原则。立大补元气之法，实亦遵循《内经》之旨，大气的亏虚与脑髓之有余、匮乏密切相关。大补元气，气旺血充则髓海充足，人之各种机能正常。方中黄芪为首选之品，《日华子本草》谓："黄芪助气壮筋骨，长肉补血。"朱丹溪谓："黄芪，补元气。"《医学衷中参西录》谓："黄芪，能补气，兼能升气，善温胸中大气（宗气）下陷。"可见黄芪补气之力尤著，药量常用至 50 ~ 100g。配伍活血通络者，本证因气虚无力推动血液运行，髓海不足，脉道不利，筋骨肌肉失于气血之充养而致肢体不用，故在益气的同时，配伍活血通络药。应用大补元气之辨证要点，除肢体痿软外，肌肉无力，松弛明显，或伴乏力短气等症。有时在应用其他治法不效时，改用此法亦往往收效。

在运用大补元气之法时，张老还常用《医林改错》可保立苏汤，大补元气与温养脾肾同时并用。前已述及其宗气亏虚可致脑失所荣，而脑不但是精髓汇集之处，而且目之所视，耳之所听，口之所言，指之所摄，掌之所握，四肢百骸之功能活动，均依赖大脑的指挥作用。正如《灵枢·海论》所谓："髓海有余，则轻劲有力，自过其度；髓海不足则脑转耳鸣，胫酸眩冒，目无所见，懈怠安卧。"肾与脑髓密切相关，宗气与脑髓亦密切相关，而宗气与肾精亦有相辅相成之关系。此即运用大补元气之法时，另用补肾之品的意义所在。可保立苏汤中以黄芪、党参、白术健脾，山萸、枸杞、故纸、核桃益肾，归芍养血。应用时亦常配伍活血通络之品，以气虚则血滞之故。

发热的治法与用药经验

发热是临床上一个常见症状，可以发生在许多疾病的过程中。从病因而论，临床上可归纳为外感发热与内伤发热两大类。一般来说，外感发热者，多见高热，病程较短，内伤发热者多见低热，病势缠绵。外感发热的病因不外乎风、寒、暑、湿、燥、火六淫之邪侵袭机体，正气与之抗争而发。就病机而论，外感发热多为实证，或为表证，或为表寒里热证，或为里热内炽等。从病位而言，外感发热初期，多在太阳经，随着病程迁延，外邪或深入于少阳、阳明而见阳明经证、腑证、少阳半表半里证等，并可出现三阳合病、二阳合病等。另有发热缠绵、难解难清者，多为伏邪为病。饮食劳倦、七情内伤、房劳过度、久病伤正等造成机体内阴阳失调是内伤发热的常见病因，临床常见气虚发热和阴虚发热两种。其病位多责之脾、肾。阴虚发热多以肾阴不足为主，而兼损他脏；气虚发热多因脾虚气陷所致。临床对于发热的辨证，虽可参考热之高低、病程之长短来鉴别，但亦不尽然。如外感伏邪所致低热缠绵不愈者，临床症状似阴虚内伤发热，因此必须结合舌、脉、症认真辨识。尤其二者还可互相转化，外感发热日久伤正者，邪虽除而正未复，可由外感而转为内伤；而内伤发热者，因正气内虚，诱邪外袭，正虚邪恋，可虚实夹杂，故治疗又非纯虚纯实之所宜。近年张琪教授临证遇到多例发热证，皆历经各种抗生素或其他中西药治疗无效前来就诊，经辨证治疗而获痊愈。

一、发热常用退热八法

张琪教授在长期临床实践中，基于对发热病因病机特点的认识，运用辨证论治的方法，取得了很好的疗效。因为这类疾病是以发热为主症，患者也以发热不退为主诉而就诊，所以热退正安便成为重要的疗效判定标准。张老临床治疗发热，常用退热方法可基本归纳为以下 8 种：解表法、清热法、泻热法、解毒法、透邪法、化浊法、益气法、养阴法等。

1. 解表法

本法适用于外感高热初起阶段，证见发热，肢体疼痛，苔白脉浮者。故解表也多用辛凉之银翘散，加用桂枝、白芍以解肌和营血。又因临床所见发热，纯表证者少，故解表法也多和他法结合运用。如太阳表邪不解，外邪入里化热而致太阳、少阳二阳合病，或太阳、少阳、阳明三阳合病。因此，张老常将解表法与透邪法、清热法结合，药用银花、连翘、桂枝、芍药、柴胡、黄芩、生石膏、甘草等，共奏疏达解表，内清邪热之功。

病案 1：李某，男，16 岁，2000 年 5 月 8 日初诊。

患者外感后高热不退，体温 39℃，在哈市某西医院住院，用青霉素及菌必治治疗，体温仍不下降，求治于张琪教授。患者发热恶寒明显，肢体疼痛，食少纳呆，呕恶，舌尖红苔白，脉数。根据脉证当属太阳、少阳二经合病。乃由太阳表邪未解，邪已入里。治疗当以解表法与透邪法合用，用银翘散合小柴胡汤加味治疗。处方：银花20g，连翘25g，柴胡20g，黄芩15g，半夏15g，党参20g，白芍15g，桂枝15g，生姜15g，红枣3枚，甘草15g，水煎服，每日1剂。

服上方3剂，周身有汗出，发热畏寒明显减轻，肢节疼痛减轻，食欲好转，体温已降至37.5℃左右，精神体力均好转。嘱其继服3剂后，体温转正常，前述诸症均消失，已出院上学。

2. 清热法

本法适用于外邪已入里化热，邪热内炽，证见高热不退，口渴溲赤，脉洪数者。张老多用白虎汤加减来清解阳明气分之大热，方中重用生石膏，每剂少则50g，多则可用至200g。

但是，这类热病由于邪热内炽，必然耗气伤津，因此多兼见有气虚津亏之象。所以临床应用以生石膏为主的清热法时，要根据具体情况酌情配合益气法、养阴法。尤其应根据“壮火食气”之理，重视清热之时伍以益气。因气能化阴，益气又可生津，故可一箭双雕，所以张老在重用生石膏清解大热之时，常常并用人参或党参。

此外，热炽阳明又有与少阳合病者。此时因少阳枢机不利，若单用清热法，则热既不可外透，也不易内清，故又宜与和解少阳之法并用，以使少阳转枢，气机通利，生石膏外达内清之功方显。

病案2：姜某，女，55岁，医师，1996年5月19日初诊。

发热二十余日不退，上午轻，下午重，高热达39.5～40℃，全身肢节痛，头痛，血沉50～70mm/min，其余皆阴性，经用多种抗生素治疗效果不显，来中医门诊治疗。除上述症状外，舌苔白干无津，中间及根部黄，脉象洪数。此属外感温邪入于气分不解，邪不能外透，故发热持续不退，全身肢节痛，宜清气分热透邪法。处方：生石膏 70g，柴胡 20g，黄芩 15g，葛根 20g，连翘 20g，银花 50g，花粉 20g，玄参 20g，栀子 15g，甘草 15g，水煎日 3 次服。

5 月 24 日复诊：服药 5 剂，体温即下降至 37.3℃，又续服 2 剂，体温下降至 36.4℃，周身不断汗出从而痊愈。

按：本案辨证依据舌苔白干无津及舌中间黄，脉洪数，为温邪入于气分，亦符合阳明经证。因未入腑，未出现腹胀便闭、神昏谵语等症，故以清气分热邪为主，重用生石膏，辅以栀、芩、银、翘以清热解毒，花粉、玄参生津。叶天士谓："到气才可清气，入营犹可透热转气。"故以清为重，尤必须解肌透邪外出，方中柴胡、葛根为解肌良药，石膏、银花、连翘既清热，又有解肌作用，服药后微汗出，邪随之外解，发热退，身痛亦随之蠲除而愈。

3. 泻热法

本法适用于邪热入里，热结成实，证见高热神昏，腹满便秘或热结旁流，舌苔黄燥，脉沉实者。张老多用承气汤泻热攻结，急下存阴。《伤寒论》之三承气汤，均为寒下泻热之剂。三方力量虽有轻重之别，但方中皆用大黄，可见大黄为本法之主药。正如吴又可《瘟疫论》所言："三承气功效俱在大黄，余皆治标之品也。"本证的本质是邪热内结而致燥屎，并非燥屎而致邪热，故治疗重点在于荡涤邪热，并非一般润燥通便剂之所能为。本证多为高热重危之候，因邪热伤阴动液之故，并见阴伤津亏之象。此时若不峻下邪热，则阴液不能复，故急下即可存阴，正如釜底抽薪胜于扬汤止沸。张老在应用泻热法退热时，不仅师仲景三承气之法，还继承了温病学派的经验，根据病机之变化，灵活运用宣白承气、牛黄承气、增液承气、导赤承气、护胃承气等法。

本法在临床上运用的适应证不难辨识，但对高热神昏兼见腹泻者，则需认真鉴别是否为“热结旁流”。只要认准是证，便可力排众议，不失时机地大胆攻泻，以救其危。如张老早年曾治一肠伤寒患者，高热神昏十余日，虽腹泻多次，但泻下污水奇臭难闻，腹硬拒按，舌苔黄燥，脉沉实，辨证为阳明腑实，热结旁流，断然投以大承气“通因通用”，药后燥屎下，热退神清。再如张老曾救治脑出血患者，高热神昏，大便秘结，腹满拒按等，均以承气汤类以荡涤邪热，使患者转危为安。

4. 解毒法

本法适用于热邪炽盛，化火成毒，证见高热不退，面目红赤，斑疹肿痛，舌红脉数者。本证临床多见于某些急性感染性疾病。张老临床常使用苦寒之剂以清热解毒，如黄连解毒汤之类，但张老在临床单用苦寒解毒清热时不多。张老认为，发热由外邪所致者，治疗时应使邪有出路，切忌过用苦寒而使其遏伏于内；况且味苦性燥而伤阴，性寒属阴而伤阳，过用之则易伤脾胃后天之本，以致邪未祛而正先损。故本法多配合其他退热法用之。为避免苦寒之弊，张老在临床除慎用苦寒清热解毒外，更喜欢使用蒲公英、双花、连翘、白花蛇舌草、板蓝根、大青叶等性平解毒之品。

5. 透邪法

本法适用于邪伏于内，不得透达，证见久热不退，汗出不彻，肢体酸楚，苔白脉弦者。此因邪伏少阳，枢机不利，失于疏达，邪热不得宣透之故。张老临床对本证常用《伤寒论》柴胡桂枝汤加减化裁。本方由柴胡、桂枝、黄芩、人参、甘草、半夏、芍药、大枣、生姜9味药组成。实际上是小柴胡汤与桂枝汤之合方。方中以小柴胡和解少阳，转利枢机，使气分透达，内伏之邪可得以宣泄；桂枝汤则调和营卫，解肌祛邪，使内伏之邪借柴胡疏达之力而外透。柴桂合用，进一步加强了柴胡疏解透邪之作用。张老临床常用生石膏，此既可佐制柴桂之温燥，又可奏内清外解之效，尤其见热盛苔黄者，更宜重用。

邪伏少阳，常见外邪入里但表未解，或邪热弥漫气分而少阳阻滞者，因此多为合病、并病。故本法临床运用，常根据具体病情配合解表、清热等法。若挟有痰浊者，则又应与化浊法相互结合运用。由此可见，本法是治疗外邪所致发热最常用的有效方法，是张老多年积累的宝贵经验。

病案 3：沈某，男，38 岁，1992 年 8 月 28 日初诊。

发热 40 余天，体温持续在 38.5 ~ 39.8℃。患者素体健康，1991 年 7 月 14 日自觉周身不适，至夜间则发热，自以为感冒，用退热药汗出热退，但旋即恶寒复发热，如此反复。经各医院系统检查无阳性所见，患者高热仍不退而来我院门诊求治。现证恶寒发热，肢节酸痛，周身汗出，口苦咽干，干呕不欲食，便秘尿黄，舌苔白少津，脉象数。综上分析，病属外邪未解，邪热内炽，枢机不利，三阳合病，治宜疏邪解表，调和营卫，内清邪热法。处方：柴胡 25g，桂枝 20g，白芍 20g，甘草 15g，半夏 15g，黄芩 15g，生石膏 100g（砸碎），银花 30g，连翘 20g，党参 20g，生姜 15g，红枣 3 枚，水煎服，每日 1 剂。

服上方 4 剂，体温下降至 36.9℃，恶寒肢节酸痛、自汗、口苦等症俱除，大便通畅，周身舒适，精神转佳，脉象虽滑但不数，舌苔白稍润。此外邪解，里热除之佳兆，为防其余邪复燃，再依前方石膏改为 50g，继服 3 剂，药后发热未作，体温 36.2 ~ 36.5℃，全身症状俱除，唯觉两下肢无力，周身稍觉乏力，舌质淡红，苔薄脉弱。此大病之后气阴两虚之兆，以益气养阴之剂以善后，从而痊愈。

按：本案为外感寒邪日久不解，郁于腠理而不行疏达，里热炽盛于内而不得外泄，为太阳、阳明、少阳三阳合病，以柴胡桂枝汤疏达外邪，使邪从外解；党参扶正驱邪；用桂枝汤和营卫解肌；内热炽盛尤必须重用生石膏清解里热；银花、连翘清热解毒以助石膏清热之功，现代医学认为本病多属病毒感染，故用银花、连翘以清解病毒，此辨证与辨病同用之妙。

6. 化浊法

本法适用于湿邪痰浊内阻气分，邪热不得宣泄，证见发热缠绵，定时而作或寒热如疟，脘闷纳呆，苔腻脉滑者，可用《瘟疫论》达原饮（常山、厚朴、槟榔、草果、黄芩、知母、菖蒲、青皮、甘草）逐湿化浊，疏达泄热，痰湿除则气结疏，内伏之邪热得以宣泄，故热退身安。

少阳主枢，居半表半里，少阳枢机转利，则上下内外之气机通达。故张老认为，湿邪痰浊内阻气分，关键是影响了少阳之枢机，而少阳枢机不利，气分阻滞，不仅不利于逐湿化浊，反能助湿生痰。因此化浊逐湿之时，不应忘记和解少阳之枢机。所以张老临床对这类病证，常用《重订通俗伤寒论》柴胡达原饮加减化裁，将化浊法和透邪法结合起来应用，其效更佳。即将化浊、透邪二法结合，用柴胡桂枝汤疏解透达；常山、草果仁、半夏、桂枝等祛湿化浊行气；加生石膏以清热。因药中肯綮，故收显效。

病案 4：王某，男，21 岁，1987 年 3 月 1 日初诊。

反复高热 8 个月。患者于 1986 年以右季肋痛入某医院，经检查确诊为先天性胆管囊肿，同年 6 月 1 日手术治疗。术后出现发热，体温高达 40℃，经用抗生素热退。间隔 10 余日又高热，复用抗生素，持续 1 周热退。嗣后每间隔 2 周左右必发热，体温 39.5 ～ 40℃，持续 3 ～ 5 天，发作时用解热药，汗出热即退，有时不服药，热亦能退。经数家医院系统检查皆未能确诊，一直迁延不愈，遂来我院门诊求治。据云本年1月至2月末两个月期间共发热4次，体温均高达40℃，发热之前先有脊背发凉恶寒，随后约1小时即发热，微有恶心，头昏痛，周身肢节酸楚乏力。观其形体消瘦，舌质红苔薄，脉象弦而有力。据脉证分析，当属伏邪为病，伏邪郁于少阳，欲达不能达，病位在太少两经，治疗宜透邪外出，用柴胡桂枝汤合银翘散化裁。处方：柴胡25g，桂枝15g，黄芩15g，半夏15g，党参20g，白芍15g，银花50g，连翘30g，荆芥10g，薄荷10g，青蒿25g，甘草10g，生姜15g，红枣3枚，水煎服，每日1剂。

服药10剂，自诉距前次发热15天，即本月13日发热1次，从中午开始体温升高，最高达38.8℃，至晚7时热即退，舌苔白较厚，脉象浮滑。患者虽仍发热，但体温已有下降趋势，发热持续时间明显缩短，舌苔白厚及脉见浮象，均说明伏邪已部分外透。仍宗前方加减。处方：柴胡25g，桂枝15g，黄芩15g，白芍20g，党参20g，甘草10g，银花30g，连翘30g，青蒿25g，常山15g，半夏15g，草果仁10g，生姜15g，红枣3枚，水煎服，每日1剂。

服上方19剂，此间于3月20日19时又觉身热，体温37.0～38.2℃，至零点周身汗出，体温36℃。周身酸楚乏力及头昏痛症状已消失，舌苔白腻，脉滑。此为伏邪大部分外达佳兆，仍宗前方化裁，继服以除余邪。处方：柴胡25g，桂枝15g，黄芩15g，半夏15g，白芍15g，党参20g，银花30g，连翘30g，青蒿20g，常山15g，草果仁10g，川朴10g，生姜15g，红枣3枚，水煎服，每日1剂。

服上方20剂，自4月11日发热退后已40余日未发热。患者饮食增加，精神好转，体重增加2kg，舌润苔薄，脉缓。嘱停药观察。半年后随访，患者停服中药一直未发热，病已痊愈。

按：伏邪为病，人多忽视。本案之周期性发热即正邪相争的表现，伏邪郁于少阳，欲达不能达，正气欲驱邪外出而不能出。在发热之前脊背先有恶寒，脊背者太阳经脉循行之部位，太阳为人身之表，外邪自表入里，必先经过太阳，伏邪自里达表仍达太阳路径，故恶寒发热乃邪欲外透而不能透之兆。故用小柴胡汤扶正托邪外出，重用柴胡疏达透泄，使伏邪外出，党参扶助正气，辅用青蒿助柴胡透邪热外出；用桂枝汤和营卫解肌驱邪；外邪内郁化热，故用银翘散辛凉透表。药后见舌苔厚，白腻，乃伏邪外达佳兆，但防其痰湿胶着有碍邪气外达，故用草果仁、常山、半夏化痰浊以利枢机。但内伏之邪非同外邪，非一朝所能透解，本案经服药 50 剂，邪始透尽痊愈。前人谓如抽丝剥茧，层层相续，信不诬也。

7. 益气法

本法适用于脾虚气陷，阴火上乘，证见低热缠绵，过劳则甚，神疲乏力，气短懒言，舌淡脉虚无力者。此证即李东垣《脾胃论》所谓："火与元气不两立，一胜则一负。脾胃气虚，则下流于肾，阴火得以乘其土位"。因此临床可用以黄芪为主的升阳益胃汤、补中益气汤之类，升阳益气，甘温除热。

张老在运用益气法退热时，特别审慎。因为气虚发热也多为低热缠绵，午后热甚，与邪伏阴分，阴虚发热极易混淆，因此必须详察舌脉，了解治疗用药经过，以免误用甘温而碍邪助热。但脾胃为后天之本，气血生化之源，气虚发热可兼血虚，而见心脾两虚证，此时可于益气法中酌加养血清热药；若兼见阴虚者，可酌加养阴清热药。

益气法除单独用于气虚发热证外，张老也常与他法配合，广泛运用于其他发热证。因"寒伤形、热伤气"(《素问·阴阳应象大论》)，所以不论何因所致高热不退或低热缠绵，邪热皆可伤气，故患者多有气虚兼证，或有气虚倾向，所以在使用诸退热法时，常配伍甘草、人参（党参）、黄芪等，以益气化阴，扶正祛邪。

病案5：马某，女，28岁，1991年8月1日初诊。

该患者在美国攻读博士学位，由于求学艰辛，半年来常见周身倦怠乏力，精神不支，并出现低热，体温37.5～38℃左右，曾在国外系统检查未发现异常，回国后又系统检查仍无阳性结果。曾用抗生素及中药治疗效果不显。现症周身倦怠嗜卧，体温37.5～38℃之间，食少纳呆，心悸气短。观其形体消瘦，面色无华，目不欲睁，舌苔薄白，脉虚数。辨证属劳役过度，伤及脾胃，清阳不升，阴火上乘之气虚发热。治疗宜益气升阳，甘温除热法，用升阳益胃汤主治。处方：红参15g（另包单煎），黄芪25g，白术15g，半夏15g，陈皮15g，茯苓15g，泽泻10g，防风10g，独活10g，柴胡15g，白芍15g，甘草10g，生姜10g，红枣3枚，水煎服，每日1剂。

服前方4剂，发热即退，体温36.2～36.7℃，食欲好转，周身较前稍觉有力，肢体舒适，精神好转。唯近2日天气炎热，贪食瓜果而出现腹胀便溏，舌尖赤苔白，脉细弱。此脾胃之气渐复，寒凉有伤脾阳，宜前方加温运之品。红参10g（另包单煎），白术15g，茯苓15g，半夏15g，陈皮15g，川连10g，泽泻10g，防风10g，柴胡10g，砂仁10g，炮姜10g，木香7g，紫苏10g，甘草10g，水煎服，每日1剂。

服上方4剂时来诊，体温一直正常，腹胀痛已愈，大便1日1次为成形便，周身有力，食纳增加，舌润口和，脉细较前有力，仍以上方出入继服3剂，诸症皆愈，后以补中益气丸服用2周，体质恢复正常，而后赴美继续攻读求学。

按：李东垣《脾胃论》曰："火与元气不两立，一胜则一负，脾胃气虚，则下流于肾，阴火得以乘其土位”。又曰：“脾胃一伤，五乱互作，其始病遍身壮热，头痛目眩，肢体沉重，四肢不收，怠惰嗜卧，为热所伤，元气不能运用，故四肢困怠”。观此则本案之发热病机已昭然若揭。脾虚清阳不升，阴火上乘而致发热，临床也较常见，张琪教授多用补中益气汤、升阳益胃汤一类方剂治疗，屡屡获效。本案以升阳益胃汤用六君合黄芪益气补脾胃，羌活、独活、防风、柴胡以升清阳，茯苓、泽泻利湿热而降浊，芍药敛阴和营，佐黄连以清热。补脾胃药与风药合用，则补中有升，风药与渗利之品合用则升中有降。补中有散，发中有收，相互制约又相互助长，具有益脾胃、升清阳、降浊阴之功，合之使脾胃健，湿气除，正旺邪祛而病自愈。

8. 养阴法

本法适用于阴分不足，余邪内伏，症见低热缠绵，夜热早凉，热退无汗，舌红脉细数者。这类发热，临床多见于急性感染性疾病愈后，高热已退，理化检查等虽亦正常，但长期遗留有低热症状，久治不愈。

张老认为这种发热，是由于急性热病后期，阴分已被邪热所伤，虽然大邪已祛，但由于正虚而余邪内伏阴分不解所致。卫气夜行于阴分，与余邪相争则发低热；日行于阳分，正邪分离则热退身凉；邪不达表则热退无汗。故张老选用《温病条辨·下焦篇》青蒿鳖甲汤（青蒿、鳖甲、细生地、知母、丹皮）化裁，以养阴退热。《温病条辨》云：“热自阴分而来，非上中焦之阳热也。邪气深伏阴分，混处气血之中，不能纯用养阴；又非壮火，更不得任用苦燥”。故本方不仅以鳖甲、生地、知母、丹皮养阴清热，更具特点的是与透邪结合用之，以青蒿清透热邪。但青蒿不能独入阴分，必有鳖甲领之入也；而鳖甲亦不能独出阴分，必有青蒿领之出也。二药配伍巧妙，故张老用之对阴虚伏热患者，具有良好的退热作用。

因热病的特点是邪热最易伤阴，故张老临床也常将养阴法配合应用于其他退热法中，根据具体情况，酌加知母、生地、白芍等养阴护阴之品。

病案6：刘某，男，79岁，1991年8月23日初诊。

低热1个月，本年2月份发现食物噎塞，确诊为食道癌，3月中旬在北京肿瘤医院手术切除，术后情况良好。7月中旬出现胸痛，发热，经检查有胸水疑为“结核”，抽胸水2次，胸水大部分消除，但低热不退，体温一般在37.3 ~ 38℃之间，自汗甚多，夜间尤甚，衣被浸湿，口服利福平等抗结核药不效，请张老会诊。症状如前述，右侧胸痛，心烦不欲食，手足心热，汗出较多，精神不振，周身衰惫，短气懒言，面色苍白无华，舌质红，苔白少津，脉虚数，辨证为气阴两虚，卫外不固之发热。拟养阴益气，清热固表法治疗，用青蒿鳖甲汤加益气清热之品。处方：炙鳖甲20g，青蒿15g，生地15g，知母15g，丹皮15g，地骨皮15g，西洋参15g（另包单煎），黄芪20g，龙骨20g，牡蛎20g，柴胡15g，甘草10g，水煎服，每日1剂。

1991年9月1日复诊：服前方6剂，近4天体温均在36.5℃左右，出汗已止，胸痛明显减轻，精神体力稍好转，但食纳不佳，脉沉稍有力，舌苔转润。继以上方加石斛15g，杷叶15g，至9月27日患者2次复诊，均以上方加减。服药20剂，体温一直平稳，胸痛消失，体力恢复，面色好转，食欲转佳。近日准备去北京复查而停药。

按：本案发热，据其低热缠绵，夜间尤甚，五心烦热，舌红苔干，脉虚数等辨证为阴虚发热。但因其患病于术后，加之已79岁高龄，阴虚同时伴有明显的气虚症状，如自汗乏力、气短懒言等，治疗以青蒿鳖甲汤加味主治而愈。方中鳖甲、生地、知母、丹皮养阴清热，以青蒿、柴胡清透邪热，西洋参、黄芪益气，再辅以龙骨、牡蛎敛汗，诸药配伍，养阴益气，清热固表，恰中病机，故收效明显。临床此类发热亦较多见，尤其某些感染性疾病愈后，高热已退，理化检查等虽亦正常，但长期遗留有低热症状，久治不愈，乃由于正虚而余邪内伏，阴分不解所致。临床应结合舌脉细细辨证，方能药中肯綮而收显效。

二、发热用药特点谈

张老治疗发热经常使用生石膏、柴胡、常山等药，其用法不仅师前贤之经验，而且在长期的临床实践中，也形成了自己的特点。张老认为，石膏为治疗急性热病的有效药物，但须生用，更需大剂量方效（常用量为 50 ~ 200g）。生石膏性凉而散，有透表解肌之力，为清阳明实热之圣药，其退热之功，直胜过犀角、羚羊等名贵之品。张老临床体会，凡热病见洪滑脉象，唇红、舌红、苔白稍粗涩，口略渴而恶寒不甚重者，即可放胆应用生石膏，不必拘泥于阳明经证之具备与否，也不必拘泥于温病学家的热在气分之说。若有轻微恶寒、恶风表证，也不必顾忌，可酌加解表药；若有出血发斑等热入营血之证，也可酌加清热凉血药。

透邪法是张老临床治疗发热最常用的基本方法，透邪的关键是柴胡的使用。世人多有“柴胡性燥劫阴”之说，因此在治疗热病时常避之不用。而张老治疗发热时，使用次数最多者莫如柴胡。张老认为柴胡具有疏解肝胆、畅利三焦的作用，为利枢机之剂。三焦气机不畅，升降出入之机始阻，伏邪不得宣泄透达，才致发热不退，热势缠绵。治疗时清热祛邪固不可无，“而伐树寻根，终必求其致病之因，以拔其本，则谓非柴胡之力不可也”。张老认为柴胡虽疏解邪气，能开气分之结，但不能清气分之热，故伍黄芩协之以清热，热甚者加用生石膏。张老使用以柴胡为主药的小柴胡汤加减化裁治疗发热，凡临床表现发热恶寒，苔白脉浮数，恶心欲吐者，皆可用之，不必局限于往来寒热者。张老重用柴胡，剂量一般皆在 20g 以上，通过大量病例观察，不仅未见劫阴助热之弊，且屡用屡效，足见柴胡为退热之良药。

桂枝也是张老治发热常用之药物。桂枝辛温，能解肌发表，与白芍配伍且能调和营卫，以此为主组成的桂枝汤，为《伤寒论》治太阳病中风的主方。《伤寒论》虽有“桂枝下咽，阳盛则毙”之禁，但张老在临床并未囿于此说，治疗发热邪已入里内伏少阳时，与柴胡配伍，共奏疏解透达之功；与生石膏配伍，则无性温助热之虑，因此常获微汗出而愈之效。尤其对发热有肢节烦痛者，柴桂合用其效尤佳。若挟有痰浊湿邪者，桂枝用之更宜。因为痰浊湿邪属阴，非阳不化，故用桂枝温阳行气，以助祛湿化浊、豁痰散结。因同时伍用清热之剂，故大可不必担心“阳盛则毙”。

常山为截疟之要药，因北方疟疾不常见，故临床使用常山者很少。但张老认为，前人所谓之“疟”，既指现代医学之疟疾，也概括一切定时发作之寒热。“无痰不作疟”，常山能化痰辟秽，除胸中之痰结，劫痰截疟之力峻猛，故常以草果、槟榔、青皮等配伍，用于久热不退，定时发作，苔腻脉滑，证属痰热内伏者。常山虽为有毒之品，性悍暴而能损真气，世人多惧之为蝎虎，但只要胆大心细，辨是证即用是药，不仅未见其毒副作用，且每每奏效，屡起沉疴。

张老用药，不仅重视其配伍和适应证，并且十分强调服药方法。对高热不退，热势不减者，采用大剂量频服法，以制伏鸱张之热邪。时常一日数剂，4 ~ 6 小时服药 1 次，服药后随时观察病情之变化，以定进退。张老认为，临床治疗高热时，理法方药虽正确，但药服之热不退者，常因药轻病重，或不能集重兵连续攻击以挫顽敌锐气，所以主张使用频服法。但频服法应用也应适可而止，不可过用。邪热锐气已挫，热势得减，即可改用常法，以免伤正。

此外，张老在治疗发热时还常用定时给药法。如邪伏膜原，寒热如疟定时而发，故根据其发作规律而用“上工”之策，“不治已病治未病”之法，在发作前服药，以使正邪未合之时即攻之，袪邪而不伤正。此乃《素问》“先其发时如食顷而刺之”治疟法之活用。

总之，张老对发热的辨证论治，在理、法、方、药各方面，除师承前贤有所发挥外，还在长期临床实践的经验积累中，形成了自身的风格，应当认真地研究和继承发扬，这本身就是对中医学术发展之推进。

咳嗽外感内伤辨

咳嗽是临床常见病证，多见于急慢性支气管炎、肺气肿、上呼吸道感染、肺炎等呼吸系统疾病。中医学将其分为外感及内伤两类，外感咳嗽多为六淫邪气外侵所致，内伤咳嗽则由脏腑虚实寒热所致。

一、外感咳嗽，袪邪当分清寒热

外感咳嗽多为六淫邪气外袭，肺合皮毛，外邪侵袭，首先犯肺，肺气不宣，清肃失常而致咳嗽上气。外邪有风温、风寒二类，前者宜用辛凉宣肺，后者宜用辛温宣肺。辛凉用桑菊饮或银翘、黄芩，系从银翘散衍化改变剂型而成，疗效颇著，在国内享有一定声誉，但此药对风热外感咳嗽较为适宜，对风寒咳嗽则疗效不佳。风寒咳嗽必以辛温宣肺，如麻黄、杏仁、紫苏等，如三拗汤之类。如兼喘者，麻黄为必用之药，麻黄发表宣肺透邪之功非他药所能及。麻黄辛温虽与风热者不宜，但与石膏合用，石膏剂量加大，则辛温之性又可化为辛凉，对风热咳嗽则有卓效，如麻杏石甘汤治疗上呼吸道感染、肺炎甚效，张琪教授常以此方加川贝、鱼腥草、黄芩、银花，治疗上呼吸道感染及肺炎，尤以小儿肺炎屡获良效，但石膏之剂量须大于麻黄 10 倍方佳，此方取名加味麻杏石甘汤，其方组成如下：麻黄 10g，杏仁 15g，生石膏 50 ~ 100g，鱼腥草 30g，牛蒡子 15g，黄芩 10g，川贝 10g，银花 30g，桔梗 10g，甘草 10g。如见舌红少津，为肺阴亏耗，宜于方中加沙参、麦冬、玉竹、生地。石膏为质重之药，似与轻清宣透相悖。吴鞠通谓："表不解者不可与也"，但张琪教授根据临床经验，认为石膏与麻黄合用，不仅不能遏制邪气外出，反而有解肌透表之功，尤其肺热甚者非此药不能收功，服药后汗出溱溱邪解，发热随之而退，屡屡收效。1994 年曾治 1 例极危重肺结核并发感染，重用石膏 200g，连续用之使患者转危为安，石膏剂量可随患者年龄体质不同而变更。

表寒里饮之咳嗽，痰呈泡沫清稀，甚则气喘不得卧。外有表证，发热恶寒，肢体酸楚，舌白润，脉浮滑等，多见于慢性支气管炎、肺气肿患者复感外邪，小青龙汤解表化饮止咳为最佳首选方药，药后得汗而诸症缓解。前贤张锡纯盛赞此方，张氏用此方独有会心，谓服小青龙汤后喘证复发不巩固者，正气不敛也；立从龙汤，用生龙骨、生牡蛎敛正气，半夏、苏子降气定喘以防复发。

慢性气管炎、肺气肿属痰饮病，小青龙汤治表寒里饮证可获得缓解，如属新感可以痊愈，如属痰饮宿疾喘证则不易根治，多遇寒即发。张琪教授治疗此类病多用补肾之药以巩固之，肾中元阴元阳为气之根，张景岳有金水六君煎，用熟地、当归与二陈配伍，治肺肾虚寒，水泛为痰之咳嗽喘急，张琪教授根据其意用小青龙汤治疗痰饮喘咳、呕逆、小便不利时，加熟地、苁蓉、仙灵脾、枸杞子以助肾中元阴元阳，如恶寒手足逆冷、小便清频，加附子、肉桂常取得良好疗效。但本方用量宜小为适合，若用量大，如细辛、干姜、麻黄、桂枝等辛热之品易化热伤阴。张琪教授常用以下剂量加补肾之品，命名加味小青龙汤。药物组成：麻黄 10g，细辛 5g，干姜 5g，半夏 10g，五味子 10g，白芍 10g，桂枝 10g，甘草 10g，熟地 25g，仙灵脾 15g，枸杞子 15g，苁蓉 10g。曾治一男患，孟某，67 岁，素有慢性支气管炎、肺气肿。入冬后感冒发作，喉中痰鸣音甚剧，咳嗽气喘不能平卧，发热，曾用青霉素、先锋霉素静点，发热退，但仍咳嗽，气喘不能平卧，呈端坐呼吸，痰呈泡沫状，听诊两肺中下野湿啰音，舌润苔白，脉滑。请张琪教授会诊。根据上述脉证诊为肺肾虚寒痰饮证，用加味小青龙汤温寒化饮加补肾摄纳，连服 6 剂，咳嗽有明显好转，夜间已能平卧，但后半夜仍气喘咳嗽，喉中有痰鸣音，用射干麻黄汤加熟地、山萸、仙灵脾、核桃 1 个捣碎，水煎服。继服 10 剂，痰鸣音及两肺啰音均消除而缓解。嘱其继服补肾之药以增强肾气调治，远期追踪 2 年均未发作，体力增强，从而痊愈。

本方除治疗慢性支气管炎、肺气肿外，亦治肺炎、肺感染等。肺炎及肺感染属热者居多，如痰稠黏不易咳出，痰鸣音甚多，《金匮要略》谓“喉中水鸡声”，舌体胖大少津，可用本方加生石膏等清肺热，温清并用，但生石膏剂量宜大方能取效。张琪教授治疗此类患者，凡遇外寒里饮夹热致肺失宣降之证，用此方必能收效。亦有无内热者，舌润苔滑，咳嗽喘息，喉中痰声辘辘，两肺啰音甚多，用小青龙汤与射干麻黄汤两方化裁，命名加味射干麻黄汤。药物组成：麻黄10g，射干10g，干姜10g，细辛5g，半夏10g，紫菀15g，冬花10g，苏子10g，生姜10g，五味子10g，桂枝10g。张琪教授以此方治疗小儿病毒性肺炎见上述证候，辨证属肺脾寒饮者，此方具有卓效。所以不能一见肺炎即投寒凉清热之剂，曾见不少因过服寒凉之剂而转为脾肺虚寒者，咳嗽气喘，腹胀便溏，由轻转重，甚至转危，极应注意。曾治王某，男，9岁，1994年10月22日初诊。病孩素体肥胖，近日感冒，发热10余日不退，咳嗽，喘憋，经某医院用退热药及先锋霉素热不退，咳嗽气喘加重，痰清稀呈泡沫状，呼吸痰鸣如水鸡声，两肺听诊有湿啰音，西医诊断为病毒性肺炎。曾用安宫牛黄丸口服、双黄连静点，热仍不退，体温38.5℃左右，舌润苔滑，脉数，稍久则指下无力，辨证为外感风寒，痰湿蕴肺，气闭不宣所致，予加味射干麻黄汤辛温解表，宣肺化饮治疗。处方：射干10g，麻黄10g，细辛5g，生姜10g，五味子10g，冬花10g，紫菀10g，半夏10g，桂枝7g，白前5g，甘草5g，水煎日2次服。服药2剂，汗出热退，体温37.2℃，咳嗽气喘及喉中痰鸣音俱大减，唯舌尖红，口中干，此辛温有化热之象，宜上方加黄芩5g，寸冬10g。继服3剂，体温36.7℃，咳嗽喘息基本消除，喉中尚有少许痰鸣音，继续调治而愈。

张琪教授认为：对病毒性肺炎及肺感染一类疾病，必须分清风寒与风温表证，更应辨识里热或里寒，切忌一遇病毒类疾患即投银花、连翘、桑叶、芦根、大青叶等所谓抗病毒之药，或安宫牛黄丸辛凉之剂，或黄芩、黄连、石膏清热之药。若系风热肺热，寒药辛凉解表，清热，固当应用。若系风寒闭阻，肺气不宣，滥用安宫牛黄丸、羚羊角、黄芩、黄连、石膏之类，必促使病情加重。此类肺炎临床表现除咳嗽气喘痰声辘辘外，亦有发热恶寒表证，痰清稀泡沫，面色青，手足凉，腹胀便溏等候，发热为表邪不解所致，并非里热，用加味射干麻黄汤辛温宣肺解表、和胃化痰，药后汗出发热即退，喘咳亦随之而除。

另有咳嗽日久不愈，痰稠，口干咽干，胸闷，食纳不佳，舌尖红苔薄白少津，X线检查两肺常无所见者，此为外感风寒客于肺中，日久不解，化热伤阴，此时宣肺解表已不能解，清肺止咳亦难收功，乃正虚邪恋，张琪教授常用小柴胡汤加味和解宣透，原方加杏仁、薄荷、紫苏、荆芥以助其宣散之功，再用北沙参、川贝母、知母、麦冬清金润肺，宣不伤正，润不留邪，治因外邪不解，耗伤阴液之咳嗽，多能治愈。方剂组成：柴胡15g，半夏15g，黄芩15g，党参15g，甘草10g，荆芥10g，紫苏10g，杏仁15g，薄荷10g，麦冬15g，川贝15g，沙参15g，知母10g，生姜10g，大枣3枚。此病亦常见病程短或新感，只有外邪袭肺，无化热伤阴证候，可不用沙参、麦冬、党参，只用宣肺祛邪即可，若兼喘可加麻黄，泻肺止喘即愈。

二、内伤咳嗽，补虚应辨识脏腑

《内经》谓："五脏六腑皆令人咳"。内伤咳嗽以脏腑辨证为主，治内伤咳嗽应遵循这一原则，以脏腑辨证为纲，虚实寒热为目。现分列于下：

1. 肺咳

张琪教授认为，肺咳有寒热虚实之分，肺虚寒则咳痰清稀，气短乏力，面白畏冷，舌润苔滑，用苓甘五味姜汤加人参，或用甘草干姜汤加五味子、粟壳颇效，亦可用《伤寒论》桂枝加厚朴杏子汤。此类咳嗽多见于肺气肿及慢性支气管炎患者，平素痰多气喘，入冬即发作，辨证要点必须无里热证方可用之。

肺热证多为痰热壅肺，临证表现咳嗽声高，痰稠黏或黄，身热面赤，胸满气促，口干苦，舌红苔腻，脉滑数。治以清肺化痰，张琪教授喜用清肺汤，药物组成：麦冬 15g，天冬 15g，川贝 15g，知母 15g，黄芩 15g，桑皮 10g，瓜蒌 20g，清半夏 10g，杏仁 15g，五爪红 10g，生草 10g，枳壳 10g，桔梗 10g。另有清金降气汤治肺热咳嗽，气喘不得卧，身热，痰稠黏，舌红少津，脉滑数者。药物组成：杷叶 15g，葶苈子 20g，桑皮 15g，杏仁 15g，黄芩 15g，瓜蒌仁 15g，寸冬 15g，川贝 15g，紫菀 20g，玄参 15g，生地 15g，枳壳 15g，鱼腥草 30g，桔梗 15g，甘草 10g。方中用葶苈子、枳壳、桑皮、桔梗利气降气，与清肺化痰之药合用，相互协同，其效益彰。1993 年治一吴姓老人，65 岁，患肺部感染，身热，咳嗽痰稠黏不易咳出，气喘不得卧，端坐呼吸，用先锋霉素静点热退，但咳嗽、不得卧无缓解。邀张琪教授会诊，投以清肺化痰降气汤，连服 3 剂，咳喘大减已能平卧，继续调治而愈，可见此方之效。

肺之气阴两虚证，《医宗金鉴》载有人参清肺汤，其方组成为人参、炙甘草、知母、阿胶、地骨皮、桑皮、杏仁、粟壳、乌梅。方中人参、炙甘草补肺气之虚，知母、阿胶、地骨皮滋肺阴，桑皮、杏仁利肺气，粟壳、乌梅敛肺气，以滋补收敛为主，辅以利肺气，用于肺虚久咳喘息效果甚佳，方名清肺实为补肺，用以治疗肺气肿、慢性支气管炎、支气管扩张咯血、肺结核属肺气阴虚久嗽者皆效。

有属肺阴亏耗咳嗽者，多咳痰黏稠带血，或干咳无痰，手足心热，或潮热盗汗，舌红少津，脉细数或虚数等，治以滋阴润肺法，如百合固金汤类。此型咳嗽多见于肺结核，亦有反复肺感染经用消炎药可暂愈，旋又复发，此属肺阴虚不胜外邪，必以滋阴润肺，少佐清宣之剂，俾正胜邪祛则愈。曾治患者孙某，45 岁，咳嗽发热，经检查诊为支气管周围感染，用中西药对症治疗一时有效，但反复感染发热不退，体瘦，舌红少津少苔，脉虚数。按肺阴不足、正不胜邪辨证，拟养阴润肺之剂。沙参 20g，麦冬 20g，生地 15g，川贝 10g，杷叶 15g，兜铃 15g，石斛 5g，太子参 15g，桑叶 15g，菊花 15g，桔梗 10g，银花 20g，甘草 10g。服 6 剂热退，咳喘亦随之而平，继以养阴益气之剂治之，从而痊愈。

2. 肝咳

肝咳即肝火犯肺，木火刑金证。主症为气逆呛咳，干咳少痰带血，胁痛咳引加剧，目干赤，面色青，遇怒则加重，舌边赤苔燥，脉弦或弦数，治宜泻肝保肺，清热宁金，多见于肺结核、支气管扩张或感染等病。张琪教授用泻白散加味主治。药物组成：桑皮 15g，地骨皮 10g，郁金 10g，柴胡 15g，白芍 15g，瓜蒌 20g，黄芩 10g，降香 10g，麦冬 15g，甘草 10g。如咳血不止加三七 5g，研末与汤药同时服之，如气上逆咳血加生赭石 30g。

1990 年 5 月治一李姓妇女，37 岁，患支气管扩张并发感染，发热咳嗽，咳血量甚多，在某医院住院，经用抗生素治疗，发热退，咳嗽减轻，但咳血不止，该医院给予云南白药等止血药无效，邀张琪教授会诊。咳痰稠黏，大量咳血不止，咳则引胁痛，气上逆，随之即咳血，色鲜红，脉弦数，舌尖红苔薄燥。此属肝气郁滞，邪热内蕴，迫血上溢。气不平则血难谧，用上方加生赭石 30g（研末），焦山栀 15g，汉三七粉 10g，分 2 次冲服。服药 3 剂，咯血大减，胁痛气上逆减轻，但仍未平。继用上方不变服之，连服 7 剂，咳嗽大减，咳血止，胁痛气上逆诸症平，继续调治而安。

本案除泻肝保肺清热宁金外，妙在用赭石以镇肝气之上逆。张琪教授治咳血吐血证，皆喜用理气之药相配伍，缘气与血相互依存，气不得调畅则血不归经而妄行，此案有胁痛气上冲等候，不难辨识，属肝气郁而不舒，亢逆上冲，因而血不能止，必须肝肺同治，尤以治肝为主，方能收效。方中之降香、郁金、柴胡、白芍皆疏肝利气之品，与清热保肺之品相伍，故能适合木火刑金之病机。

3. 脾咳

脾咳属痰饮病范畴，其病机为脾虚失运，痰饮内生，上贮于肺，所谓“脾为生痰之源，肺为贮痰之器”。证见咳嗽痰多，色白易于咳出，喉中痰声辘辘，脘闷呕恶，晨起较甚，间或纳呆便溏腹胀，舌苔厚腻，脉缓或濡，或有轻度浮肿。张琪教授对此病审其无里热证，喜用张锡纯理饮汤，原方药物组成：白术 12g，干姜 15g，桂枝 6g，炙甘草 6g，茯苓 6g，生杭芍 6g，橘红 4.5g，川厚朴 4.5g。《医学衷中参西录》载此方“治因心肺阳虚，致脾湿不升，胃郁不降，饮食不能运化精微变为饮邪，停于胃口为满闷，溢于膈上为短气，渍满肺窍为喘促，滞腻咽喉为咳吐黏涎，甚或阴霾布满上焦，心肺之阳不能舒畅，转郁而作热，或阴气逼阳外出为身热，迫阳气上浮为耳聋，然必诊其脉，确乎弦迟细弱者，方能投以此汤”。张氏此论甚为精湛，理饮汤系苓桂术甘汤加味而成，组方配伍严谨，疗效甚佳，张琪教授用此方治疗肺气肿、慢性支气管炎等属痰饮病范畴，无里热证者皆有良好疗效。张琪教授认为，应用此方辨证应注意以下几要点：①咳喘短气，胸满；②痰涎多而清稀咳吐不爽；③头眩耳鸣，烦躁身热；④脉象弦迟细弱，或浮大无力，舌苔白滑或厚腻。其中①、②、④为主症，③则属假热，乃饮邪逼阳气外出之假象，间或有之，当从舌脉辨识，不可误作热证投以寒凉之剂，此证候在痰饮宿疾之肺气肿、肺心病个别患者中常见，但却非主症。

此外有脾湿生痰，日久化热，痰热互结之证；或见于痰饮复感外邪，痰热壅肺。证见喘咳气憋，痰稠黏不易咳出，脉滑，舌苔腻而少津，此为痰热蕴蓄上干于肺，肺失清肃所致，多见于慢性支气管炎、肺气肿，为常见之证，张琪教授用加味清气化痰汤治之疗效颇佳。药物组成：胆星 10g，半夏 15g，橘红 15g，杏仁 10g，枳实 10g，瓜蒌仁 15g，黄芩 10g，茯苓 10g，鱼腥草 20g，麦冬 15g，桑皮 15g，甘草 10g。此方用二陈加胆星以化痰；用黄芩、鱼腥草、麦冬、桑皮以清肺热；另用杏仁、枳实、瓜蒌仁利气，配伍合理，用之气顺热清痰消则诸症可除。

4. 心咳

《素问·咳论篇》谓：“心咳之状，咳则心痛，喉中介介如梗状”。病机多属心气不足，心阳衰微，心阳心气虚，血运受阻，咳嗽无力声低，痰出不易，或咯出痰中夹有粉红色血液，气喘憋闷不得卧，胸痛，唇紫发绀，尿少浮肿，脉涩或结代，多见于肺心病心衰，治疗用加味真武汤。药物组成：附子15g，茯苓20g，白术15g，白芍15g，生姜15g，五味子15g，人参15g，寸冬10g，桃仁15g，红花10g，丹参15g，葶苈子15g。若并发感染，可于上方加鱼腥草、金银花、蒲公英、桑白皮等清热解毒之品，温清并用，正邪兼顾，多能收效。张琪教授治一郝姓男患者，67岁，在某院住院。肺心病心衰，咳嗽气喘不能平卧，端坐呼吸，畏寒肢冷，胸闷气憋，痰清稀无力咳出，尿少，双下肢浮肿，唇紫发绀，舌紫润，脉沉涩时有结象。曾用强心利尿之剂有小效，但症状缓解不明显，邀张琪教授会诊，辨为心气与心阳衰微血运受阻，以益气温阳为主，辅以活血之剂，予上方服6剂。二诊诸症减轻能平卧，连续用此方调治，经3次复诊共服20余剂，病情缓解。出院后，又来门诊调治月余而安。

5. 肾咳

“肺为气之主，肾为气之根”，肾为肺之主，主纳气归元，与肺共司呼吸，如肾气虚失于摄纳则出现咳而兼喘，以喘为主，痰清稀，咳而遗尿，腰酸膝软，呼多吸少，浅表呼吸，舌淡胖，苔白滑，脉细弱，或浮大空豁，临床观察多见于支气管哮喘、肺心病，治当补肾纳气，用张锡纯之参赭镇气汤加熟地、枸杞子、山萸、五味子补肾摄纳，甚为有效。如属肾气虚，寒饮射肺，肾不纳气，喘息咳嗽，痰清稀，呼吸痰鸣音明显者，张琪教授常用肺肾合治法，上则温肺化饮，下则补肾摄纳，疗效颇著。

1992年治一28岁哮喘患者，患支气管哮喘3年余，入冬必发气喘，胸闷气憋，痰声辘辘，腰酸，小便量多，咳剧则遗尿，久治无效来门诊求治，舌滑润，体瘠瘦，脉沉弱。张琪教授用射干麻黄汤与都气丸肺肾合治，服药10余剂后，痰鸣音减少，气喘减轻，连续服70剂，体力增强，哮喘缓解。1993年与1994年冬季哮喘均未发作，体重增加5kg，远期疗效巩固。又1994年10月治一王某男患，11岁，素有支气管哮喘症，稍遇风寒或烟气即发作，发作时喘息不得卧，伴有咳嗽、咳痰，发作重时用氨茶碱类可暂缓解，其后又复发作，而且发作次数逐渐频繁，不能根除。张琪教授以肾虚不纳，无力抵御外邪，肺有寒饮辨证，拟补肾温肺化饮法，用射干麻黄汤温化寒饮，都气丸补肾纳气归元，二方化裁拟方：麻黄7g，射干10g，紫菀15g，款冬花15g，川贝15g，半夏10g，苏子10g，桑皮10g，熟地20g，山萸15g，山药10g，茯苓15g，丹皮10g，泽泻10g，枸杞子15g，女贞子15g，五味子10g。连续复诊4次，服药20余剂，哮喘已控制，自觉全身有力，听诊哮鸣音消失，遂上学，随诊半年未复发。

《素问·咳论篇》谓："五脏六腑皆令人咳，非独肺也"。实际是对咳嗽的临床不同表现的一种分类方法，体现了脏腑之间互相联系的整体观，最后又指出虽然五脏六腑皆令人咳，莫不"聚于胃，关于肺"，是对咳嗽病理机制总的概括。张琪教授临床对属内伤咳嗽多按脏腑分类方法辨证，但又不为之所拘泥，总宜根据临证进退之。

诊余漫话

肺燥证治

刘某，女，53 岁，编辑，1997 年 3 月 25 日初诊。

发病半年余，初起以胸闷气短发病，两肺有干啰音，西医诊断肺感染，用环丙沙星及先锋类抗生素治疗，症状无明显好转，时轻时重，反复不愈。来诊时气喘，胸腔干涩、满闷，短气，仍有干啰音，舌苔白少津，脉象数有力，诊断为肺燥，以清肺润燥之法治疗。处方：沙参 20g，麦冬 15g，生地 15g，芦根 30g，玄参 15g，五味子 15g，枳壳 15g，苏子 15g，杷叶 15g，生石膏 50g，杏仁 15g，甘草 15g，水煎日 2 次服。

4 月 1 日二诊：服上方 7 剂，气喘大减，胸部干涩好转，满闷亦明显减轻，胸觉舒畅，自述为半年来未有之象。鼻干有疖肿，仍时有气喘，呼吸喉中有轻微哮鸣音，舌苔转薄，脉滑。继以清肺润燥之法治疗。处方：桑叶 15g，沙参 20g，杷叶 15g，生石膏 50g，麦冬 20g，杏仁 15g，甘草 15g，玄参 20g，生地 15g，桔梗 15g，川贝 15g，花粉 15g，苏子 15g，枳壳 15g，芦根 30g，水煎日 2 次服。

4 月 10 日三诊：服上方 7 剂，胸满及气喘俱除，仍喉干稍有干咳，继以上方化裁。处方：麦冬 15g，知母 15g，川贝 15g，沙参 20g，玄参 15g，杏仁 15g，桑叶 15g，菊花 15g，花粉 15g，牛蒡子 15g，生石膏 50g，芦根 30g，枳壳 15g，生地 15g，甘草 15g，水煎日 2 次服。

4 月 17 日四诊：服药诸症俱除，听诊啰音消失，脉稍有缓象，舌红薄苔，继以上方调治以善其后。

按：本案西医诊断为肺感染，经西药治疗未效，迁延半年余不愈，不能正常工作，亦曾用过清热解毒之中药无效。患者以胸中干涩，气喘为主症，脉数有力，舌白少津。喻嘉言谓：《内经》“诸气怫郁之属于肺者，属于肺之燥也。”病者胸满气喘，舌干脉数当属肺燥一证，因仿清燥救肺汤之意，清肺润燥治疗而愈。

从肾以治咽痛

足少阴之脉循喉咙通舌本，故《伤寒论》将咽痛列入少阴篇。但喉痛有寒热虚实之别，属于热证实证，人皆知之，固不待言。属于虚证、寒证则多易忽略，实际于临证中并非罕见，先贤赵养葵谓：“少阴之火，直如飞马，逆冲而上，到此咽喉紧锁处，郁结而不得舒，故或肿或痛也。”赵氏所谓少阴之火，乃阴虚内热，盖由肾水不足，相火无制而上炎，其证多表现为口干面赤，痰涎上涌，脉见虚数，可用左归饮或麦味地黄丸之类，滋肾水以制阳光，亦有格阳之喉痹，由于元阳亏损，无根之火上客于咽喉，多由房劳无度，上热下寒，兼见腰膝酸软，倦怠乏力，脉象沉微，或弦滑无力，可用八味肾气丸、镇阴煎，补肾摄纳，引火归元。

病案1：邓某，男，36岁，干部，1985年9月3日初诊。

咽痛数年不愈，经五官科检查诊断为慢性咽炎，用抗炎药治疗无效。咽痛伴干涩，局部经常充血水肿，倦怠乏力，精力不振，腰酸痛，性生活后诸证均加重，六脉浮，重按无力，舌淡红。此属肾阴亏耗，虚火上炎之证，宜滋肾阴降虚火之剂。拟方：熟地30g，山萸15g，山药20g，丹皮15g，茯苓15g，泽泻5g，麦冬15g，五味子15g，玄参20g，枸杞子20g。服20剂，咽痛完全消除，干涩感大减，腰已不痛，脉象转沉有力。继服10剂，咽未痛，局部红肿俱退，稍有干涩，腰已无酸痛，精力转佳，食欲增，体重增3.5kg，脉沉有力。继以上方增减，熟地30g，山萸15g，山药20g，丹皮15g，寸冬15g，菟丝子15g，沙参15g，花粉15g，五味子15g，女贞子15g，玄参15g，枸杞子15g，甘草10g。服药20剂，诸证悉除，一如常人，脉沉而稍滑，嘱停药观察。

病案2：程某，男，47岁，干部，1984年8月19日初诊。

咽痛1年余，咽峡部有溃疡灶，旧愈新生，不断出现，经年不愈，吞咽及发音皆痛，历经咽喉专科治疗及服中药清咽解毒之剂，皆未收效，来门诊求治。诊其脉浮软无力，两尺尤弱，咽峡部赤烂，舌淡红，口和多涎，身倦下肢乏力。脉证合参，当属肾元不足，龙火上燔，格阳喉痹证。宜补肾引火归元法。拟方：熟地40g，山萸20g，山药20g，泽泻 15g，茯苓 15g，丹皮 15g，肉桂 7g，附子 7g，牛膝 15g，甘草 10g。水煎冷服 6 剂，咽痛减轻，咽部溃疡灶周围似见收敛，继服药 10 剂，溃疡面愈合，未见有新的溃疡灶出现，自述为 1 年来罕见之现象，脉象浮而有缓象，口涎减少，继用上方加枸杞子 20g，服药 20 剂，咽未痛，未见有溃疡灶出现，全身有力，脉象左右弦缓，此肾元复、龙火敛之兆，继服 10 剂诸症皆愈，遂停药。远期观察未见复发。

此案即张介宾氏所谓之格阳喉痹，其病机为“火不归元”，无根之火客于咽喉所致。其脉浮而无力，两尺弱，身倦乏力，结合以前服寒凉药无效，因而辨证为虚火上扰之喉痹。张氏谓此证本为伤阴而起，又服苦寒之属，以致寒盛于下而格阳于上，使病情更为加剧，因予八味肾气汤合镇阴煎冷服，以补肾摄纳引火归元而安。

加味防己茯苓汤以治湿气在表水肿

湿气在表之肿，亦即《金匮·痉湿暍病脉证并治》及《金匮·水气病脉证并治》中之风水、皮水病。此种水肿多因居住潮湿环境，或冒雨当风，亦有肥胖素体湿盛之质，内生湿邪与外感湿邪互相影响，以致在表之湿气不除，日久则有周身苦重难堪，头昏沉，头皮颜面肿，肿势虽不盛，但经久不除。因此治宜顾护卫气，温阳以除湿邪为关键。《灵枢·本脏》“卫气者，所以温分肉，充皮肤，肥腠理，司开阖者也……卫气和则分肉解利，皮肤调柔，腠理致密矣。”因此卫气虚，失于防御功能，湿邪易郁于肌表不解，而出现一系列证候。张琪教授的经验用方是加味防己茯苓汤，方药组成如下：桂枝15g，茯苓15g，防己20g，黄芪25g，冬瓜皮30g，五加皮20g，秦艽15g，苍术15g，苡仁25g，附子10g，赤芍15g，益母草30g，木瓜15g，生姜10g，甘草10g。

方用黄芪以益卫气，桂枝、附子、生姜辛温助阳气通阳，与黄芪配伍，奏益气温阳化湿之用；防己、冬瓜皮、五加皮、秦艽驱肌表之风湿；苍术、苡仁健脾除湿；湿郁肌表尤须疏郁活血使风湿之邪外解，故用赤芍、益母草活血行水，水湿之邪自然可以透达而除。全方扶正温阳化湿，治湿郁肌表日久不愈者颇效，肾小球肾炎水湿在表头面肿胀者其效亦佳。

病案举例：1995年7月1日，一石姓患者，自海南省海口市来哈市探亲兼求诊。患者在海南省地震局工作，系高工，自述常年在野外山谷海岸勘探，恒落宿野外以致全身肿，头昏沉，四肢肿如绳缚，头皮以指压之有指痕，嗜睡，舌苔白腻，脉沉缓，形体较丰，经广州、上海、北京各大医院系统检查无异常，病已10年，甚痛苦，有逐年加重趋向，此为湿郁肌表之证，为风水及水气一类病，投以上方连服7剂，复诊浮肿消至70%左右，全身轻松舒适，头昏已大减，继以上方不变，又服10余剂，四肢肿全消，自述为10年来未有之现象，嘱继服若干剂以巩固疗效，从而痊愈。

甲状腺囊肿合并甲亢治验

王某，男，60岁，干部，2001年7月4日初诊。

经某医院诊断甲状腺囊肿合并甲亢。经彩色超声检查，甲状腺体积增大，被膜饱满，右侧叶囊实性占位4.00cm×3.40cm×5.49cm，左侧叶1.88cm×1.92cm×4.31cm，右侧叶4.00cm×3.40cm×5.49cm；甲状腺功能检查：FT_3 8.4pmol/L（3.2 ~ 6.8 pmol/L），FT_4 4.54pmol/L（10.5 ~ 257 pmol/L），TSH0.002VIU/mL（0.3 ~ 5 VIU /L），颈部有瘿瘤，触之软不痛，全身疲倦乏力，心悸自汗，大便溏日2 ~ 3次，某医院建议手术治疗，患者不同意，慕名请张琪教授诊治。诊断：瘿瘤、泄泻，辨证为肝气郁结，脾虚失运，宜疏郁软坚散结健脾益气法。处方：海藻30g，昆布30g，夏枯草30g，浙贝母20g，三棱15g，青皮15g，生牡蛎30g，白术20g，茯苓20g，山药20g，太子参20g，首乌20g，水煎日2次服。

患者连续用上方近50剂。11月12日复诊：颈部瘿瘤明显见小，大便日1次正常，全身有力，精神体力均恢复正常，面色转润，饮食正常，体重增加5kg，脉象有力。2001年11月8日彩超复查报告：甲状腺左侧叶1.73cm×1.90cm×4.20cm，右侧叶3.90cm×2.90cm×5.39 cm；甲状腺系列检查：FT_3 3.4pg/mL（1.4 ~ 4.4pg/mL），FT_4 1.6pg/mL（0.8 ~ 2.0pg/mL），TSH1.2VIU/mL（0.3 ~ 5 VIU/L），甲状腺体积有所缩小，甲状腺功能均恢复正常，甲亢已愈，但甲状腺囊肿尚未完全消除。

按：通过此案例治疗，张琪教授认为甲亢不宜用海藻、昆布之说法值得商榷。中医用海藻、昆布等药系取其软坚散结消瘿，《千金方》治瘿有效方皆用海藻。可以认为瘿包括甲状腺肿，也包括甲亢在内。随着瘿之消，甲亢亦随之痊愈。两者既有相分的一面，又有不可分割的一面，因此不能认为海藻可以治甲状腺肿瘤而不能治甲亢。

方中用消补兼施之法，海藻、夏枯草、昆布、三棱、莪术、生牡蛎软坚消积散结，白术、茯苓、山药健脾补中，太子参、首乌益气补肾，消与补合用则消坚之力可增强，而不伤正气，补得消药相伍，则补而不壅，此消与补合用之妙。

食㑊证治

食㑊谓患者能食易饥而瘦，首见于《素问·气厥论》：“大肠移热于胃，善食而瘦，谓之食㑊。”《黄帝内经注评》曰：“胃移热于胆，亦作食㑊。㑊，作怠惰解，虽善食反消瘦，而倦怠无力，叫作食㑊。”此证盖因胆胃热，故消谷易饥，与中消病机相同。谢利恒谓：“脾虚故食物入腹即移易而过不能充泽肌肤也”(《中国中医大辞典·食㑊条》)。张琪教授临床治疗此证除因胃热而清胃治疗取效外，认为亦有属于脾气虚者，因举近治此病二例如下：

病案1：娄某，女，55岁，机关干部，2001年6月18日初诊。

体素健康，无任何疾病，于近半年饥饿感甚重，食后1小时即饥饿难忍，必须进食，全身倦怠乏力，四肢酸软，口干苦，胃脘嘈杂，身体消瘦，近半年体重下降10kg，舌苔白少津，舌质红，脉弦数。经某医院系统检查血糖及基础代谢均正常，未能确诊，来中医就诊，据上证脉诊断为食㑊。辨证为胃中邪热耗伤阴液，宜清胃热，滋阴液治疗。拟方：生熟地各20g，黄芩15g，麦冬20g，石斛20g，黄连10g，枳壳15g，沙参20g，天花粉15g，杷叶15g，茵陈15g，陈皮15g，甘草15g，水煎日2次服。

6月25日二诊：服上方7剂，饥饿感明显减轻，胃脘嘈杂亦好转，进食2小时后仍有饥饿感，守上方继服。

7月10日三诊：服上方14剂，饥饿感进一步好转，现进食后隔3小时，仍稍有饥饿感，胃中已无嘈杂，全身较有力，面色转润，舌苔已化，舌质转淡红，大便日1行，但胃脘稍有痞满感。此乃甘寒药有碍脾之运化所致，组方如下：生地15g，寸冬15g，石斛15g，陈皮15g，砂仁10g，鸡内金15g，川连10g，黄芩10g，茵陈10g，紫苏15g，神曲15g，甘草10g，水煎日2次服。

7月17日四诊：服上方7剂，胃脘痞满已除，饥饿感亦消失，全身有力，精神大好，嘱停药观察。

按：此案名食㑊，类似消渴病中消，从多食易饥、口苦咽干、胃中嘈杂、舌质红、苔白燥、脉弦数一系列证脉分析，辨证为胃热炽伤阴，消谷易饥，其病机与中消同。前贤张子和谓："火能消物……人之心肾为君火，三焦、胆为相火，得其平则烹炼饮食，糟粕去焉；不得其平，则燔灼脏腑而津液耗焉"。亢则为害，甚于中为肠胃之消，故多食易饥，治疗当以清胃热为主。然热炽伤阴，故又当伍以滋养阴液并重，方中之黄连、黄芩、茵陈苦寒清胃热与肝胆之热，二地、麦冬、石斛、沙参皆滋补胃阴之品，枇杷叶降逆气，枳壳、陈皮和中理气以防寒凉壅滞。服药21剂后，消谷等症基本消除，唯胃脘痞满，故易方予滋阴清胃热减量，加入温中行气之砂仁、鸡内金、紫苏、神曲以醒脾和胃，药后诸症蠲除而愈。

病案2：汪某，女，50岁，干部，2001年8月5日初诊。

患者素体健康，近二月来突患饥饿嗜食证，患者自述食后似未入胃，移易而过，于是胃中空虚饥饿，似腹中空馁，2小时必须食物，否则难耐，烦躁心悸，全身乏力，面色不荣，经某医院系统检查血糖及基础代谢均正常，经治无效，来中医就诊。除上述症状外，伴有舌润，口和，脉象沉弱，二便正常。诊断为食㑊证，辨证为脾胃气虚，中宫虚馁，求食以资励，宜黄芪建中汤加味治之。黄芪50g，桂枝15g，白芍30g，生姜15g，红枣5个，龙骨20g，牡蛎20g，甘草25g，小麦30g，石斛15g，水煎日2次服。

8月12日二诊：服药7剂，心中悸烦饥饿感较前减轻，继以上方不变治之。8月19日三诊：服药7剂，诸症大减，心中悸烦虚馁感大为轻减，饥饿感明显减轻，食后3～4小时始有饥饿感，唯大便日2～3次，稍有不消化便，脉象滑而有力，舌苔白，面色转润泽。拟方：黄芪50g，桂枝15g，白芍30g，甘草25g，小麦30g，红枣5个，生姜15g，白术20g，茯苓20g，山药20g，水煎日2次服。

服上方7剂后复诊：诸症皆除，饥饿感已无，大便日1行，全身有力，精神愉快，嘱停药观察。随访2月，病已痊愈。

按：本病例为脾胃气虚之食㑊，沈金鳌解释食㑊说："㑊者易也。饮食移易而过，不生肌肉也，治与中消同。"此患者自述食物入腹中自觉未入胃中，从旁处而过，胃中空虚无物，于是饥饿难忍，与沈氏所谓饮食移易而过极为相同。但前人论食㑊皆责之于胃热消谷易饥，与中消病机相同。治疗宜清热或泻热，如前娄某病例即属于胃热，经清热养胃阴治疗而愈。本病例无舌红苔干、口干苦、胃脘嘈杂、脉弦数等脾胃热证候，而出现中虚气馁、心中悸烦、舌润口和、脉象虚弱等一系列脾气虚证候，故用黄芪建中汤与甘麦大枣汤加入龙骨、牡蛎治疗，服药后心中悸烦怔忡及饥饿感均大减，继而消除。8 月 19 日复诊时诸症基本消除，唯大便溏，日行 2 ~ 3 次，伴不消化便，故去龙骨、牡蛎，加白术、茯苓、山药以健脾助消化而愈。

前贤张锡纯氏认为："中消多食，犹饥者，多系脾胃蕴有实热，然间或有中气不足者，此系胸中大气下陷，中气亦随之下陷。所致脾胃蕴热，有实热者，当用调胃承气汤下之……如其人饮食甚勤，一时不食即心中怔忡，且脉象微弱者……宜升补气分之药，而佐以收涩之品与健脾补脾胃之品"。

张琪教授用黄芪建中汤即针对中宫虚馁而来，而中宫虚馁常兼脾胃阴阳失调，如心悸烦躁不安，亦为病例特征。故黄芪建中汤除重用黄芪益气外，小建中汤之白芍、甘草以滋阴和营，桂枝、生姜、大枣以助阳调卫，使阴阳营卫和谐，则悸烦及饥饿诸症俱除矣。佐以龙骨、牡蛎以收敛，小麦与甘草、大枣为甘麦大枣汤，以补益心气，与张锡纯用升陷汤益气升阳治法尚不相同。

滋阴补肾以治肠结便秘

肠结便秘属实者居多，属虚者亦非鲜见，倘辨证不清攻下误投，必致虚虚之弊。肾司二便，肾阴亏耗，则出现肠结便秘，尤多见于老年人，肠中津液不足者。陈士铎在《石室秘录》中谓："肾水不足则大肠细小，水不足以润之，故肠细而干涸，肠即细小，则饮食入胃不能下行，必反而上吐……"。陈氏立生阴开结汤滋补其阴，"使阴生而火息，阴旺则肠宽"。方用熟地 60g，元参、当归各 30g，生地、牛膝、麦冬、山茱萸、肉苁蓉各15g。一连数剂，肠结可开，粪即不如羊屎矣”。张琪教授宗其意，用于治疗便秘属肾阴亏者颇效。

病案：王某，女，57岁，干部，1985年8月16日初诊。

大便秘结二年余，须用酚酞及甘油栓始能排便，否则数日不行，腹胀满，口干臭，凡清热开郁泻下之剂，服药大便即通，药停即便闭如初，食纳日减，体日羸瘦，脉象沉滑，舌质红苔燥。辨证为肾阴不足，肠失濡润，以致无水舟停，宜大补肾阴，滋燥润肠法。拟方：生地30g，熟地20g，麦冬20g，玄参20g，杞子20g，肉苁蓉20g，当归20g，知母15g，玉竹20g，6剂。服药后矢气频频，大便日1～2次，始如羊屎状，继而奇臭，量较多，腹胀随之全消，食纳增加，继服上方10剂，大便每日能保持1次，腹部舒适，食纳佳，从而痊愈。

本案即属肾阴亏耗，肠失濡润之便秘，切忌苦寒攻下之剂，以重伤其阴，生熟地黄为必用之品，屡用之以奏效，然必量稍大方能收功。

食管贲门失弛缓症治疗体会

食管贲门失弛缓症，是一种少见病，是食管神经功能障碍所致的疾病，主要特征是食管缺乏蠕动，食管下端括约肌高压和在吞咽时食管下端括约肌不能正常松弛，以致食物不能顺利进入胃。初期常表现为吞咽时胸骨下部有梗阻、噎塞、灼热之感，继而出现吞咽困难，噎塞不下行，反流呕吐，可间歇反复发作，有时咯出少量痰涎，食物稍能下移，大便多秘结如羊屎状，因吞咽困难而体重下降。张锡纯《医学衷中参西录》谓此病乃“中气衰惫，不能撑悬于内，则贲门缩小，以致幽门、小肠、大肠皆为之紧缩。……胃气不能息息下降，而冲气转因胃气不降，而乘虚上干，致痰涎亦随逆气上并，以壅塞贲门。此时贲门已缩如藕孔，又加逆气痰涎以壅塞其间，又焉能受饮食以下达乎？”张琪教授治疗此症按中医的膈证论治，根据本病临床表现，认为其病机除张氏所论中气衰惫，冲气上干，痰涎壅塞外，阴亏津伤亦为本病之重要病机。因此，本病辨证当属气阴两亏，津液不足，气虚无以斡旋，贲门弛张节律失常，阴亏液伤，饮食入口难于下行，大便燥结，舌质红少津，脉细，均为气阴两亏之候。因参考张氏之参赭培气汤、东垣之通幽汤制定一方，名为益气滋阴镇逆汤，组方如下：石斛 20g，北沙参 20g，生熟地各 15g，当归 20g，太子参 30g（或人参 5g），生代赭石 30g，清半夏 15g，枳实 15g，郁李仁 20g，佛手 15g，知母 15g，桃仁 15g，寸冬 15g，甘草 10g。

方用人参以补中气，扶助脾胃之功能，斡旋贲门失常之节律，代赭石镇冲气之上逆，参赭合用补中有降，当归、石斛、沙参、麦冬、生熟地滋补阴液，郁李仁、桃仁润燥通便，半夏、佛手、枳实降逆化痰疏郁理气，合之具有益气养阴、镇逆疏郁之功，用于本病效果颇佳。

病案：李某，50 岁。患膈证，食难下咽，梗阻噎塞不下行，时反胃吐出，进流食稍好，但亦不通畅。经医院检查排除食管癌，诊断贲门失弛缓症。因治疗不效，患者十分痛苦，自述因家庭纠纷，精神忧郁日久，初觉食下不顺，继则噎塞梗阻，每日只能进 2 两主食，大便秘结，舌红，脉沉，小有数象。投以上方嘱徐徐进药少量服之，连续用之以防吐出，初服药吐出约一半，继续服后吐出少量药，连服1剂半，觉通顺未吐，能进少量食物。前方加大黄7g，服后大便通，进食稍有梗阻，原方连续服之而愈。后张琪教授以此方治愈多例此类患者。

厥阴风热腹痛治验

宋某，女，54岁，1991年7月14日初诊。

腹部胀痛发热20天。既往体质较好，20天前进食生冷，加之外感，则出现大便泻下，伴腹胀痛有发热感。经用抗生素治疗效果不明显，求治于张老。现症：腹部胀痛热闷感，大便泻而不爽，目干多眵，胸闷痛，口苦咽干，舌质红苔白腻，脉滑，辨为厥阴风热，治宜清肝泻热、行气止痛。处方：白头翁20g，黄柏15g，黄连15g，乌梅20g，枳实15g，广木香10g，苍术15g，甘草15g，槟榔20g，白芍20g，蒲公英30g，水煎服，每日1剂。

7月21日复诊：服上方7剂，腹胀痛减轻，但仍有热闷感，大便日1次成形，目干口苦减轻。继上方进一步治疗。

7月28日三诊：服上方7剂，腹胀痛发热消失，大便日1次成形，目干口苦亦消失。但食油腻之品则大便次数增多，舌质红，苔薄白，脉滑。继以上方加白术15g，茯苓15g调治而愈。

此案主要表现为风热阻于肝络及肝木乘脾之候。治宜清肝泄热，行气健脾止痛。《伤寒论》乌梅丸为厥阴主方，非只为蛔厥之剂，“又主久利”。张琪教授临证常以乌梅丸化裁治疗虚实夹杂的泄利等证，重用乌梅敛阴滋肝，以抑肝气之亢，酸与苦合则泄热，故此案乌梅合黄连、黄柏、白头翁清肝泄热，佐以行气之品，旨在“通则不痛”，辅以白术、茯苓，旨在扶脾，扶正祛邪而获痊愈。

尿崩症验案一则

张明和，男，33岁，农民，吉林省榆树县人，2001年1月5日初诊，病志号201082。口渴引饮，饮水多而口渴不解，口干唇干，小便量多色清，24小时5000～6000mL，体重减轻，畏寒肢冷，倦怠乏力，患者主诉即盛夏伏天亦感寒冷，经吉林省白求恩医科大学确诊为“尿崩症”，经治无效，来门诊求治于张琪教授。观其体质消瘦，面色不泽，舌苔白少津，脉象沉弱。中医诊断为肾消，辨证为肾阳虚，阴阳失衡不能固摄，津不能施化升腾，肺胃阴亏失于濡养，气阴不足之证。治法宜补肾阳为主，辅以助肾阴以固下，益气滋养肺胃之阴，上下兼顾法。处方：熟地30g，山萸20g，山药30g，益智仁20g，覆盆子20g，桑蛸20g，龙骨20g，牡蛎20g，龟板20g，故纸20g，肉桂10g，玄参15g，知母15g，花粉20g，葛根15g，黄芪30g，党参20g，甘草15g，水煎日2次服。

2月21日复诊：服上方14剂，口渴减，饮水减少，但尿量仍5000～6000mL不减，恶寒稍减。继服上方。

3月28日～4月28日服上方28剂，口渴已止，饮水昼夜3000～4000mL，尿量稍减，昼夜5000mL左右，无明显改善，但畏寒稍好，全身稍感有力，精神较好，继以上方化裁。处方：熟地 30g，山萸 20g，山药 20g，桑蛸 30g，覆盆子 30g，益智仁 25g，故纸 20g，龙骨 30g，茯苓 20g，肉桂 10g，附子 10g，巴戟 15g，花粉 20g，川连 10g，知母 15g，麦冬 15g，葛根 15g，黄芪 40g，党参 20g，生地 20g，玄参 20g，龟板 20g，川柏 15g，甘草 15g，水煎日 2 次服。

6 月 6 日复诊：已停服西药，口渴已止，饮水量一昼夜约 3000mL，面色转润，精神较前好转，体力稍增，唯尿量仍多，24 小时仍 5000mL 左右。改用猪肾为汤煎药，拟下方：乌梅 20g，五味子 15g，麦冬 20g，沙参 15g，花粉 15g，附子 20g，桂枝 15g，桑蛸 20g，益智仁 15g，故纸 20g，覆盆子 30g，菟丝子 20g，龙骨 30g，山萸 20g，熟地 20g，龟板 20g，羊藿叶 15g，川连 10g，黄芪 50g，党参 20g，甘草 15g，猪肾 1 个，煎汤去沫，煎药。

6月26日复诊：尿量明显减少，24小时为3000mL左右，尿色转淡黄，体重增加 1kg，周身较前有力，舌润口和，脉象沉滑。嘱继服上方若干剂以资巩固。

9 月 5 日复诊：此间 8 月 1 日曾复诊，均以上方化裁，以猪肾为汤煎药。现尿量 24 小时 3000mL，尿淡黄，周身有力，已不畏寒，脉沉稍滑，舌润口和。自诉精神体力一如常人，病获缓解。

按：尿崩症可概括在中医消渴病范畴之中，以狂渴引饮多尿为特征，且较消渴多尿较重，中医书籍称为“饮一溲二”，小便量多于饮水量，小便色清，尿比重低，现代医学认为，由于下丘脑－垂体损害而致抗利尿激素减少，于是肾脏的浓缩功能障碍，因而引起多尿。

本病例辨证属肺热伤津，肾虚不摄，肺热则口渴引饮，肾气虚失于固摄则小便多，两者相互资助，肺为火刑，失于清肃，不能下滋于肾，肾气虚，无以化津上济于肺，于是出现口渴引饮，饮一溲一，或饮一溲二，肢体消瘦，全身乏力等症。治疗上则清肺热以生津止渴，下则补肾气以固封藏，麦冬、沙参、天花粉、知母、生地以清肺热，而肺热又由心火刑金，故用黄连以清心保肺，肺热清则口渴止。熟地、山茱萸、龟板滋补肾阴，巴戟、覆盆子、肉桂、附子、故纸温肾阳，使阴阳协调，桑蛸、益智、龙骨、牡蛎收敛固摄，复用黄芪、党参、甘草以益气健脾，共同发挥补肾固摄之效，肾气乃固，肾得封藏，则尿量减少。此患者经前阶段治疗后，口渴引饮明显减轻，但排尿量无明显减少，仍在 5000mL 左右。6 月 6 日之后改用猪肾为汤煎药，尿量明显减少，乃取猪肾煎汤直入肾经，引诸药直达病所，仿《千金》猪肾荠汤用猪肾取汁之意义。

前列腺增生证治

前列腺增生症又称前列腺肥大，以排尿困难为主要临床特征，为男性老年常见疾病之一。近年来张琪教授对此病治疗颇多，在改善排尿困难等方面疗效颇佳。

考本病相当于中医癃闭证，张琪教授认为本病多因肾阳式微，肾气虚衰，湿浊痰瘀滞结不化，阻塞水道，小便不利，同时由于肾阳不足，气化功能失调，不能下达洲都，而致小便不利，轻则涓滴不利为癃，重则点滴全无为闭，可知肾阳及肾元虚为致病之本，痰浊血瘀为致病之标，属本虚标实证。

中医认为人体活动生、长、壮、老与肾气的盛衰密切相关，肾中的阴阳化合而产生肾气，人至老年肾气匮乏，肾元亏虚，肾与膀胱相表里，膀胱气化不利，痰浊瘀血内生。现代医学认为本病与性激素分泌有关，男性老年人睾丸发生萎缩，体内性激素平衡失调，激素分泌量下降，其中雄激素下降尤为明显，分泌性激素的器官亦萎缩，性器官调节激素发生病变，前列腺是受累的主要组织，可导致纤维增生肥大。以上所述与中医谓本病由老年肾气衰为发病之根的理论不谋而合。肾气为阴阳化合而成，本病以肾阳虚衰为多见，由于肾阳虚衰，下焦虚寒，致气凝血瘀，痰湿互结不化，久而成积，阻塞水道，酿而为癃闭。张琪教授自拟补肾温通饮，组方如下：熟地20g，山萸15g，茯苓15g，泽泻15g，附子10g，肉桂10g，知母10g，黄柏10g，川椒10g，茴香15g，橘核15g，大黄7g，桃仁15g，瞿麦15g，萹蓄15g，水煎日2次服。本方用八味肾气汤原方补肾温阳助气化；茴香、川椒、橘核温通阳气，辛开行气开窍；知母、黄柏滋肾阴，合肉桂为通关丸，以防无阴则阳无以化，有通关利水之效；萹蓄、瞿麦清热利水通淋，因癃闭，膀胱尿潴留，尿液兼夹湿热，故须以清热利水；辅佐桃仁、大黄化瘀血痰浊，消坚化积。全方消补寒温并用，扶正祛邪，标本兼顾，用于此病多效。

病案1：陆某，男，72岁，退休工人，1999年3月16日初诊。

素有前列腺增生症，小便涓滴不下，一昼夜小便100mL左右，尿道涩痛，小腹胀满难忍，在某院住院。终日用导尿管导尿，始能排出500～800mL，痛胀感稍减，不用导尿则小便不下。张琪教授应邀会诊，症状同前，脉象沉滑，舌质红苔薄。尿常规检查白细胞30～40个/Hp，诊断前列腺增生并尿路感染。根据病证分析，属于高龄肾气虚气化失司，湿热蕴蓄，本虚标实之证，当以补肾气滋肾助阳，清利湿热法治疗。处方：熟地20g，山萸20g，山药15g，茯苓15g，丹皮15g，泽泻20g，肉桂10g，知母15g，黄柏10g，附子10g，瞿麦20g，萹蓄20g，大黄7g，桃仁15g，凤尾草20g，三棱10g，甘草10g，车前20g，水煎日2次服。

服上方7剂，小便渐通，不用导尿管能自行排尿，但量仍不多，仅能排出500～700mL，患者小腹胀满感觉减轻，精神好转。据上述用药经过，药已对证，嘱继服上方7剂后，尿量明显增多，24小时达1000～1500mL，继续调治而愈。

病案2：谌某，男，73岁，离休干部，1999年1月13日初诊。

素有前列腺增生病，小便频数无度，曾用保守治疗，症状减轻不明显，近一月来小便不通，小腹胀满难忍，在某医院住院用导尿管始能排出，因年高体弱，不能手术，求中医治疗。除上述症状外，大便秘2～3日一行，滞涩不爽，小便涩痛不下，脉象沉，舌苔白干，宜补肾温阳，清利湿热法。拟方：熟地20g，山萸15g，山药15g，茯苓15g，丹皮15g，泽泻15g，肉桂10g，附子10g，知母15g，黄柏15g，车前20g，瞿麦20g，萹蓄20g，桃仁15g，大黄10g，甘草15g，水煎日2次服。

1月30日复诊：服药10剂，小便能自行排出，但仍缓慢，须等待，夜间睡眠中有遗尿，大便能日行1次，但仍不爽，脉弦滑，舌淡红白苔，下肢有轻度浮肿，宜上方加固摄之品。处方：熟地20g，山萸15g，山药20g，茯苓15g，丹皮15g，泽泻15g，肉桂10g，附子10g，益智20g，桑蛸20g，故纸15g，瞿麦20g，车前子20g，知母15g，川柏15g，石韦15g，大黄7g，茴香15g，水煎日2次服。

2月7日三诊：服上方7剂，小便通畅，未见有等待现象出现，大便日能排出1次，但仍便秘，尿频好转，次数减少，仍有遗尿，右脚踝下有轻度肿，脉弦滑，舌淡红，以上方增减。熟地 20g，山萸 20g，山药 20g，茯苓 15g，丹皮 15g，泽泻 20g，肉桂 10g，附子 10g，龙骨 20g，桑蛸 20g，益智仁 20g，覆盆子 20g，故纸 15g，大黄 10g，知母 15g，黄柏 15g，车前子 20g，石韦 15g，甘草 15g，水煎日 2 次服。

2 月 27 日四诊：服药 15 剂，小便通利，已无缓慢现象，夜间已无遗尿，大便通畅日行 1 次，患者精神大好，自感全身较前有力，继以上方调治而愈。

以上 2 例病案均应用补肾温通饮化裁治疗而取效。治疗原则以补肾气为主，化瘀清利湿热为辅，标本兼治。谌某病案小便通利后则出现遗尿，夜间不敢入睡，常因睡中而遗尿不禁，乃因肾气虚不固所致，肾与膀胱相表里，肾虚膀胱不约而遗尿不禁，故用桑蛸、龙骨、益智仁、覆盆子以固摄。但膀胱气化不利，仍有余尿不尽，故又用车前子、石苇、瞿麦以通利，固摄与通利，相互拮抗，相辅相成，故能取得良好疗效。

方中大黄应用颇为重要，临床观察，患小便频、遗尿之病，大便多秘结，为湿热蕴结，痰瘀阻滞。大黄性味苦寒，涤瘀结通腑泻浊，大便得通畅则小便频随之减少，小便不畅亦伴随而爽，盖因通后窍以利前阴之故，但大黄用量亦必须注意病者之体质禀赋，量小则难达到药效，量大又恐泻下过度，药过病所，张老常用量为 7 ~ 15g。

尿路结石证治经验

尿路结石属祖国医学中的砂淋、石淋病。其病因多因湿热久蕴，煎熬尿液，结为砂石，阻塞尿路所致，故排尿艰涩而中断；尿路阻塞，气血瘀滞故腰腹绞痛；砂石损伤脉络，故尿血。治疗此病用清热利湿，涤石通淋法有一定效果。其机理是通过药物的利尿作用，增加尿流量，促进输尿管蠕动，有利于结石之排出。但据临床观察，这一治法的作用有一定限度。对结石停留于上尿路，特别是肾盏等较高部位，体积较大者则效果不显。尤应重视的是凡结石停留必使气血阻遏，而结石之排出又必赖气血之宣通以推动之。张琪教授基于以上理论，自拟消坚排石汤。处方：金钱草 50 ~ 75g，三棱 15g，莪术 15g，内金 15g，丹参 20g，赤芍 15g，红花 15g，牡丹皮 15g，瞿麦 20g，萹蓄 20g，滑石 20g，车前子 15g，桃仁 15g。此方除用清利湿热之剂外，并伍以行气活血软坚化积之品。一方面使气血畅通，另一方面使结石溶化，可收到较好效果。方用金钱草 50 ~ 75g 为主药，此药始见于《本草纲目拾遗》，谓“性微寒祛风治湿热”，“治脑漏白浊热淋玉茎肿痛……”，并未记载治砂石淋，近代始发现其有清热解毒利尿排石、活血散瘀之作用，故金钱草为治疗尿路结石之首选药。三棱、莪术、鸡内金破积软坚行气；赤芍、牡丹皮、丹参、桃仁、红花活血化瘀散痛消肿，再配以萹蓄、瞿麦、滑石、车前子清热利湿。上药相互协同，故能奏溶石排石之效。不少病例结石年久固结不下，经用此法治疗结石可以排出；有的病例出现结石溶解现象，化成小块随小便排出。若结石体积大难以排出，可加入山甲、皂刺以助其散结消坚之作用；若病程久，应扶正与祛邪兼顾，根据辨证加以扶正之药，有利于结石的排出。如肾气虚者可辅以熟地、枸杞、山萸、丝子等，肾阳不足者可加肉桂、附子、茴香，兼气虚者可配以黄芪、党参。张琪教授曾治一肾结石患者，经用一般排石药物治疗无效，后发现患者面色萎黄，短气易倦等气虚现象，乃于消坚排石汤中加入黄芪 30g，党参 20g，服药 30 剂，结石随小便排出，肾结石日久不去易引起肾积水，致泌尿系感染反复不愈，此多由肾阳衰微，气化功能不足，湿热毒邪蕴蓄不除所致，故治疗时宜在消坚排石汤基础上选加附子、桂枝、肉桂温阳以助气化，选加 苡仁、败酱草、金银花、连翘等加强原方清热解毒利湿之力，相辅相成，扶正除邪而收效。

病案1：丁某，男，39岁，1992年7月4日初诊。

发病6个月，以腰痛为主，经B超发现右侧肾盏部有结石2块，直径分别为2.6mm、3.2mm，右肾盂积水。曾服消石素排出结石1块，但肾积水不除，尿检白细胞满视野，在某医院住院，静点氨基苄青霉素及口服抗生素，尿检白细胞仍不消失，肾盂积水无好转而来门诊求治。现症腰酸痛，两下肢酸软无力，尿黄赤，舌苔白腻，脉数。张琪教授综合证脉分析，认为结石不下，积水不除，感染不愈，病程较久，当属肾阳不足，正气虚衰，湿热蕴蓄，血络瘀阻，治疗宜温肾阳助气化，清热解毒利湿，通络排石。处方：附子10g，金钱草30g，桂枝15g，败酱草30g，双花30g，连翘20g，薏苡仁30g，瞿麦20g，石韦20g，赤芍20g，丹参20g，桃仁15g，泽泻20g，甘草15g，水煎服，每日1剂。服上方12剂，小便下小血块1块，尿色转淡，尿检白细胞3～5个/Hp，红细胞3～5个/Hp。食欲及精神俱佳，腰仍酸痛，脉滑，舌苔白。以上方继服10剂，尿检白细胞转阴，红细胞5～7个/Hp，肾B超示：右肾积水较前减少，腰酸痛减轻，精神体力均好转，脉仍滑，舌苔薄白。此为积水减少，尿路感染得以控制，病情较前好转，于前方加三棱15g，鸡内金15g，青皮15g，行气活血软坚以使气血畅通，助结石排出。服药10剂，其间发生腰痛较重，尿检红细胞满视野的情况，随之排出结石1块，尿中红细胞消失，腰部仍酸，考虑此为结石排出之佳兆，继以温阳通络，清热利湿以除积水。处方：附子10g，桂枝15g，丹参20g，三棱15g，莪术15g，鸡内金15g，赤芍15g，丹皮15g，石韦15g，茅根30g，薏苡仁25g，败酱草30g，双花30g，连翘20g，甘草15g，水煎服，每日1剂。服前方10剂，于9月5日复诊时，B超复查肾积水已消失，诸症消除，病获痊愈。

病案2：赵某，男，28岁，2001年4月24日初诊。

3个月前，无明显诱因突然出现腰痛，疼痛难以忍受。到医院就诊，经B超检查，发现左侧肾盂有直径分别为6.2mm、6.6mm的2块结石，右侧肾盂有直径为4.8mm的1块结石，尿检红细胞充满。诊断为肾结石，经给予解痉药、止痛药、抗生素、消石素等治疗，肾绞痛未发作，但结石无明显变化，来门诊求治。症见腰酸痛，尿黄便干，舌苔黄，脉滑数。辨证为湿热蕴结下焦，治以清利湿热，行气活血，软坚化积。处方：消坚排石汤。

5月8日二诊：服上方12剂，排出结石2块，尿检红细胞5 ~ 7个/Hp，B超示：左侧肾盂仍有直径为5.0mm的结石1块，腰酸痛，舌苔黄，脉滑数。继服前方。

5月23日三诊：服药14剂，腰酸痛减轻，B超示：肾盂结石消失，尿检红细胞1 ~ 3个/Hp，停药。嘱其日常多饮水，定期复查。10月复查B超，未再发现结石。

痛风治疗体会

痛风是由于长期嘌呤代谢紊乱所致的疾病，临床以高尿酸血症、急性关节炎反复发作、痛风石沉积、慢性关节炎和关节畸形、肾实质性病变和尿酸石形成为特点。其发病原因有三：一是由于嘌呤代谢紊乱所引起体内尿酸积聚，其次由于肾脏排泄尿酸减少而引起高尿酸血症，第三因食入过量富含嘌呤的食物（动物内脏、鱼、瘦肉、豆类等）。近代医家多认为该病属于我国传统医学痹症范畴。张琪教授考证以为，以朱丹溪所论之痛风较为确切。考痛风之病名始于丹溪，他在《格致余论》论述本病多因血热感寒、湿痰浊血流注为病，所举三病案："一老人，性急作劳，两腿痛甚；一妇，性急味厚，病痛风数月；一少年，患痢，服涩药效，致痛风"（详见《格致余论》）。性急则生热，味厚则多生痰湿，应引起注意的是，饮食厚味致病与当代医学多食含嘌呤、高蛋白食物为致病原因不谋而合，可见丹溪所论之痛风已概括现代医学所论之痛风。所用代表方如二妙散、上中下痛风方治疗亦较符合病情。张琪教授认为本病的治疗，首应注意尿酸的排出。现代医学认为人体产生的尿酸的排出，1/3 由肠黏膜细胞分泌入肠腔，经细菌分解破坏而生成氨，随粪便排出，每天由肠道排出的尿酸量约 200mg，另外 2/3 经肾脏随尿排出。中医所谓的湿热痰浊当属此类，治疗用黄柏、苍术、防己、苦参清热利湿，尤必须使用淡渗利湿之品如土茯苓、泽泻、萆薢、猪苓等，二者合用可加强湿浊从小便排出，此外活血通络、舒筋止痛亦不可少，佐以小量炙川乌辛温镇痛更为有效。亦有疼痛顽固不除，可用虫类药搜剔活络止痛。

病案 1：王某，男，47 岁，某工厂厂长，1997 年 8 月 16 日初诊。

病者自述去某地开会，会后游览，突然右脚踇趾小关节红赤肿痛剧烈，不能起步，经当地医院检查血尿酸 800mmol/L，伴发热，诊断为痛风，给予秋水仙碱，痛减轻，但血尿酸不降，回哈后来门诊治疗。患者体质肥胖，平素嗜酒喜食肉鱼肥甘之物。观其右踇趾仍稍红肿，经用秋水仙碱，剧痛已缓解，但仍痛，可以起步，局部稍红肿木僵，活动稍多即痛甚，舌苔腻，脉象滑有力，辨证为湿热浊邪蕴于血络，下注于足，宜以清热除湿活络之品治疗。处方：黄柏 15g，苍术 15g，防己 20g，牛膝 15g，萆薢 20g，苦参 15g，红花 15g，桃仁 15g，川芎 15g，全蝎 10g，泽泻 15g，猪苓 15g，土茯苓 30g，炙川乌 10g，甘草 15g，甲珠 10g，水煎，日两次服。

治疗经过：自 1997 年 8 月 18 日至同年 12 月 10 日，共服上方（中间稍有化裁）100 剂，初服药后脚趾关节痛减轻，继服药逐渐痛减，红肿消除，以至活动自如，在哈市医院查血尿酸两次皆 412mmol/L 左右（正常值 440mmol/L），已经恢复正常。在治疗过程中患者未休息，曾去外地开会 3 次，但用药未中断，检查肝功能均正常，遂停药观察，嘱其戒饮酒，少食动物内脏、含嘌呤食物，迄今已有 3 年经检查血尿酸未见增高，远期疗效巩固。

病案 2：白某，男，47 岁，某企业领导人，1999 年 2 月 15 日初诊。

患者现住新加坡，在我省伊春经营木材，平素嗜酒及肥甘食物，于 1998 年 12 月突然右脚踝关节红肿，灼热，痛不可忍，经哈市某医院检查，血尿酸 750mmol/L（正常值 440mmol/L），诊断为痛风，给予秋水仙碱等药，痛稍缓解，但仍僵木痛，活动受限，血尿酸经两次检查均在 700mmol/L 左右，经介绍来门诊求治。观其局部，仍红赤灼热疼痛，活动受限，步行稍多即痛，舌苔腻，脉象弦滑，小有数象，辨证为湿热下注，热盛于湿，宜以清热利湿，消肿止痛法治疗。处方：生地 20g，黄柏 15g，金银花 30g，连翘 20g，防己 15g，苍术 15g，薏苡仁 30g，萆薢 20g，川牛膝 15g，地龙 15g，川芎 15g，赤芍 20g，全蝎 10g，土茯苓 30g，苦参 15g，甘草 15g，红花 15g，炒甲珠 10g，水煎，日两次服。

3 月 2 日复诊：服上方 14 剂，局部红肿痛明显减轻，但仍僵木痛，起步行走较甚，上方加土鳖虫 5g，蜈蚣 2 条以活络祛瘀。

3 月 14 日三诊：服上方 14 剂，局部顽麻僵木痛进一步减轻，继用上方不变，连续 3 次复诊，共服药 60 剂，僵木麻痛均消除，2 次检查血尿酸均在 300mmol/L 左右，完全缓解。曾回新加坡 2 次，返哈后 3 次检查，血尿酸皆正常，迄今未发，远期疗效巩固。

病案 3：武某，男，44 岁，某机关干部，1999 年 9 月 15 日初诊。

发病半年余，左脚蹈趾关节连踝关节焮赤肿痛，发作甚剧，夜间较甚，经哈市医院检查血尿酸 530mmol/L，诊断为痛风，曾用保泰松、秋水仙碱，一时有效，药停后痛仍不除，来门诊求治。观其局部红棕色，蹈趾关节、踝关节肿痛，活动受限，脉象滑有力，舌质紫暗，辨证为湿热痹阻经络关节，以清热利湿活血通络之品治疗。处方：黄柏 15g，防己 15g，薏苡仁 20g，萆薢 20g，苍术 15g，青风藤 30g，伸筋草 30g，牛膝 15g，知母 15g，木通 15g，土茯苓 30g，全蝎 10g，土鳖虫 10g，山龙 25g，秦艽 15g，威灵仙 15g，桃仁 15g，红花 15g，水煎，日两次服。

9 月 22 日二诊：服药 7 剂，疼痛减轻，嘱其继服上方 14 剂。

10 月 7 日复诊：疼痛进一步减轻，仍有小痛，局部关节僵硬，皮肤棕色，腹部稍不适，有轻度腹泻，去知母、木通，加白术、砂仁各 15g。

12 月 20 日复诊：此间经数次复诊，均以上方加减共服药 60 余剂，现疼痛麻木僵硬完全消除，舌转红润，脉缓，血尿酸检查 330 mmol/L，病获痊愈。

体会：

1. 痛风病名首见于丹溪《格致余论》，该书中痛风门所描述之症状如“痛有常处”“痛处赤肿灼热，或浑身壮热”等，其病机则为饮食厚味，外感寒邪，湿热痰浊壅滞，气血为之痹阻等，除包括风湿、类风湿关节炎外，亦包括痛风肾病在内。《格致余论》所举之三病案如性急作劳、饮食厚味、两腿痛甚等当属痛风肾病。故治疗针对上述病机以苦寒清热、淡渗利湿、活血舒筋通络为大法。

2. 辨证按湿热痰浊瘀血痹阻，治疗似着眼于局部趾踝关节肿痛，但经清热利湿活血通络治疗，局部肿痛消除，检测血尿酸下降至正常，而且远期疗效巩固，可见中医辨证论治从整体出发，标本兼治之优越性，是中医治疗本病的一大特色。

3. 根据张琪教授多年来治疗本病经验，以淡渗利湿、苦寒清热、活血通络三法合用组方，相互协同，切合病机，具有良好疗效。淡渗利湿之药，首推土茯苓，该药淡渗利湿解毒为治疗湿痹要药，湿邪着于筋骨，筋脉拘急不柔，疼痛拘挛不能舒展，该药淡渗利湿，湿邪除则筋骨舒，《本草纲目》谓其“强筋骨，利关节，治拘挛骨痛”。张琪教授体会此药非直接能强筋骨，湿邪除则筋骨不复拘挛而随之强健。但需重用，张琪教授常用 30 ~ 50g 以收效。萆薢除分清化浊外，又有除湿利关节治疗湿痹之作用，《本草正义》谓其“能流通脉络而利筋骨”。张琪教授用以治痛风湿邪着于筋骨拘急沉重、疼痛者有良效；泽泻、猪苓均为利水湿之有效药物，通过利水以利尿酸之排出。苦寒清热之药，首选为黄柏，清热燥湿善除下焦湿热，与苍术合用为二妙散，一温一寒，清热燥湿，消肿止痛；其次为苦参、防己，苦参燥湿清热，利尿消肿，张仲景之当归贝母苦参丸、李东垣之当归拈痛汤皆用以清除湿热，张琪教授用之治痛风取其清热除湿消肿止痛之功，其效甚佳；防己，苦寒利水，清热止痛，《本草求真》谓其为“泻下焦湿热及疗风水要药”，张琪教授以为此药具祛风、清热、利湿三种功能，故为治疗本病有效药物。活血舒筋通络之品，首选桃仁、红花、川芎，用以活血行血。若顽痹麻木僵硬又必须用虫类药搜邪通络，如全蝎、地鳖虫、蜈蚣、甲珠等皆可选用。张琪教授经验加用小量炙川乌反佐之，止痛效果尤佳。此外，舒筋通络之品如青风藤、秦艽、伸筋草亦可酌情选用。

总之，以上三法配伍，并随病情化裁应用，必能达到良好疗效，且远期疗效巩固。

清热解毒活血泄浊法救治急性肾功能衰竭验案

曲某，女，9岁，学生，1994年10月10日初诊。

患儿10余天前感冒发热，在当地用抗生素治疗，体温下降，但出现肉眼血尿，周身浮肿，尿少，精神萎靡，遂转哈市某西医院儿科住院。经检查诊断为“急进性肾小球肾炎，急性肾功能衰竭”，建议透析治疗。经人介绍转入我院肾内科住院治疗。来院时患者已少尿3天，24小时尿量200～300mL，肉眼血尿，周身浮肿，恶心呕吐，大便质稀，呈柏油状，体温37.4℃，精神萎靡，目不欲睁，鼻衄少许，肾功检查血肌酐521.2μmol/L，尿素氮23.07mmol/L，脉滑数，舌质紫少津。按急性肾衰给予西药对症治疗，同时按热毒蕴于血分，损伤及肾辨证，以清热解毒，活血化瘀法治疗。拟方：大黄10g，桃仁20g，连翘20g，葛根20g，赤芍20g，生地20g，红花15g，当归20g，柴胡15g，丹参20g，丹皮15g，甘草15g，藕节20g，焦栀15g，川连10g，水煎，日2次服。

服药2剂，患儿体温转为正常，恶心呕吐明显减轻，肉眼血尿消失，尿量增加，24小时达800～1000mL，继服3剂，患儿恶心呕吐止，24小时尿量1500mL，已能进食，大便呈黄色，精神转好。经用上方调治20余天，肾功复查：血肌酐110.6μmol/L，尿素氮6.8mmol/L，大便日2次，食欲正常，尿量由少转多，尿量最高曾达3000mL/24小时，持续2天，后尿量转为正常，唯尿常规检测，尿蛋白（±）～（+），红细胞20～30个/Hp，改用清热凉血止血之剂，治疗2个月，镜下血尿转阴，痊愈出院。远期随访2年，疗效巩固。

按：本病经西医诊断为急进性肾小球肾炎，急性肾功能衰竭，势甚危笃，以浮肿少尿，肉眼血尿，呕吐为主症，脉象滑数，舌紫少津，辨证为热毒蕴于血分，损伤及肾，进一步发展则为尿毒症，危及生命，急以清热解毒，活血泄浊法加凉血止血之品，以截断其病势之发展，收到了良好疗效，并经清热凉血止血之剂调治而获得完全缓解，远期随访2年已上学读书，身体恢复如常人。

温肾固涩清热解毒治疗膀胱肿瘤术后小便频数

高某，女，63岁，退休干部，1994年4月3日初诊。

1989年曾患膀胱恶性肿瘤，经某医院手术切除，一般状况良好，本年3月经复查发现膀胱肿物又复发，当即二次手术切除，术后出现尿频数无度，一昼夜数十次，小腹及尿道疼痛如刀割样，伴尿灼热、肛门下坠，经用先锋霉素及多种消炎药效果不明显。CT检查膀胱壁肥厚，余无异常，经介绍来求张琪教授诊治。如上述症状，患者小腹胀满拒按，大便稍燥，舌质红苔白，尿常规白细胞+++，蛋白+，红细胞+。综合证脉辨证为肾阳虚，膀胱气化不固，邪热蕴结不除，为正虚邪恋之证，治宜温肾固摄合清热解毒，正邪兼顾。处方：益智仁20g，桑螵蛸20g，破故纸15g，小茴香15g，桂枝15g，山药20g，黄芪30g，大黄10g，石韦20g，白花蛇舌草30g，蒲公英50g，败酱草30g，桃仁15g，甘草15g，水煎，日2次服。

5月9日二诊：服上方7剂，尿次数明显减少，24小时减到20余次，尿灼热痛亦大减，大便通畅，仍有下坠感。遵上方化裁：益智仁25g，桑螵蛸15g，破故纸15g，覆盆子20g，橘核15g，小茴香15g，肉桂10g，黄芪30g，山药20g，败酱草30g，白花蛇舌草30g，蒲公英30g，贯众20g，石韦15g，仙鹤草30g，甘草15g，水煎，日2次服。

5月16日三诊：服上方7剂，排尿次数已减少至昼夜

10 ~ 12 次，尿灼热及尿痛已基本消失，尿常规红细胞 3 ~ 5 个 /Hp，白细胞 8 ~ 10 个 /Hp，其余转阴。复查 CT 膀胱壁肥厚，嘱继服上方不变。连续服药 20 剂，至 6 月 6 日复诊，尿频已愈，昼间 3 ~ 4 次，夜间 1 ~ 2 次，已恢复如平时，唯小腹仍时有针刺痛，多在排尿时发作。考虑系仍有邪热兼手术后血瘀所致，宜按前法加入活血化瘀之品，拟方如下：当归 20g，丹参 20g，乳香 15g，没药 15g，蒲公英 30g，双花 30g，连翘 20g，败酱草 30g，大黄 7g，黄芪 30g，甘草 15g，赤芍 15g，白花蛇舌草 30g，益智仁 25g，破故纸 15g，桑螵蛸 20g，附子 7g，水煎，日 2 次服。

上方服到 8 月 22 日，诸症尽消除，唯少腹仍时有隐痛，结合 CT 检查，膀胱壁肥厚，于上方去温肾固摄之益智仁、破故纸、桑螵蛸、附子，加入皂刺 10g，山甲珠 15g，地鳖虫 10g，以增强活血消坚之功，又继服 20 余剂。

本年 11 月经哈医大二院 CT 检查，膀胱壁已恢复正常，症状消除，尿检阴性，完全治愈。

按：本病例罹于膀胱癌术后，尿频致无度不能禁，小腹灼热彻及尿道痛，如刀割针刺样，曾给予多种抗生素无明显效果，尿检大量白细胞，脉象滑数，舌白苔，舌质红。脉证分析患者年龄较高，经二次手术，膀胱气化受损不固，不约而遗溺不禁，膀胱上连肾系与肾相表里，而膀胱之气化必赖肾中元阳之温煦，尿频无度当属元阳不足，膀胱气化失于固摄。《内经》谓：“膀胱者，州都之官，津液藏焉，气化则能出矣。”气化不固，则出现尿频数，遗尿诸症。另小腹及尿道灼热痛，则属邪热蕴结于膀胱及尿道，脉象数，舌质红，苔白，尿常规检查白细胞充满等，均为邪热蕴结所致。

综上分析，本病例一方面由于肾阳虚膀胱气化不固，一方面邪热蕴结，正虚邪实，寒热夹杂，因而可以理解用大量消炎药及多种抗生素不效之因。所用方药一方面用温肾固摄之剂助膀胱气化以扶正，另一方面用清热解毒之剂以除邪，温清并用，正邪兼顾，药味虽多，条理井然，后因膀胱壁肥厚，患者小腹有不适之感，又辨病加消坚之品如山甲珠、皂刺、地鳖虫收效明显。后经CT、彩超检查膀胱壁已恢复正常，从而痊愈，远期追踪一直情况良好。

下肢静脉血栓治验

下肢静脉血栓、下肢静脉炎为临床常见多发病之一，张琪教授用活血通络，清热解毒，除湿消肿法治疗颇效，现举验案二则如下：

病案1：胡某，女，68岁，退休工人，1999年3月18日初诊。

患者在某医院外科病房住院，双下肢静脉血栓，静脉曲张，红肿发热疼痛，不能活动，经用尿激酶、抗生素有一定疗效，但继续治疗效果不明显，下肢仍红肿疼痛，延张琪教授会诊，患者体质尚可，脉象沉数，舌质紫暗，辨证为血络瘀阻，郁而化热，邪热夹湿邪壅滞，宜活血通络，清热解毒，利湿消肿。处方：王不留行30g，丹参20g，红花20g，山甲珠15g，皂刺15g，牛膝20g，三七末10g（另服），土茯苓30g，泽泻20g，蒲公英30g，大蓟30g，鸡血藤30g，双花30g，黄芪30g，水蛭10g，甘草15g，水煎，日2次服。

治疗经过：患者服此药7剂后，下肢局部红肿明显消退，疼痛减轻，嘱连续服用此方。经服上方21剂，红肿消退，疼痛消失，经静脉造影检查，静脉血栓已消失，血流正常，病获痊愈而出院。随访一年疗效巩固，未复发。

病案2：肖某，男，62岁，退休干部，2001年7月5日初诊。

患者在某医院住院，双下肢静脉血栓伴静脉炎，双下肢肿痛发热，静脉曲张色紫，右下肢较重不能行走，医院给予尿激酶、蝮蛇抗栓酶、抗生素等，红肿稍有减轻，但仍肿痛发热，继用前药则效不显，前来求治。见其两下肢静脉曲张，色紫暗，疼痛不敢着地，十分痛苦，面色青暗不泽，舌质紫，白苔，脉象沉数。辨证为热邪壅滞，血络瘀阻，宜活血通络，清热解毒法。处方：玄参20g，王不留行30g，丹参20g，牛膝15g，赤芍15g，大蓟30g，蒲公英30g，双花30g，皂刺15g，山甲珠15g，鸡血藤25g，水蛭10g，桃仁15g，红花15g，黄芪30g，甘草15g，三七末5g（另服），水煎，日2次服。

服上方24剂，下肢肿痛皆除，行动自如，下肢两次静脉造影均恢复正常。

按：下肢静脉血栓多由血络瘀阻而致，治疗当以活血通络为主。然临床所见，下肢静脉血栓多伴有红肿热痛等静脉炎症，乃由血络瘀阻，郁久化热而致。因此，治疗除活血通络外，尚须辅以清热解毒之品，疗效更佳。此二案治疗所用方剂中，王不留行、丹参、水蛭、山甲珠、皂刺、赤芍、桃仁、红花、三七活血通络，大蓟、蒲公英、双花、甘草清热解毒，牛膝引诸药下行，辅以黄芪益气，与活血诸药合用而不伤正气，全方以活血通络为主，清热解毒为辅。前案兼有湿邪，故用土茯苓、泽泻以利湿消肿；后案无湿邪，故未用利湿之药。

王不留行善于通利血脉，行而不驻，走而不守；丹参活血通络止痛；水蛭逐瘀软坚散结；桃仁、红花活血祛瘀，与皂角刺、山甲珠合用，诸药活血通络，软坚散结，能发挥相互协同作用；大蓟不仅凉血止血，而且具有破血散瘀，解毒消痈之功，本方用其与蒲公英、金银花合用以达清热消肿解毒之功；用黄芪以补气，防止活血软坚散结之品耗伤正气。此方张琪教授临床应用颇效，曾治愈多人，且远期疗效巩固。

大补肾元以治虚劳早衰

肾者主蛰，封藏之本，内寓元阴元阳，故为先天之本。肾病虚损虽有阴虚阳虚之别，但阴阳互根，久病常易相互累及，即“阳损及阴，阴损及阳”，转而变为阴阳两虚，乃肾病虚损常见之候，故治虚损及慢性消耗性疾病等，必须注意阴阳两伤，治疗须滋阴扶阳兼顾，既可促进生化之机，而又避免互伤之弊。张介宾氏有“阴中求阳，阳中求阴”之论，其意盖在于此，缘滋阴之品，其性多柔润滋腻，常影响脾胃之运化，易导致胀满腹泻；扶肾阳之品，其性则辛温燥热，易伤阴液。故古人之制方，有于补肾阴药中加用助阳之品，如肾气丸、地黄饮子等；也有于助肾阳药中加入滋肾阴之品，如大菟丝子丸，姜、桂、附、鹿茸与地黄等补肾阴药合用，意在从阴引阳，阳复阴生，以助化源之机，务使滋阴不碍阳，助阳不伤阴，故宜于虚劳久病阴阳两虚者。但阴阳两虚辨证时应注意其偏胜，如阴虚偏胜者，应侧重于滋阴，少加助阳之剂；阳虚偏胜者则宜重在助阳，少加滋阴之品，力避只注意一面，而忽视另一面，方能达到补偏救弊之目的。

病案举例：郑某，男，47 岁，干部，1981 年 10 月 15 日初诊。

患者素体弱，近半年头眩，少寐，常梦与女子交，阳痿，时遗精，精力不支，腰酸腿软，下肢冷，发落早衰，性欲减退，健忘，气短，自汗，经某医院诊断为“脑动脉硬化供血不全，性神经衰弱”。来门诊求治，脉象左右沉迟无力，舌淡，辨证为肾阴阳两虚，封藏失职，精髓匮乏。宜大补肾元，固精益髓法。拟方：熟地 100g，山萸 50g，山药 50g，菟丝子 30g，枸杞子 30g，仙灵脾 30g，仙茅 30g，鹿角胶 30g，人参 50g，附子 30g，肉桂 30g，冬虫夏草 20g，巴戟 20g，苁蓉 20g，天冬 20g，蛤蚧 1 对，龙骨 30g，牡蛎 30g，酸枣仁 50g，甘草 30g，黄芪 100g，共为细末，炼蜜为丸，10g 重，每次服 1 丸，日服 2 次。

1981 年 12 月，1982 年 3 月、7 月 3 次复诊，服上方 3 料，阳痿、梦遗诸症皆愈，全身及腰膝有力，睡眠恢复正常，自汗消失，体力基本恢复，脉象沉而有力，已上班工作，远期随访，疗效巩固。

本案即属阴阳两虚证，而偏于阳虚，故方中亦侧重于补肾阳，而辅以地黄、山萸、枸杞、天冬等滋阴之品，药仅 3 料，积年沉疴，竟获康复，可见阴阳并补之妙。近年来，张琪教授常以此法治疗男性性功能减退、阳痿早泄、性欲低下等证，疗效甚佳。

补肾养心化瘀治疗老年期血管性痴呆验案

病案1：唐某，男，69岁，某机关离休干部，1997年1月17日初诊。患者曾担任某机关领导，自1990年离休后精神逐渐抑郁，情绪低落，沉默少言，近3年来记忆力明显下降，每夜入睡困难，经CT检查小脑明显萎缩，有腔隙性脑梗塞灶数处，曾用脑活素及扩张脑血管药物皆无明显疗效，求治于张琪教授。除上述症状外，见其面容呆板，双目少神，表情苦闷，沉默寡语，入夜烦躁不宁，舌质紫，无苔，脉弦。医院神经内科诊断：①脑血管性痴呆；②脑萎缩；③腔隙性脑梗死。辨证：心肾两虚夹痰浊瘀血，痹阻脑络，脑髓失充，为虚中夹瘀之证，治以补肾健脑养心为主，辅以活血通络之品，脑髓失充为虚中夹瘀之证，治以补肾健脑养心为主，辅以活血通络之品。处方：熟地20g，山萸肉15g，麦冬15g，五味子15g，石菖蒲15g，石斛15g，远志15g，肉苁蓉15g，巴戟天15g，肉桂5g，附子5g，龟板20g，龙骨20g，枸杞子20g，酸枣仁20g，水蛭5g，丹参15g，甘草10g，水煎日1剂，早晚温服。

2月1日复诊：服药14剂后，睡眠好转，能入睡5小时，烦躁精神苦闷亦稍好，体力较前增加，舌脉同前，继以上方，加桃仁15g，赤芍15g，南星15g，嘱其再服20剂复诊。

3月10日三诊：前方连服30剂，自觉体力增加，两腿有力，情绪大有好转，仍觉烦躁，但程度明显减轻，睡眠仍在 5 ~ 6 小时，自述以前曾用过多种中西药，均未收到如此效果。以上方加女贞子、五味子、仙灵脾配制成丸药，长期服用，以巩固疗效。

同年 11 月 15 日复诊：服丸药近 6 个月，全身轻劲有力，头脑清楚，无眩晕，情绪愉快，烦恼消除。每夜能入睡 6 小时以上，记忆力有所好转，但仍有健忘现象，面容改观，无呆板现象，经 CT 检查，脑萎缩无发展，脑室较前缩小，有好转，仍有腔梗，但已减少，舌苔润，脉滑而有力，随访 3 年余，一切如正常人。

病案 2：王某，男，78 岁，退休教师，1999 年 2 月 24 日初诊。素体健康，近一年来情志有些异常，有时头脑清晰，语言正常，有时行为异常，语无伦次，右半身无力，双手颤抖，步履缓慢不稳，嗜睡，小便频，时有自遗，不能控制，脉弦而缓，血压 147/79mmHg，舌质淡紫，苔白腻，脑 CT 检查：小脑萎缩，腔隙性脑梗死。辨证：肾精亏损，心气虚，痰浊瘀血阻滞，脑失所养，灵机失用。治法：补肾健脑养心，佐以活血化痰浊之品。处方：熟地 20g，山萸肉 20g，石斛 15g，麦冬 15g，五味子 15g，石菖蒲 15g，远志 15g，龙骨 20g，龟板 20g，巴戟 10g，肉苁蓉 15g，益智仁 15g，桃仁 15g，红花 15g，丹参 20g，水蛭 10g，肉桂 5g，附子 5g，南星 15g，水煎日 1 剂，早晚温服。

3 月 2 日复诊：服药 7 剂，自觉两腿较前有力，能自动起坐，起步行走亦有好转，精神状态明显好转，神志清晰时间增多，仍有语无伦次，但时间减少，仍小便频，左手颤抖，大便秘，脉弦，舌质紫，舌苔转薄，继以上方化裁。处方：龙骨 20g，龟板 20g，巴戟 10g，肉苁蓉 10g，麻仁 20g，郁李仁 15g，附子 5g，熟地 25g，山萸肉 15g，石斛 20g，麦冬 15g，五味子 15g，石菖蒲 15g，肉桂 5g，远志 15g，益智仁 20g，破故纸 15g，水蛭 10g，丹参 20g，桃仁 15g，南星 15g，水煎，日 1 剂，早晚温服。

4 月 16 日三诊：服上方 14 剂，病情大好，双腿较前明显有力，上下楼行动自如，神志清晰，近日未出现语无伦次现象，小便频好转，左手颤抖大减，大便每日 2 次，有 1 次稍干，继服前方。

4 月 30 日四诊：再服药 14 剂，诸症进一步好转，两腿有力，神志清楚，小便次数明显减少，左手微有颤抖，大便每日 1 次，病情获得缓解，嘱其继服前方若干剂，以巩固疗效。

病案 3：吕某，男，72 岁，退休干部，1999 年 9 月 3 日初诊。患者为离休干部，一向身体健康，根据其家属代述，半年来性格有些改变，行为举动出现异常，健忘突出，外出行步不稳，不敢迈大步，必须经家人陪伴，否则忘记自己家门，情绪烦躁易怒，神志时明时昧，语言错乱，语无伦次，夜间不能入睡，时有骂人吵闹现象，小便频，表情淡漠，呆板，沉默少言，血压 140/80mmHg，舌质红而少苔，脉象弦滑，经某医院 CT 检查，小脑萎缩，有数处腔梗。诊断：①血管性痴呆；②脑萎缩；③腔隙性脑梗塞。历经中西医多方治疗效果不明显，来张琪教授处求治。辨证：病位在脑，证属肾精亏耗，心气虚无以上荣，脑失所养，夹有痰浊瘀血，阻塞不通，治以补肾养心为主，辅以活血化瘀之品。处方：熟地 20g，山萸肉 25g，麦冬 15g，五味子 15g，石菖蒲 15g，石斛 15g，远志 15g，肉苁蓉 15g，巴戟天 15g，肉桂 7g，附子 7g，龟板 20g，龙骨 20g，桃仁 15g，赤芍 20g，丹皮 15g，南星 10g，水煎，日 1 剂，早晚温服。

9 月 23 日复诊：服上方 15 剂，精神及行为异常明显好转，睡眠较好，夜间未出现吵闹及骂人现象，步履亦有好转，神志有时清晰，对话如常人，有时则不清晰，如将其女儿叫大姐等，服药前后神态有所好转，舌有薄苔，脉象仍弦，于前方加水蛭 15g，郁金 15g。

11 月 23 日三诊：服上方 21 剂，用药后情况如下：①能够入睡 5 ~ 6 小时，神志转佳，清晰时间较前明显增加，不清晰时间明显减少；②行走状态明显好转，能上 3 层楼，但仍慌张不稳，迈小步；③言语错乱，仍有发作，但程度已明显减轻；④服药前头发斑白，服药后转为乌黑，为罕见现象。现在小便仍频，大便稍溏，以上方加减。处方：熟地 20g，山萸肉 25g，石斛 15g，麦冬 15g，五味子 15g，石菖蒲 15g，远志 15g，生龙骨 25g，龟板 20g，肉苁蓉 15g，巴戟天 15g，桃仁 15g，丹参 15g，水蛭 10g，肉桂 10g，附子 10g，桑螵蛸 15g，甘草 15g，水煎日 1 剂，早晚温服。

12 月 25 日四诊：服上方 20 剂，症状进一步好转，夜间睡眠较好，未出现烦扰现象，神志基本清楚，面容改观，已不呆板，小便频明显减轻。头发生长较多，乌黑如青年。据其家属讲，尚偶有语言错乱，舌苔薄，脉象缓，嘱续服上方 20 剂，再来复诊。

至 2000 年 2 月 15 日，又 3 次复诊，以上方加减服 60 剂，神志已恢复正常，睡眠好，精神愉快，面有笑容，言语对话如常人，双腿行走亦大好，但仍不稳。本年 5 月经 CT 复查脑萎缩无进展，腔梗较前减少。患者从 1999 年 9 月，服中药至今，病情大有好转，目前除外出需家人照顾外，一般生活均能自理，可见补肾养心化瘀法对此病有较好的疗效。

体会：

脑萎缩、血管性痴呆主要症状之一为健忘，记忆力明显下降，老年人伴随年龄增长，记忆力下降是正常的自然规律，据有关资料统计，有记忆力减退的老年人约占全部老年人的 50%，而患有脑萎缩患者的记忆力下降，则不同于正常人，如语言说头忘尾，外出忘记家门等，现代医学认为记忆力下降迅速，多为脑萎缩、血管性痴呆的先兆，进一步会出现智能减退，语言障碍，人格改变等，重则语无伦次，呼叫怒骂，不认亲疏，生活不能自理。

脑萎缩病名与《医林改错》中“脑气虚”“脑缩小”相类。王氏认为“灵机记性不在于心，在脑”，“小儿无记性者脑髓未满，高年无记性者脑髓渐空”，这和现代医学脑的软化萎缩记忆力明显下降，进而可发生痴呆，意义相同，但中医学认为脑与肾有直接关系，脑为髓海，脑之功能在于脑髓，而髓的化生又根源于肾，肾藏精生髓，为水火之宅，肾中阴阳调和而化生精髓，故治疗此病当以补肾为首务。其次为心，心主神明，为君主之官，《灵枢·邪客篇》云：“心者五脏六腑之大主也，精神之所舍也。”故心气虚，心血亏耗，神明失舍则出现一系列神志行为异常状态，故治疗除上述补肾健脑外，养心血安神益智，亦须相辅为用，心与肾经络相通，心肾相交，相互资助为治疗本病的主要环节。

上述心肾两虚为发病之本，由于心肾亏虚，气血运行不充，虚而致瘀，痰浊瘀血阻滞脑络，髓海失养，神志灵机失用，虚中夹瘀，虚为本，瘀为标，为老年血管性痴呆病的病因病机所在，方用地黄饮子与枕中丹以补肾气养心，二方合用为补肾健脑养心益智之有效良方。方中之菖蒲、远志合用，除养心开窍之外，又有豁痰之功效，再加天南星除痰，水蛭、丹参、桃仁活血化瘀，痰瘀除则络通，标本兼顾，以治本为主，治标为辅，为本病之治疗大法。

以上三个病例，例1，唐某，以健忘，记忆力明显下降，少眠为主症，情绪低落，对一切事物兴趣索然，诸治无效，CT检查脑萎缩（脑室明显扩大），腔隙性脑梗塞，诊断为老年血管性痴呆，中医四诊见面容呆板，少神，沉默寡言，但意识清楚，无语言障碍，只是情绪不振，忧心忡忡，舌尖稍紫，少津，脉弦，方用地黄饮子和《千金》枕中丹补肾健脑养心益智，丹参、水蛭、天南星活血化瘀除痰，服药后自感全身有力，睡眠好转，精神状态亦有好转，经服汤剂三个月后，诸症皆除，自述与平时正常无异。后以此方配成丸药，坚持服药半年，一切症状均愈。迄今已三年余，经CT检查脑室较前有明显缩小，梗塞灶仍有，但明显减少。

例2，王某，经脑CT检查为脑萎缩，有脑梗塞灶，经某医院神经内科诊断为血管性痴呆，脑梗死，临床表现近一年来神志有些异常，有时头脑清晰，语言正常，有时则语无伦次，不认亲疏，右半身颤抖，行动不稳，嗜睡，小便频，时自遗失控，脉弦而缓，血压147/79mmHg。经服药治疗半年余，亦明显好转，患者神志清楚，语无伦次已不出现，双腿有力，小便频，已明显好转，现左手仍有些颤抖，已大为减轻，此患者未经远期追踪观察。

例3，吕某，较前两者病情尤重，行为异常，记忆力下降突出，外出忘记返回，神志时明时昧，有时打骂其家人，夜间不能入睡，小便频，行走不能迈大步，慌张不稳，表情淡漠，经CT检查为小脑萎缩，有数个梗塞灶，西医诊断为，血管性痴呆，脑萎缩，服药21剂，有明显疗效，能入睡5～6小时，神志转佳，清楚时间增多，言语不清，语无伦次虽仍有发作，但较用药前明显减少，双腿行走有明显进步，可上三层楼，于方中加入益智仁、桑螵蛸以温肾固涩。1999 年 12 月 25 日复诊又继服 20 剂，睡眠好，神志基本清楚，仅偶有语言不正常，小便频亦大好，头发乌黑，生长较多，宛如青年，舌苔薄，脉象缓，嘱继服前方，迄今半年内，已复诊 3 次，继用前方，神志已恢复正常，两腿行走已好转，但仍不稳，其余皆恢复正常。本年 5 月经 CT 复查，脑萎缩无发展，仍有梗塞灶，但已减少。

决明子饮治疗高脂血症

高血压、脑动脉硬化等为临床常见病，常伴高脂血症，它们互为因果，而高血脂多为心脑血管疾病发病及加重的重要因素，因此降血脂治疗尤为重要。张琪教授在临床用验方决明子饮治疗此类疾病，收到较好疗效，方药组成如下：决明子 30g，钩藤 15g，菊花 20g，生地 20g，玄参 15g，赤芍 20g，桃仁 15g，当归 15g，川芎 15g，枳壳 10g，黄芩 15g，甘草 10g。此方的应用关键在于准确辨证。凡属肝阳亢盛，肝风内动，血瘀内阻，气血失于上荣者，即用此方，疗效极佳，辨证的关键在于肝阳上亢与瘀血同病。

症见头昏目眩，视物不清，口苦咽干，舌紫或舌下有瘀斑，脉见弦滑或弦数。

方中决明子为主药，决明子味甘、苦，性寒，入肝肾经。肝开窍于目，又清肝火散风邪，补中兼具清散之功，故为明目要药。现代药理证明能抑制血清胆固醇升高和主动脉粥样斑块的形成，又有润肠通便作用。生地黄、玄参凉血滋阴，桃仁、赤芍、当归、川芎养血凉血活血，黄芩苦寒清热，钩藤清头目熄风。全方具有清肝明目，活血凉血之效。

病案举例：1994 年 5 月治一王某，系我市特级厨师，男，45 岁，血胆固醇及血脂皆高于正常人数倍，终日头昏目眩，倦怠乏力，口干舌燥，脉弦滑小有数，舌光紫无苔，体质尚可，不超重，血压正常。CT 示脑有腔隙梗塞灶。辨证为肝阳上亢，血络瘀阻，投以上方。服药 30 剂头胀大减，全身亦较有力，检查除甘油三酯略高外，胆固醇已恢复正常。

又治一张某，男，54 岁，体质肥胖，头昏胀痛，终日昏沉乏力，全身倦怠，肢体麻木。经检查血脂高，血液黏稠度亦高，脉弦数，口干舌燥，舌边缘有瘀斑。辨证为肝阳上亢，血热血瘀。投以上方加蒺藜 20g，胆草 10g，中间复诊 3 次，上方加减前后共服汤药 45 剂，诸症大减，全身轻松，头已无昏痛，经检查胆固醇、甘油三酯已恢复正常。

年　谱

1922 年 12 月 31 日出生于河北省乐亭县。

1938 年由吉林省长春市辗转至黑龙江省哈尔滨市，在天育堂学医。

1940 年参加天津国医函授学校学习。

1941 年考入哈尔滨汉医讲习所学习。

1942 年 6 月哈尔滨汉医讲习所毕业，在哈尔滨市（以下简称哈市）天育堂附设锺麟诊所行医。

1945 年哈市获得解放，日本投降，继续行医。

1948 年经松江省（黑龙江省前身）卫生行政部门考试，以第二名的优异成绩，获得中华人民共和国卫生部中医师证书。

1951 年入哈市中医进修学校脱产学习全部西医课程一年，此学校是当时为贯彻东北人民政府卫生部王斌改造中医的举措而举办的；与哈市名中医赵麟阁、高瑞圃、周国卿四人组建哈尔滨第四联合诊所，与工厂建立医疗合同，为工人诊治疾病，获得好评。

1955年调黑龙江省中医进修学校（黑龙江中医药大学前身）任教，担任《伤寒论》《温病学》授课工作。

1957年调黑龙江省祖国医药研究所参与筹建工作，并由黑龙江省卫生厅任命为中医内科研究室主任；加入黑龙江省九三学社。

1958年出席全国卫生工作会议，在北京怀仁堂受到党和国家领导人周恩来总理，贺龙、聂荣臻、郭沫若副总理的亲切接见，并合影留念。

1960年7月光荣加入中国共产党。

1962年组建肾炎课题组，开始了对慢性肾小球肾炎的临床治疗研究。

1964年去重庆参加全国肾病学术会议，大会发言论文为“慢性肾小球肾炎证治”，获得岳美中老中医及与会同志的好评。

1965年撰写专著《脉学刍议》，由黑龙江人民出版社出版，全书12万字。

1967年7月～10月被下放参加医疗队到兰西农村，为农民防病治病，受到欢迎。

1968年间断在门诊做医疗工作。

1976年随黑龙江省卫生厅厅长下乡，在呼兰县举办乡村医生学习班，主讲《伤寒论》，收到较好效果；奉卫生厅之命，组织人员编著乡村医生普及读物者《中草药》《中医基础》。

1977年《中草药》《中医基础》由黑龙江人民出版社出版发行。

1978 年 4 月出席全国科学大会，邓小平同志在会议上讲话，首次提出“知识分子是工人阶级的一部分”，全体代表热烈鼓掌；7 月被评为黑龙江省人民政府直属机关优秀共产党员；任黑龙江省祖国医药研究所（现黑龙江省中医研究院）副所长；当选为黑龙江省人民代表大会代表；当选为第五届全国人民代表大会代表；任黑龙江省中医药学会副会长。

1979 年任中华全国中医药学会常务理事。

1980 年被评为黑龙江省劳动模范标兵，荣获奖章证书。

1981 年经黑龙江省政府批准晋升研究员职称。

1982 年 12 月经黑龙江卫生厅批准首批晋升主任医师职称。

1983 年 1 月“宁神灵治疗神经官能症的研究”获黑龙江省人民政府优秀科技成果三等奖，后获布鲁塞尔尤利卡银牌奖；11 月 1 日由中华人民共和国卫生部授予全国卫生先进工作者称号；当选为第六届全国人民代表大会代表。

1984 年撰写著作《临床经验集》由黑龙江省科学技术出版社出版；任黑龙江省中医研究院技术顾问；补选为第五届黑龙江省政治协商会议常务委员；当选为黑龙江省九三学社常委；9 月 20 日被黑龙江中医学院（现黑龙江中医药大学）聘为教授。

1986 年经国务院学位评定委员会批准为黑龙江中医学院（现黑龙江中医药大学）内科博士研究生导师；6 月承担国家科委七·五攻关课题“中医药治疗劳淋的研究”，并担任全国老中医经验研究 9 个课题组的组长；11 月 5 日被中华人民共和国卫生部特聘为国家中医药管理局中医药科学技术成果评审委员会委员，并颁发证书；12 月 31 日由中华人民共和国卫生部授予全国文明先进工作者称号。

1987年3月《临床经验集》获黑龙江省医药卫生科技成果三等奖，并被选入中国优秀图书要览中。

1988年12月获黑龙江省优秀科技工作者称号，并颁发证书。

1989年9月主持完成的“血尿的临床研究”课题，获黑龙江省科学技术进步四等奖；被载入英国剑桥国际撰记中心出版的《世界知识分子名人录》《世界男人名人录》。

1990年主持完成的“中西医结合治疗慢性肾小球肾炎”课题，获黑龙江省医药卫生科技进步奖二等奖；由王克勤、张佩青等学生整理完成的《张琪研究员学术经验的整理研究》，获国家中医药管理局科技进步奖二等奖；由黑龙江省卫生厅聘为黑龙江省中医药专业高级职称评委会主任委员、黑龙江省中医药科技成果评委会主任委员，并颁发证书；7月被评为黑龙江省人民政府直属机关优秀党员；在吉林省与邓铁涛、任继学等8位名老中医，为加强国家中医管理局的职能联合致信江泽民主席；10月9日中共中央办公厅、国务院办公厅信访局回函答复，同意加强国家中医药管理局管理全国中医药工作职能作用等的意见；11月国家两部一局确定全国500名老中医药专家带徒，配张佩青、朱永志为学术继承人，作为黑龙江省老中医药专家代表与学术经验继承人，张佩青出席在北京人民大会堂召开的全国继承老中医药专家学术经验拜师大会。

1991年10月1日享受中华人民共和国国务院颁发的政府特殊津贴；主持完成的“中医药治疗劳淋的临床与实验研究”课题获国家中医药管理局科技进步奖二等奖、黑龙江省科技进步奖二等奖；被中国中医药学会聘为全国仲景学说专业委员会高级顾问；与黑龙江省中医研究院张缙院长、张政副院长等应邀赴日本金泽市石川健康中心会诊；被收录《二十世纪中国名人词典》（辽宁人民出版社出版）；任光明中医大学黑龙江省分校校长；任黑龙江省中医药学会第一届理事会副理事长；任中华医学会黑龙江分会常务理事；任《黑龙江中医药杂志》主编；任《中医杂志》《中国医药学报》编委。

1992 年 4 月 1 日被黑龙江省人民政府科技经济顾问委员会聘为医疗卫生专家顾问组成员，颁发聘书；《张琪临证经验荟要》由中国中医药出版社出版，12 月在哈尔滨举行首发式暨张琪教授从医五十周年纪念活动。

1993 年 3 月《张琪临证经验荟要》获黑龙江省中医药科技进步奖二等奖；与任继学等名老中医合著《中国名老中医经验集萃》，获北京市科技进步奖三等奖；补聘为黑龙江省科技顾问委员会委员；当选为黑龙江省政协委员。

1994 年荣获边远地区优秀科技工作者称号，由卫生部人事司、人民解放军总后勤部、健康报社颁发荣誉证书；被授予黑龙江省名老中医称号；9 月 24 日，由国家人事部批准为终身教授；11 月 2 日由中华人民共和国人事部、卫生部、国家中医药管理局颁发全国继承老中医药专家学术经验指导教师荣誉证书。

1996 年 3 月赴美国洛杉矶参加“国际老年疾病学术研讨会”，后应日本友人古桥亨先生之邀赴日本东京诊病；9 月主持完成的“肝炎后肝硬化的临床与基础研究”课题获黑龙江省科技进步奖二等奖。

1997 年元月《张琪临床经验辑要》由中国医药科技出版社出版；4 月 28 日被评为黑龙江省第八届劳动模范，由黑龙江省人民政府颁发证书，并出席黑龙江省第八届劳动模范表彰大会；7月被评为黑龙江省人民政府直属机关优秀党员；被评为黑龙江省卫生系统先进个人标兵，由黑龙江省卫生厅、人事厅、黑龙江省中医药管理局颁发证书。

1998年2月27日黑龙江省中医药学会换届改选，当选为黑龙江省中医药学会第三届理事会名誉会长；5月8日被中国中医药学会内科学会聘为消渴专业委员会顾问委员；8月11日与邓铁涛、任继学等8位老中医致信朱镕基总理，反映中医药存在的一些问题，被称为“八老上书”，对推动中医药学术的发展起到了良好作用；12月荣获黑龙江省优秀科技工作者称号。

1999年4月7日应邀前往北京参加国家药品监督管理局组织的全国名老中医药专家座谈会，卫生部及国家中医药管理局的领导也到会听取老中医药专家意见；8月应邀前往长春为“全国名老中医学术经验高级讲习班”授课。

2000年4月被聘为《中医杂志》第三届编辑委员会顾问委员；10月主持完成的“肝舒康冲剂治疗慢性乙型肝炎及肝纤维化的临床与基础研究”获黑龙江省科技进步奖二等奖；10月29日被广州中医药大学第二临床医学院即广东省中医院聘为客座教授，颁发聘书。

2001年4月20日应邀参加广东省中医院举行的拜师国家级名老中医仪式暨门诊住院综合大楼奠基典礼，配高徒二名；5月26日应邀出席中国（天津）首届中医药文化节，并进行义诊；6月12日应邀参加全国高等医药教材建设研究会，由人民卫生出版社聘为全国高等中医药教材建设顾问委员会委员，颁发聘书；8月被中华中医药学会内科学会聘为顾问委员；10月28日应邀出席中国中医药学会、广州中医药大学在北京举行的“全国著名老中医邓铁涛学术思想研讨会”；10月被聘为《新中医》杂志编辑委员会顾问。11月5日应邀为在北京举行的“全国名老中医临床经验高级讲习班”授课。

2002年1月19日由黑龙江中医药大学授予优秀博士研究生导师光荣称号，颁发荣誉证书；5月19日应邀出席广东省中医院师徒学术座谈会；6月主持完成的“肾炎Ⅱ号水丸治疗IgA肾病血尿的进展研究”获黑龙江省科技进步奖三等奖。